本教材第5版为"十四五"职业教育国家规划教材
国家卫生健康委员会"十四五"规划教材
全国高等职业教育专科教材

供临床医学专业用

医学心理学

第 6 版

主　编　蒋继国

副主编　刘传新　李巍巍

编　者　（以姓氏笔画为序）

付　佳（锡林郭勒职业学院）

刘传新（济宁医学院）

李巍巍（大庆医学高等专科学校）

张小文（赣南卫生健康职业学院）

张煜桐（沧州医学高等专科学校）

蒋继国（菏泽医学专科学校）

焦颖玲（菏泽医学专科学校）（兼编写秘书）

新形态教材

人民卫生出版社
·北　京·

图书在版编目（CIP）数据

医学心理学 / 蒋继国主编 . -- 6 版 . -- 北京 ：人民
卫生出版社，2024. 11（2025. 4 重印）. --（高等职业教育
专科临床医学专业教材）. -- ISBN 978-7-117-37151-3

Ⅰ. R395.1

中国国家版本馆 CIP 数据核字第 2024FR0671 号

| 人卫智网 | www.ipmph.com | 医学教育、学术、考试、健康，购书智慧智能综合服务平台 |
| 人卫官网 | www.pmph.com | 人卫官方资讯发布平台 |

医学心理学

Yixue Xinlixue

第 6 版

主　　编：蒋继国

出版发行：人民卫生出版社（中继线 010-59780011）

地　　址：北京市朝阳区潘家园南里 19 号

邮　　编：100021

E - mail：pmph @ pmph.com

购书热线：010-59787592　010-59787584　010-65264830

印　　刷：北京顶佳世纪印刷有限公司

经　　销：新华书店

开　　本：850×1168　1/16　印张：10.5

字　　数：296 千字

版　　次：2000 年 6 月第 1 版　　2024 年 11 月第 6 版

印　　次：2025 年 4 月第 2 次印刷

标准书号：ISBN 978-7-117-37151-3

定　　价：45.00 元

打击盗版举报电话：010-59787491　E-mail：WQ @ pmph.com

质量问题联系电话：010-59787234　E-mail：zhiliang @ pmph.com

数字融合服务电话：4001118166　E-mail：zengzhi @ pmph.com

以习近平新时代中国特色社会主义思想为指导,全面贯彻党的二十大精神,落实《国务院办公厅关于加快医学教育创新发展的指导意见》等文件要求,更好地发挥教材对临床医学专业高素质实用型专门人才培养的支撑作用,进一步提升助理全科医师的培养水平,人民卫生出版社在教育部、国家卫生健康委员会领导和支持下,由全国卫生健康职业教育教学指导委员会指导,依据最新版《高等职业学校临床医学专业教学标准》,经过充分的调研论证,启动了全国高等职业教育专科临床医学专业第九轮规划教材修订工作。经第七届全国高等职业教育专科临床医学专业规划教材建设评审委员会深入论证,确定了教材修订的整体规划,明确了修订基本原则:

1. 落实立德树人根本任务 坚持将马克思主义立场、观点、方法贯穿教材编写始终。坚持"为党育人、为国育才",全面落实立德树人根本任务,深入挖掘课程教学内容中的思想政治教育元素,加工凝练后有机融入教材编写,发挥教材"培根铸魂、启智增慧"作用,培养具有"敬佑生命、救死扶伤、甘于奉献、大爱无疆"医学职业精神的时代新人。

2. 对接岗位工作需要、符合专业教学标准 教材建设突出职教类型特点,紧紧围绕"三教"改革,以专业教学标准为依据,以助理全科医师岗位胜任力培养为主线,体现临床新技术、新工艺、新规范、新标准,反映卫生健康人才培养模式改革方向,将知识、能力、素质培养有机结合。适应教学模式改革与教学方法创新需要,满足项目、案例、模块化教学等不同学习方式要求,在教材的内容、形式、媒介等多方面创新改进,有效激发学生学习兴趣和创造潜能。按照教学标准,将《中医学》改名为《中医学基础与适宜技术》,新增《基本公共卫生服务实务》。

3. 全面强化质量管理 履行"尺寸教材、国之大者"职责,成立第七届全国高等职业教育专科临床医学专业规划教材建设评审委员会,严格编委选用审核把关,主编人会、编写会、定稿会强化编委培训、突出责任,全流程落实"凡编必审"要求,打造精品教材。

4. 推动新形态教材建设 突出精品意识,聚焦形态创新,进一步切实提升教材适用性,打造兼具经典性、立体化、数字化、融合化的新形态教材。根据课程特点和专业技能教学需要,《临床医学实践技能》本轮采用活页式教材出版。

第九轮教材共29种,均为国家卫生健康委员会"十四五"规划教材。

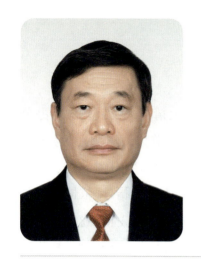

蒋继国

教授

　　菏泽医学专科学校副校长,兼任山东省卫生健康职业教育教学指导委员会教学管理分委会主任、山东省高等教育学会理事、山东省医学会理事、山东省第一届高校教育督导员。从事心理学教学、科研工作30年。主持山东省精品课程护理心理学和省级以上教科研课题10项,获国家级教学成果奖1项、省级教学成果奖3项以及市厅级科技成果奖6项;发表论文20余篇,其中SCI收录5篇;主编和参编教材10余部。

　　心身是有机统一的整体,医学心理学可以帮助医学生运用心理学知识解决临床实践问题。希望同学们熟练掌握医学心理学的相关知识和技能,树立整体医学观,重视心身相互作用,提升医学专业技能,保护病人心身健康。

　　为了适应医学高等职业教育改革的新要求,及时体现学科的新进展,根据第九轮全国高等职业教育专科临床医学专业规划教材主编人会议精神及新一轮教材编写原则,我们对《医学心理学》(第 5 版)进行了修订。在修订过程中,特别注意把握"三基""五性""三特定"原则,力求符合人才培养方案和培养目标的要求。

　　本版教材基本保持了第 5 版的整体框架,并根据医学心理学及相关学科的发展,以党的二十大精神为指导,落实主编人会议精神,每章设置了学习目标、情境导入、知识拓展、本章小结、思考题。利用融合教材各类模块,包括章首课件、思维导图、练习题等,大大地拓展了理论知识的范围,使学生在掌握教学大纲要求的内容基础上,能够理论联系实际,并且及时检验理论知识学习效果,将医学心理学知识融会贯通、熟练应用。尤其是纸、数一体化使得本版教材更加立体化,通过扫描文中的二维码,能够为学生提供更优质的服务。为了满足学有余力的学生学习专业外语及部分院校开展双语教学的需要,我们尽可能地给出相应的英文专业名词,并在书末列出中英文名词对照索引。

　　编者团队同步编写了配套教材《医学心理学学习指导》。配套教材的学习纲要与助理执业医师资格考试大纲要求一致,实训项目列入其中,使学生的学习过程能够按照 POWER (prepare, organize, work, evaluate, rethink)学习方法进行,有助于提高学习效果。

　　参加本教材编写的编者都是多年从事高等职业教育医学心理学教学和研究、经验丰富的专业教师,具有较多编写教材的经验。在编写过程中,我们也采用了分级审校方式,即编委间互审,副主编分别把关,再由主编审改并提出进一步的修改意见,最终以定稿会议集中通读稿件的形式定稿,以期能够为学生呈现一部高质量的教材。即使这样,错误和不足之处仍在所难免,在此诚恳地希望老师和同学们在教材的使用过程中提出宝贵意见。

　　在本教材的编写过程中,我们得到了参编院校的大力支持,在此一并致以诚挚的谢意!

蒋继国

2024 年 11 月

目 录

第一章

绪论 1

第一节 概述 1
  一、医学心理学的概念及学科性质 1
  二、医学心理学的相关学科 2
  三、医学心理学的任务 4
  四、开设医学心理学课程的目的 5

第二节 医学模式转变与医学心理学 5
  一、生物医学模式 5
  二、生物-心理-社会医学模式 6
  三、医学心理学关于健康和疾病的观点 7
  四、医学心理学在现代医学中的地位 8

第三节 医学心理学简史 9
  一、医学心理学的兴起与发展 9
  二、我国医学心理学的发展 9

第二章

医学心理学理论流派 11

第一节 精神分析理论 11
  一、心理结构理论 11
  二、人格结构理论 12
  三、心理发展理论 13
  四、焦虑与自我防御机制 14
  五、释梦理论 15

第二节 行为学习理论 16
  一、行为的概念 16
  二、行为学习的原理 16

第三节 人本主义理论 19
  一、马斯洛的需要层次理论 19
  二、罗杰斯的自我形成理论 20

第四节 其他理论 21
  一、认知理论 21
  二、心理生理理论 23

第三章

心理学基础知识 25

第一节 认知过程 26

一、感觉 26
二、知觉 27
三、记忆 29
四、思维 32
五、想象 35
六、注意 36

第二节 情绪情感过程 37
  一、情绪情感概述 37
  二、情绪情感的分类 37
  三、情绪情感的作用 39
  四、情绪情感的机体变化和外部表现 39

第三节 意志过程 40
  一、概念及意义 40
  二、意志行动的基本特征 40
  三、意志行动的心理过程 41
  四、意志的品质 41

第四节 人格及其倾向性 42
  一、需要 42
  二、动机 43
  三、兴趣 44

第五节 人格心理特征 45
  一、能力 45
  二、气质 46
  三、性格 48

第六节 自我意识 49
  一、自我认识 49
  二、自我体验 50
  三、自我调控 50

第四章

心理健康 51

第一节 心理健康概述 51
  一、心理健康的概念 51
  二、心理健康的简史 52
  三、心理健康的标准 52

第二节 不同年龄阶段的心理健康 53

一、儿童期心理健康的常见问题与对策　53

二、青少年期心理健康的常见问题与对策　58

三、青年期心理健康的常见问题与对策　59

四、中年期心理健康的常见问题与对策　60

五、老年期心理健康的常见问题与对策　61

第五章

心理应激与心身疾病　64

第一节　心理应激　64

一、概述　64

二、应激过程　66

第二节　心身疾病　71

一、概述　71

二、行为类型与心身疾病　74

三、常见的心身疾病　74

第六章

心理障碍　81

第一节　概述　81

一、心理障碍的概念　81

二、心理障碍的判断标准　82

三、心理障碍的分类　84

第二节　常见的心理障碍　86

一、焦虑障碍　86

二、心境障碍　88

三、人格障碍　89

四、应激相关障碍　93

第七章

心理评估　97

第一节　概述　97

一、心理评估的概念　97

二、心理评估的基本程序　98

三、心理评估的常用方法　98

四、对心理评估者的要求　101

五、心理评估在临床工作中的应用　102

第二节　智力测验　102

一、智力及智商　102

二、常用智力量表　102

第三节　人格测验　104

一、结构测验　104

二、无结构测验　108

第四节　临床评定量表　109

一、症状自评量表　109

二、应激相关评定量表　111

第五节　神经心理测验　112

一、神经心理筛选测验　112

二、成套神经心理测验　113

第八章

心理咨询与心理治疗　115

第一节　概述　115

一、心理咨询概述　115

二、心理治疗概述　118

三、心理咨询与心理治疗的关系　120

第二节　心理治疗各论　121

一、精神分析疗法　121

二、行为疗法　124

三、以人为中心疗法　127

四、认知疗法　128

五、焦点解决短期心理治疗　131

六、危机干预　133

七、心理治疗的其他方法　136

第九章

病人心理　143

第一节　疾病行为与病人角色　143

一、基本概念　144

二、病人角色　144

三、求医行为与遵医行为　146

第二节　病人的一般心理特点　147

一、病人的心理需要　147

二、病人的心理反应　148

第三节　病人的心理问题及干预　150

一、门诊病人的心理问题及干预　150

二、急诊病人的心理问题及干预　151

三、手术病人的心理问题及干预　152

四、恶性肿瘤病人的心理问题及干预　153

五、慢性疾病病人的心理问题及干预　154

六、临终关怀　155

中英文名词对照索引　157

参考文献　160

第一章 | 绪 论

教学课件

思维导图

学习目标

1. 掌握医学心理学的定义和学科性质;医学模式转变的动因及生物-心理-社会医学模式。

2. 熟悉医学模式转变与医学心理学的关系;医学心理学相关学科;医学心理学关于健康和疾病的观点。

3. 了解开设医学心理学课程的目的;医学心理学的任务;生物医学模式;医学心理学的发展简史等有关内容。

4. 学会运用本章所学知识解释临床实践中的心理现象,培养临床思维。

5. 具备基本的医学心理学知识,整体医学观和正确的健康观,良好的职业素养;能激发对医学心理学的学习兴趣,为后续的学习打下坚实的基础。

情境导入

病人,女性,52 岁,10 天前无明显诱因下出现头晕伴恶心,无视物旋转、呕吐、头痛,头晕与体位活动无关。病人诉近 3 年入睡困难,易醒,每日凌晨 4 点左右醒来,白天感觉浑身乏力,头昏,记忆力差。近 3 个月,病人大儿子大学毕业后就业不顺,二儿子刚升入高中学习,病人感觉压力增大,睡眠质量更差,甚至彻夜不眠。10 天前病人感头晕伴恶心,休息后症状不能缓解,遂就诊于神经内科。病人既往体健,查体无阳性体征,颈部血管超声未见异常,头颅计算机体层成像(CT)未见异常,颈部磁共振成像(MRI)未见异常。

思路解析

请思考:

1. 如果你是该病人的接诊医生,你对她的初步诊断方向是什么?

2. 在新的医学模式下,心理社会因素在疾病的发生、发展及康复中的作用是什么?

医学心理学是研究心理因素与健康和疾病关系的学科,是顺应生物-心理-社会医学模式的出现和发展,逐渐形成和发展起来的一门新兴的医学基础学科。几乎所有医学领域都有医学心理学研究和应用的内容,尤其是伴随着社会人口老龄化速度的加快,以及人类疾病谱的改变,心理社会因素正在成为影响人类健康的重要原因,且日益受到人们的重视。

第一节 概 述

一、医学心理学的概念及学科性质

医学心理学(medical psychology)是研究心理因素在人体健康和疾病及其相互转化过程中的作

用及其规律,并利用心理学的理论、方法和技术对在疾病的预防、诊断、治疗、护理和康复等方面出现的心理问题进行研究和干预的学科。

医学心理学一方面是涉及多学科知识的一门交叉学科;另一方面,从基础和应用的角度来看,它既是医学的一门基础学科,也是一门临床应用学科。医学心理学是医学和心理学相结合而产生的一门交叉学科,它既具有自然科学性质,又具有社会科学性质。同时,医学心理学兼有心理学和医学的特点,它既是医学和心理学的基础学科,也是它们的应用学科,还是这两个学科共同的分支学科。就医学的分支学科而言,医学心理学研究医学中的心理、行为问题,包括各种病人的心理、行为特点,不同疾病或疾病的不同阶段的心理、行为变化。就心理学分支学科而言,医学心理学研究如何把心理学的理论和技术应用到医学的各个方面,包括在不同疾病或疾病的不同阶段如何应用心理学理论和技术解决临床医学中的问题。因此,医学心理学研究和解决人类在健康或疾病,以及两者相互转化过程中的一切心理问题;它既关注心理社会因素在健康和疾病中的作用,也重视解决医学领域中有关健康和疾病的心理或行为问题。

医学和心理学关系密切。人们在保护和增进人类健康、预防和治疗疾病以及促进病人康复的医学实践中,越来越意识到不良的心理因素也可诱发疾病,而积极向上的、良好的心理状态不仅能预防疾病,还能促进疾病的康复。心理学大量研究结果表明,心理过程中的认知、情绪情感、意志过程和人格特征中的能力、气质、性格等均与健康和疾病关系密切。《"健康中国2030"规划纲要》提出:"加强心理健康服务体系建设和规范化管理。"要加强对心理健康问题的研究,做好心理健康知识和心理疾病科普工作,规范发展心理治疗、心理咨询等心理健康服务,提升全民心理健康素养。这就需要我国医学教育体系中的医学心理学在教学、学科建设、临床实践与职业化方面有一个新的发展,以满足我国社会在心理健康领域中的需求。

二、医学心理学的相关学科

医学心理学是根据医学模式转变需要而有目的地组织起来的心理行为科学与医学相结合的一门交叉学科。它从产生的那一天起就处于不断发展、变化和完善之中,并随着医学本身的发展进一步专门化和专业化。特别是近几十年来,我国学者综合国外该领域中的有关研究内容,逐步形成了具有中国特色的医学心理学学科体系,它与国际上多门学科在学科的出发点、理论依据、应用侧重点等方面存在一定联系,但又不完全相同,人们把这些学科称为医学心理学的相关学科。这些相关的学科中有的是医学心理学的交叉学科,有的是医学心理学的分支学科,有的则是医学心理学的相似学科,还有的则与医学心理学在学科性质上差异较大,基本上属于独立学科。这些学科主要有:

1. **临床心理学**(clinical psychology) 是应用心理学的一个分支。临床心理学是根据心理学的原理、知识和技术,解决人们心理问题的应用心理学科。它由美国心理学家韦特默(Witmer)于1896年首次提出,以创建的第一个心理诊所作为产生标志。该学科研究的重点是借助心理测验对病人的心理和行为进行评估,并通过心理咨询和心理治疗等手段调整和解决个体的心理困扰和心理问题。

2. **健康心理学**(health psychology) 属于健康教育与健康促进的一个基础学科。健康心理学是把心理学的知识和技术应用于预防医学,研究维持心身健康的原则和措施,以保持和促进心身健康,从而达到预防疾病的目的的学科。它侧重应用心理学的原理、知识与技术来增进心身健康和预防各种疾病。从一定意义上说,健康心理学是心理学与预防医学相结合的一门学科。

3. **心理生理学**(psychological physiology)**与生理心理学**(physiological psychology) 是研究心理活动与各种行为引起某些生理变化机制的学科。心理生理学研究的自变量是心理和行为活动,因变量是生理或生物学变化过程。生理心理学则着重探讨生理活动,尤其是脑神经活动所引起的心理功能的变化。这两个学科的研究成果为医学心理学的心身中介机制提供了许多理论依据。

4. 心身医学（psychosomatic medicine） 是研究心身疾病的病因、发病机制、病理、临床表现、诊断、治疗和预防，即研究生物、心理和社会因素的相互作用对人类健康和疾病的影响及其相互关系的学科。信息化、工业化社会的到来和飞速发展，高新技术在社会各个领域的广泛应用，给人们造成的心理应激的类型越来越多、影响越来越剧烈，心身疾病的发病率越来越高，心身医学这一学科的研究范畴不断扩大，已成为医学心理学的一个重要分支学科。

5. 异常心理学（abnormal psychology） 也称病理心理学（pathological psychology），是研究异常心理活动与病态行为的发生、发展、变化的原因、发病机制及演变规律的学科。一方面，异常心理学的某些研究成果是医学心理学理论的重要来源；另一方面，异常心理学研究的多种异常心理又是医学心理学中心理咨询、诊断、治疗等相关的服务内容。因而一般认为它是医学心理学的基础分支学科。

6. 行为医学（behavioral medicine） 是将行为科学技术与生物医学技术相结合的一门新兴的边缘学科。行为医学是研究和发展行为科学中与健康、疾病有关的理论和技术，并将其应用于疾病的预防、诊断、治疗、保健、康复的学科。目前，很多研究者主要将行为治疗方法应用到医学临床以及常见的不良行为(烟瘾、酒精滥用等)的研究上，从这一角度而言，行为医学则是医学心理学的一个分支学科。

7. 心理诊断学 是应用心理测验和临床评估等手段，对病人进行心理诊断的学科；是医学心理学重要的应用分支学科。

8. 心理治疗学 是指在心理学理论指导下，应用多种技术治疗各种心理行为障碍的学科；是医学心理学重要的分支学科。

9. 咨询心理学（counseling psychology） 是研究心理咨询理论、咨询过程和咨询方法等的学科，是应用心理学的理论指导生活实践的一个重要领域。从事这一工作的心理学家和社会工作者通常被称为咨询心理学家或咨询者。该学科的研究对象主要是正常人，它为解决人们在学习、工作、生活、保健和防治疾病方面出现的心理问题提供有关的理论指导和实践依据，使人们的认知、情感、态度与行为有所改变，以达到更好地适应社会、环境与家庭的目的，增进心身健康。同时，咨询心理学也对心身疾病、异常心理恢复期的病人及家属进行疾病的诊断、治疗和康复等方面的指导，是医学心理学的重要应用分支学科。

10. 神经心理学（neuropsychology） 是从神经科学角度来研究大脑的神经过程与心理、行为活动关系的学科，包括实验神经心理学和临床神经心理学。传统的神经心理学侧重于探讨脑损伤的部位、性质与行为的关系，主要采用行为学研究方法；而现代的神经心理学更多地吸收了神经科学与认知心理学的最新研究成果，采用无创性脑结构和功能检测手段如功能性磁共振成像（functional magnetic resonance imaging, fMRI）和事件相关电位（event-related potential, ERP）等技术，研究大脑在正常和病理状态下的外在行为变化。神经心理学的研究成果为医学心理学提供了理论知识。

11. 护理心理学（nursing psychology） 是将心理学理论和方法应用于现代护理实践中，研究护理工作中病人和护理人员的心理活动的发生、发展及其变化规律的学科，即应用心理学原理去指导护理，强化心理护理，提高护理质量，是医学心理学在护理学中的应用，也是医学心理学的应用分支学科。

此外，与医学心理学相关的学科还包括缺陷心理学、康复心理学和药物心理学等。缺陷心理学（defect psychology）是研究个体心身发展过程中因心理或生理障碍而出现的心理学问题，并通过指导和训练，使其在心理上得到部分补偿的学科。康复心理学（rehabilitation psychology）研究康复领域中，康复对象存在的心理行为问题，促使其适应工作、学习和社会生活，从而降低其残疾程度。这两门学科是医学心理学在康复医学中的分支学科。现代医药学认为药物除可通过其药理作用来达到治病的目的外，还可通过心理效应，在病人的心理上产生良好的感觉，加速疾病的康复。药物心理学（pharmacopsychology）又称心理药物学（psychopharmacology），作为医学心理学的一个组成部分，正是研究药物在应用过程中，对心理活动和行为的影响规律以及影响药物效应的心理因素，以达到提高药物疗效目的的一门学科。

三、医学心理学的任务

医学心理学的研究任务就是将心理学和医学的基本理论结合起来运用于医学实践,改进疾病防治措施,提高医疗质量,促进人类心身健康和社会适应。虽然医学心理学的发展历史不长,但经过专门化、专业化发展,已有庞大复杂的理论体系和宽广的研究应用领域,它承担了人们从总体上认识、把握健康和疾病以及两者相互转化关系的研究重任,对现代医学的发展起到了很大的促进作用。具体地讲,医学心理学的研究任务有以下四个方面:

1. 研究心理社会因素在各类疾病发生、发展和变化过程中的作用规律 根据心身统一的观点,可以把疾病分为三类:

(1)致病因素直接或首先作用于大脑,病理改变主要在脑,所产生的精神症状虽程度不同,但一般比较明显,包括神经病学中的脑部疾病、神经症、人格障碍、性心理障碍及精神疾病等。

(2)致病因素直接或间接作用于大脑以外的躯体各系统器官导致疾病,但病人常出现心理障碍的症状,包括除脑部疾病和精神科大部分疾病外的临床各科的许多疾病。病因虽然主要为生物性的或理化性的,但心理社会因素在发病机制中也起着不同程度的作用。这些疾病可以称为广义的心身疾病,它们分布于所有的临床领域。

(3)理化因素直接、突然作用于躯体的某些器官,导致组织或器官明显损害,病后心理状态继发性地影响疾病进程,如突然的骨折、外伤、中毒、烧伤等。因病人的人格特征和对疾病的认知评价与应对方式造成的心理紧张状态,可以影响疾病的进程,有的还产生明显的心理障碍。

传统的精神病学和神经病学主要是处理第一类疾病。医学心理学作为新兴学科,将注意力逐渐扩展至第二、第三类疾病,已成为非精神科医务工作者应掌握和运用的一门学科。

2. 研究心身相互作用及其机制 外界的各种刺激在作用于人体后,可通过神经传导通路、神经-内分泌-免疫系统,引起机体各系统、器官广泛的生理变化,也可引起喜悦、愤怒、悲伤、恐惧等复杂的心理反应,这些心理反应又可通过神经-内分泌-免疫系统作用于机体而引起一系列生理变化。

这方面最具代表性的例子是关于"应激"的研究,包括阐述应激引起的神经-内分泌-免疫系统变化,探讨心理变量在由应激引起反应的过程中起何种作用,解释非特异应激为什么会引发表现各异的心身疾病。机体对外界的有害刺激常会出现应激反应,表现出来的焦虑、恐惧等"消极"或"负性"情绪对各系统、器官的生理、生化功能均有不良影响。例如个体长期或反复处于消极情绪之中,则会出现器官或系统的功能紊乱。

3. 研究疾病过程中的心理行为特征及其变化规律 研究人格特征在疾病发生和康复中的作用,可以了解个体相对稳定的生理、心理反应模式所对应的患病倾向和康复潜能,便于制订预防、治疗和康复措施,评估预后。例如在生活中的某个或某些应激事件强烈、持久地作用于个体时,有的人可能会产生支气管哮喘,而有的人却可能会产生消化性溃疡,为何会有这种差异呢? 研究表明,心理因素的致病作用也体现在病人的气质和性格特征上,即不同气质和性格的个体对相同应激源可产生不同的、相对固定化的、反复出现的心理、生理反应。例如弗里德曼(Friedman)在研究心血管病人的心身反应时,发现 A 型行为类型与冠心病的发病率和心肌梗死发生的危险率密切相关。

同样,病人不同的人格心理特征也影响着疾病的康复。例如一个有信心、能克服消极情绪、遵循医嘱、在医务工作者和家庭成员的指导和帮助下积极锻炼的瘫痪病人,其功能康复的速度和效果会更好。

4. 研究将心理学理论和技术应用于人类健康促进和疾病防治 运用医学心理学的知识,发展特殊的操作性概念和技术,达到防病治病、养生保健的目的,这是医学心理学研究的最终目的。研究发现,人类经过训练,可以有意识地控制自己的生理功能。例如,通过调节呼吸(使呼吸由原来的 10~12 次/min 减慢至 4~6 次/min),同时将注意力集中于躯体某些器官,想象其处于放松状态,紧张、焦虑等消极情绪则会逐渐消失。气功、瑜伽、静默等均有这样的作用。

世界精神卫生日

每年 10 月 10 日是世界精神卫生日。在这一天,各国政府/卫生部门向大众宣传精神卫生科普知识,以唤起人们对精神卫生的重视,改变人们对精神疾病及精神疾病病人的歧视与偏见,促进人们积极地追求精神健康,并向精神疾病病人伸出关爱和援助之手。下面是近年来世界精神卫生日我国每年的活动主题:

2020 年:"弘扬抗疫精神,护佑心理健康"。

2021 年:"青春之心灵 青春之少年"。

2022 年:"营造良好环境,共助心理健康"。

2023 年:"促进儿童心理健康,共同守护美好未来"。

2024 年:"共建共治共享,同心健心安心"。

四、开设医学心理学课程的目的

1. 培养医学生的整体医学观 近现代医学教育和医疗实践主要以生物医学模式为主导,片面地强调病人的生物学属性,忽视其心理学和社会学属性,往往是"见病不见人";或者只是过多地关注病变的局部,而缺乏从整体上考察患病的人,使医学的发展受到了很大的限制。因此,传统的生物医学模式需要向生物-心理-社会医学模式转化。

在高职临床医学专业开设医学心理学课程,其首要目的就是适应医学模式的转变,使医学生在基础医学、临床医学、预防医学和康复医学的学习阶段就树立起整体医学观,以对其未来的医学理论思维和医疗实践产生有益影响。

2. 掌握一些医学心理学诊断和治疗方法 心理评估、心理咨询及心理治疗等内容是医学心理学研究的重要方面,是学科诊断、治疗疾病的方法和手段,这些方法将不但被应用于心理门诊、精神科等传统的学科,也将在临床各科的研究和实践中被广泛使用。对高职临床医学专业学生来说,初步了解医学心理学诊断和治疗方法的一些基本原理和基本技术,对其以后的医疗实践将产生积极作用。

3. 树立正确的挫折观并学会应对困境的方法 在人的一生中,难免会有一些个人需要面对的人生难题,如心理冲突、人生挫折以及各种困境(就业、婚姻、家庭等问题,患急危重症、慢性病、传染病等疾病)。医学生不仅应该学会如何应对和处理这些问题,而且还应该能够指导病人和身边的人了解应对和处理这些困境的方法,以帮助他们提高生活质量,促进心身健康,预防疾病的发生。

第二节　医学模式转变与医学心理学

医学模式(medical model)又叫医学观,是一定时期内医学的主导思想,是人们考虑和研究医学问题时所遵循的总原则和总出发点,即人们从总体上认识健康和疾病及其相互转化的哲学观点,包括健康观、疾病观、诊断观、治疗观等。它影响着某一时期整个医学工作的思维、行为方式及其结果,从而使医学带有一定的倾向性、习惯化的风格和特征。

一、生物医学模式

人们对疾病的认识是随历史和科学研究的发展而变化的。随着西方近代自然科学的飞速发展,医学家们广泛采用物理学、化学等学科的先进理论和技术,对人体进行逐步研究,也取得了飞速的发展。

19 世纪以来,随着哈维(Harvey)的实验生理学和魏尔啸(Virchow)的细胞病理学的出现,以及解剖学、生理学、微生物学和免疫学等生物科学体系的形成,研究从整体发展到系统、器官直至分子水平,加上外科学中消毒和麻醉技术的出现,人作为"人体机器"的观点被注入到新的研究成果中。在将这些成果应用于医学临床和疾病预防的过程中,人们逐渐产生了一种观念,即人体像是一部精密的机器,疾病则像是某一部件出现的故障和失灵,医生的工作就是"修理和完善",于是生物医学模式诞生了。

生物医学模式(biomedical model)的主要观点是每一种疾病都有确定的生物学或理化方面的特定原因;都可以在器官、细胞和生物大分子上找到某些形态学或病理性的变化;都能找到相应的治疗手段。这种立足于生物科学对健康和疾病的总看法,即生物医学模式。

生物医学模式对现代西方医学的发展和人类的健康事业产生了巨大的推动作用,作出了历史性的贡献。特别是在急、慢性传染病和寄生虫病的防治方面,生物医学模式使这些疾病的发病率、病死率大幅度下降。在临床医学方面,借助细胞病理学手段对一些器质性疾病作出定性诊断,联合应用无菌操作、麻醉剂和抗菌药物,减轻了手术痛苦,有效地防止了伤口感染,提高了治愈率。但是,生物医学模式在认识论上倾向于把人看成是生物的人,忽视了人的心理和社会属性。生物医学模式更多地重视疾病的生物学因素,并用该理论来解释、诊断、治疗和预防疾病以及制定健康保健制度,把人看作单纯的生物或是一种生物机器,只注重病人的生物学指标的测量,而忽视其社会性,无视病人进入病人角色后的心理和行为的变化。

这种模式还受"分析还原论"和"心身二元论"的影响,有很大的片面性和局限性:①在病因的探讨上,仅仅从生物学的角度去研究人的健康和疾病,只注重人的生物属性,忽视了人的社会属性。②在临床上,只注重人的生物功能,而忽视了人的心理功能及心理社会因素的致病作用。③在实际工作中,只重视局部器官,而忽视人的整体性和系统性。④在科学研究中,较多地着眼于躯体的生物活动过程,很少注意行为和心理过程,忽视心理社会因素对健康的重要作用。⑤在临床思维上,思维的形式往往是"不是……就是……"(不是疾病,就是健康)。因而对某些功能性或心身疾病,无法得出正确的解释,更无法得到满意的治疗效果,这样就必然不能阐明人类健康和疾病的全部本质。特别是近几十年来,人们的生存、工作环境发生了巨大的变化,人们的心理问题随之增多,生物医学模式更是受到了挑战。

二、生物-心理-社会医学模式

生物医学模式的局限,使其不能充分阐明人类健康和疾病的全部本质,人们也逐步认识到疾病的治疗不能单凭药物或手术。人们对于健康的要求也已不再停留在身体上无病的水平,而是更追求心身的和谐、完满状态。

1977年恩格尔(Engel)发表论文《需要一种新的医学模式——对生物医学的挑战》,直接推动了传统的生物医学模式向新的生物-心理-社会医学模式(bio-psycho-social medical model)的转变。他提出应该将人类目前取得的巨大的生物学成就和心理学、社会学成果结合起来,创建一种新的医学模式,即不应仅从个体的局部,而应从人的整体以及群体、生态系统,综合研究健康和疾病。这是一种系统论和整体观的医学模式。于是,综合生物、心理、社会诸因素的新型医学模式顺理成章地成为当代占主导地位的医学模式。

现代医学模式的转变,医学发展与社会经济发展的内在要求与现实原因,主要涉及以下几个方面:

1. 目前,生物因素相关的疾病如传染病、营养不良等已得到有效控制,人类死亡谱的结构已发生根本变化,心身疾病、慢性病及不良生活方式,如心脏病、恶性肿瘤、脑血管病等取代传染病成为人类主要的死亡原因,是发病率高、死亡率高、致残率高的主要疾病。研究表明,这些疾病的发生是生物、心理、社会等多种因素综合作用的结果。因此,在治疗中只靠用药物、手术、理疗等手段已经不能满足临床的需要。

2. 慢性病与人的心理应激、压力及各种不良生活方式密切相关,如吸烟、酗酒、网络成瘾、过量饮食、久坐不动与缺乏锻炼等。心理社会因素已经成为各种疾病的直接或间接的发病原因。

3.随着全球社会经济的快速发展，人们的生活节奏加快，知识更新加速，社会竞争加剧，应激与压力更大，这些都对人的应对与适应能力提出了挑战。如何保持健全的心理状态，如何调节不良的情绪成为现代人面临的主要问题。

4.通过几十年的深入研究，人们对心理社会因素与健康和疾病的关系已有较深入的了解。许多实验和临床证据也证明，心理活动的自我调节对维持健康具有不可忽视的作用。心理治疗领域产生的认知行为疗法、正念疗法、积极心理疗法等，通过对病人进行各种心理行为训练，缓解病人的压力，消除病人的不良情绪，从而达到治疗疾病的目的。

5.随着社会的进步、经济的发展和生活水平的提高，人们对心身舒适的要求不断提高，这迫切需要医务工作者转变观念，在解决病人躯体痛苦的同时，还要帮助病人减轻心理上的痛苦。

知识拓展

《黄帝内经·灵枢》

《黄帝内经·灵枢》是一部中医理论著作。《灵枢·邪客》说："人与天地相应也"。《灵枢·岁露》亦说："人与天地相参也，与日月相应也"。这些都是讲人的生命活动规律与自然界的变化是息息相关的，体现了中医的整体观。

三、医学心理学关于健康和疾病的观点

医学心理学认为健康（health）应包括心理、身体两个方面，概括地表述就是世界卫生组织（World Health Organization，WHO）所下的定义，即"健康是人们身体、心理、社会适应和道德品质的良好状态。"健康应包含生理健康、心理健康、社会适应良好和道德健康四个维度。与健康相反的是疾病（躯体的、心理的或精神的），健康和疾病不是两个对立的概念，而是一个连续链条的两极，可以在生物、心理和社会因素作用下发生相互转化。

知识拓展

健康行为与健康

WHO提出了健康的"四大基石"：合理膳食、适量运动、戒烟限酒、心理平衡。

1.合理膳食 营养均衡有利于生命的维持和保证正常的发育，有利于增进健康和完成各种活动。摄入过多或过少都会带来不良后果。

2.适量运动 缺乏运动或者运动不足会给健康带来不良影响，可导致体力下降，还可能不同程度地影响生理功能，导致疾病。

3.戒烟限酒 吸烟可令心跳加快、血管收缩、血压升高，易诱发冠心病。吸烟还会引发肺癌等。饮酒不要过量。

4.心理平衡 避免"过劳"，要会休息、会工作和学习，多进行积极性休息，舒缓心理压力。要调整好自己的心态，保持心理平衡。

在多年的工作实践和科学研究的基础上，我国医学心理学工作者提出了关于健康和疾病的一些观点。

1.人是一个完整的大系统 正常人体是一个完整的大系统。在大脑的指挥下，通过神经-内分

泌-免疫系统的协调,全身的各系统、器官、组织、细胞、生物大分子、基因等在有序、协调地运转,维持着生命活动的正常进行。在病理的情况下,一个器官的病变必然会影响到其他器官或系统,甚至会影响到全身。因此,在临床诊断和治疗中,如果只注意病变的器官或系统,而忽视与其他器官或系统的联系,不但在理论上是错误的,而且在实践上也会延误病人的治疗,难以取得满意的效果。

2. 心身统一 一个完整的个体应包括心理、身体两个方面,两者是互相联系、互相作用的。心理行为活动通过心身中介机制影响生理功能,反过来,生理活动也影响心理功能,因此,在考虑个体的健康和疾病时,应同时注意心理、身体两个方面及其相互影响。

3. 社会因素和环境因素对个体产生影响 一个完整的个体具有生物学和社会学属性,即不仅要受周围自然环境的影响,而且要受特定的社会环境如人际关系等的影响。因此,在研究个体的健康和疾病时,不仅要注意其所处的自然环境,还要注意其所处的社会环境,如文化教育背景、经济状况、职业及社会地位、家庭关系等多种因素的影响。因为,它们的细微变化都会对人的心身健康产生强烈影响。

4. 认知和自我评价发挥作用 心理社会因素能否影响健康或导致疾病,不仅取决于社会因素的性质和意义,更主要的是取决于个体对外界刺激的认知和评价,即社会因素是通过心理中介机制来影响健康和疾病的。

5. 建立积极应对方式 人作为一个整体,要对社会环境、自然环境以及机体的内环境随时主动地适应和进行自我调节,保持与外界的动态平衡,以促进健康、抵御疾病。在这一过程中,人不能总是被动的,而是应通过一些主动的活动作出适应性应对,要么改变社会环境和自然环境,要么调整自己的认知,以适应变化了的环境。

四、医学心理学在现代医学中的地位

医学心理学是适应我国高等医学教育发展的需要,促进新的医学模式发展而发展起来的新兴交叉学科。因此,医学心理学的产生和发展在现代医学中占据着非常重要的地位。

1. 适应医学模式转变的需要 医学心理学运用生物-心理-社会医学模式的观点来认识健康和疾病的关系,坚持整体观和系统论的观点,把人看成是一个与社会环境、自然环境相互作用的多层次的、完整的连续体。新的医学模式要求人们从生物、心理及社会三个维度看待健康和疾病,在确定病因、诊断、治疗、预防和康复时都应考虑心理社会因素。因此,从现代高等医学教育的角度讲,医学心理学在医学和心理学之间架起了一座桥梁。开设和学习好医学心理学课程,以适应生物医学模式向生物-心理-社会医学模式转变的迫切需要。

2. 适应疾病预防战略转变的需要 全球疾病预防战略大体可以划分为三个发展阶段:第一阶段是环境卫生,第二阶段是个人卫生,第三阶段是行为卫生。从人类疾病谱和死亡谱的发展变化趋势来看,过去人类疾病以传染病为主,预防主要靠环境卫生、个人卫生;现在以非传染性慢性疾病为主,由心理、社会因素引发的疾病显著增加,即人类健康面临着由不良生活方式和不良行为习惯所导致的疾病的严重困扰。因此,预防疾病的战略已经转变到第三阶段,即预防疾病主要依靠心理健康和心理卫生,改变不良生活方式、不良行为习惯为健康生活方式、健康行为习惯。对病人采取生物医学方法和技术治疗的同时,还应采取其他必要的措施来改善病人的心理状态和社会环境。

3. 适应建立新型医患关系的需要 随着社会的进步和科技的发展,特别是医学心理学知识的发展、普及和推广,临床医学的研究范围得到了大大的拓展。研究表明,住院病人和门诊病人中约1/3的病人有心理行为问题且需要诊断和进行干预。一些有躯体症状但经各种检查未能发现异常的、所谓功能性疾病的病人所患大多为心理或行为障碍,这就需要临床医生应用心理学知识和技能进行干预。但在传统的医患关系中,医生在医疗活动中所关心的只是疾病本身,而很少考虑病人的主观期望与满意与否,不了解病人的心理,不重视心理、行为、社会因素对健康、疾病的影响,只对器质性疾病进行治疗,由此常导致医患关系不和谐。

新的医学模式要求建立医患关系的新模式,即"以病人为中心"、人性化的新型医患关系,它要求在疾病诊疗过程中不仅要发挥医务工作者的积极性,也要发挥病人及其家属的积极性。新型医患关系模式还顺应生物-心理-社会医学模式转变的需要,体现了对病人的人文关怀与平等关系,在医疗活动中医生和病人是"协作"关系,共同为病人健康负责。建立这种全新的、与新的医学模式相适应的医患关系新模式能更好地防治慢性病和处理好临床中的相关问题。

第三节 医学心理学简史

人类对心理学的探索源远流长,在人类科学还处于极端落后的远古时代就已经开始了。但作为一门科学,心理学产生于现代,1879 年德国的冯特(Wundt)在莱比锡大学创建了世界上第一个心理学实验室,标志着心理学真正脱离哲学而成为一门独立的学科。

一、医学心理学的兴起与发展

医学心理学的诞生应追溯到 1852 年德国的洛采(Lotze)出版的第一本《医学心理学》著作。1890 年,美国的卡特尔(Cattell)首先提出了"心理测验"这一术语。1896 年,冯特的学生韦特默建立了第一个以治疗"问题儿童"为主的心理诊疗所,并首先采用临床心理学一词。至此,医学心理学步入了逐步发展壮大的阶段。1908 年,比尔斯(Beers)出版的《一颗失而复得的心》开创了心理卫生运动的先河。1909 年,弗洛伊德到美国讲学,首次将精神分析的方法介绍到美国。同年,芝加哥成立了第一个儿童行为指导诊疗所。

从 20 世纪 50 年代以来,医学心理学有了长足的进步。许多新的研究成果与社会的需要紧密结合,引起了社会的反响。1977 年,美国成立了"行为医学研究组";1978 年,医学心理学的一个新的分支"健康心理学"诞生。

二、我国医学心理学的发展

19 世纪末至 20 世纪初西方心理学的传播对我国心理学的形成有着重要的作用,医学心理学也是在心理学逐渐成熟的过程中形成的。

1889 年,颜永京翻译出版了《心灵学》,这是我国最早翻译的一本心理学书。1907 年,王国维重译出版了《心理学概论》。1917 年,陈大齐等在北京大学哲学系建立了全国第一个心理学实验室,并出版了我国第一本大学心理学课本《心理学大纲》,标志着我国现代科学心理学的开端。1921 年,中华心理学会在南京成立,1922 年《心理》杂志被创办,后来心理研究所又被创建了。20 世纪 30 年代,心理测验技术传入我国,但在医学上应用较少。1937 年,根据当时的需要,在南京成立了中国心理学会,不久工作被迫停顿。从总体上来说,从 1921 至 1949 年,心理学的发展受到了较大的阻碍,主要处于向西方学习阶段。

1949 年 10 月,在中华人民共和国成立以后,中国的心理学进入了新的历史时期。1951 年 12 月 7 日,中国科学院心理所正式成立。1955 年中国心理学会恢复。1958 年,中国科学院的心理学工作者携同临床医生一起,对许多久治不愈的神经症病人开展了以心理治疗为主的综合快速治疗,并在短期内取得了良好效果。20 世纪 60 年代初,制订了"地方性克汀病智力分级的初步方案",其作为克汀病患儿智力鉴定量表,为防治地方性碘缺乏病作出了贡献。

1976 年末,医学心理学的工作如雨后春笋般地在全国各地陆续开展起来。20 世纪 70 年代末,我国老一代医学心理学专家根据医学教育的实际,为顺应医学模式转变的需要,在推动心理科学与医学相结合而产生的医学心理学这一门新生的学科方面作出了开创性的贡献。

1979 年,对于我国医学心理学的发展历史来讲是具有重要意义的一年。其一,这一年 6 月在北京举行了医学心理学学术座谈会,会议酝酿成立医学心理学专业委员会,并于 11 月在天津举行的中国心理学会第三届学术会议上正式成立了医学心理学专业委员会(2011 年改名为医学心理学分会)。其二,在 1979 年卫生部颁发的教学计划文件中,正式提出了"有条件的院校都要开设医学心理学课程"。其三,北京医学院(现北京大学医学部)率先在全国成立了医学心理学教研室,标志着我国医学心理学步入了崭新的发展阶段。随后于 1985 年成立了中国心理卫生协会,1990 年成立了中华医学会行为医学学会,1993 年成立了中华医学会心身医学学会。

在人才培养上,1979 年,卫生部颁发的教学计划提出在有条件的院校开设医学心理学课程,并在 1980 年通知各医学院校和中级卫生护士学校开设心理学和医学心理学课程,将医学心理学纳入医学教育之中。医学心理学专业委员会为培养医学心理学专业师资和开设医学心理学课程的需要,委托部分医学院校举办医学心理学师资进修班和心理测验培训班。以原北京医学院为主要发起单位,连续 10 余次召开全国医学心理学教学研讨会,交流医学心理学工作,尤其是教学工作经验,这一活动对于我国医学心理学的学科建设,特别是教学工作,产生了积极的作用。

对于医学心理学高级人才的培养,继中国科学院心理研究所于 1979 年起招收医学心理学硕士研究生后,北京大学心理系和部分医学院校也先后招收了医学心理学专业硕士研究生,培养了大批专、兼职人才,承担教学、临床和科研工作。由此可见,医学心理学队伍正在日益壮大,他们活跃在高等医学教育、科研和临床各条战线上,在健康维护、疾病的诊断和治疗上发挥着越来越重要的作用。

近几十年,全国各地心理学会分会下成立了医学心理学专业委员会或专业小组。全国性的医学心理学学术会议先后举行,专业性刊物陆续出版,并有相当多的论文发表,许多心理障碍、心身疾病等的研究都取得了很有价值的成果。中国心理学工作者参加国际交流的人数和论文逐年增多。

我国的医学心理学已广泛渗透到基础医学、临床医学、老年医学、护理学、康复医学及预防医学等各领域,许多大型综合性医院建立了心理门诊,配备了专职临床心理医生,心理测验、心理诊断和心理治疗技术的应用有了较大的发展。将心理学知识与技能应用于对人类健康的促进,以及疾病的病因探索、诊断、治疗及预防之中,有效地解决了临床各科及健康领域的心理问题。

本章小结

本章的学习难点是医学心理学的各相关学科和医学模式的转变。医学模式的转变是每一个医学生必须掌握的内容,学生要顺应医学模式的转变,在今后的医疗实践中树立起整体医学观,正确看待健康和疾病之间的关系。几乎所有医学研究和应用领域都有医学心理学研究和应用的内容,因此熟悉和了解医学心理学的各相关学科,可以使学生们深刻地认识到,在疾病的病因探索、诊断、治疗、预防和康复之中,医学心理学的内容无处不在。因此,在高职临床医学专业开设医学心理学课程是很有必要的,对于该专业学生学习各门医学课程与进行医疗实践有很大的促进和帮助作用。

(蒋继国)

思考题

1. 简析健康概念的提出与现代医学模式转变的关系。
2. 生物-心理-社会医学模式的主要特征是什么?

ER1-4

练习题

第二章 | 医学心理学理论流派

教学课件

思维导图

学习目标

1. 掌握精神分析理论、行为学习理论、人本主义理论的基本人性观及其心理病理观点。
2. 熟悉精神分析理论、行为学习理论、人本主义理论的基本概念；埃利斯的 ABC 理论和 ABCDE 模型。
3. 了解贝克的认知理论，心理生理理论。
4. 学会运用不同流派的观点，从不同角度分析病人的心理和行为问题。
5. 具备在实际工作中给予病人人文关怀的理念。

情境导入

病人，女性，62 岁，自幼被父母抛弃，有糖尿病史 15 年，被诊断为"2 型糖尿病"。病人因不规律地口服降血糖药物，在日常生活中不注意饮食习惯，又较少运动，血糖控制差，医生建议她住院治疗。在住院期间，病人担心自己今后将长期服药、拖累家属，常唉声叹气、不配合检查和治疗。1 个月后，由于治疗效果不佳，病人变得更加沮丧，常暗自流泪，不愿与人交流……

思路解析

请思考：
1. 在不同流派的观点下，病人各种心理问题的原因是什么？
2. 如何运用医学心理学的有关理论知识提高糖尿病病人的依从性？

为了解释人类的心理与行为的本质，心理学史上出现过多种心理学流派。不同的流派从各自的学科背景出发，提出了对人性的基本看法，形成了不同的理论观点。每一种理论都试图对人类的正常或异常心理与行为进行解释，同时形成了相应的防治疾病的方法并将其应用于临床实践，对医学心理学的形成和发展产生了重要影响。

第一节　精神分析理论

精神分析理论（psychoanalytic theory）也称心理动力理论，由奥地利的弗洛伊德（Freud）创立，被称为最有影响力的心理学三大流派之一。

一、心理结构理论

心理结构理论是理解弗洛伊德理论的起点。弗洛伊德在治疗癔症和神经症的病人时发现，在通过催眠暗示和宣泄法让病人重新体验过去的创伤性经历时，被压抑在潜意识中的情感可以得到宣泄，症状得以解除，由此提出了心理结构理论。

弗洛伊德以一种"心理地形学"的观点，把人的心理活动分为意识、前意识、潜意识三个层次，并形象地把其比喻成漂浮在大海上的一座冰山,认为在人的内心深处潜藏着一个巨大的空间,意识就像是浮在表面的冰山一角,潜意识却是隐藏在水下的庞然大物,至于前意识就是连接意识和潜意识的层面,这个理论又被称为"冰山理论"。其中,潜意识是该理论中的重要概念,是精神分析理论的基石。

1. 意识(consciousness) 是指个体在觉醒状态下所能觉察到的心理活动,包括那些由外界刺激引起的,符合社会规范和道德标准并可通过语言表达的感知觉、情绪、思维等心理活动,只有符合社会规范和道德标准的各种观念才能进入意识领域。

2. 潜意识(unconsciousness) 又称无意识,是指个体在觉醒状态下无法直接被个体感知到的那部分心理活动,主要包括人的原始冲动、各种本能和出生后被压抑的欲望。

按照弗洛伊德的观点,潜意识是整个心理活动中最具动力性的部分,是人类心理活动的原动力所在,也就是说人的各种心理、行为并非完全由个体的意志决定,而是由潜意识的欲望、冲动等决定。弗洛伊德认为,潜意识中的心理活动只有经过前意识的审查、认可才能进入意识。正常人的大部分心理活动是在潜意识里进行的,大部分的日常行为受潜意识驱动。被压抑在潜意识中的心理活动如果不能进入到意识中,就会以各种变相的方式出现,如口误、笔误、梦以及各种心理、行为或躯体症状等。潜意识是精神分析理论的重要概念之一,理解潜意识对行为特别是对异常行为的影响,是理解精神分析思想的关键。

3. 前意识(preconsciousness) 介于意识与潜意识之间,是指当前未注意到、需经他人提醒或自己集中注意才能进入意识领域的心理活动。前意识中的心理活动曾经属于意识领域,但由于与当前的活动关系不大或无关,暂时被逐出意识领域,但可以较快、较容易地闯入意识领域。前意识的作用就是保持对欲望和需求的控制,使其尽可能按照外界现实规范的要求和个人道德来调节,是意识和潜意识之间的缓冲区。

二、人格结构理论

弗洛伊德认为,人格结构分为本我、自我和超我三部分。当三者关系协调,人格则表现出健康状况;当三者关系冲突,就会产生心理问题或心理疾病。

1. 本我(id) 是与生俱来的、人格中最原始的部分,存在于潜意识的深处,代表人的生物性本能和冲动,主要是性本能和破坏欲,其中性本能对人格的发展尤为重要。本我有要求即刻满足的倾向,遵循"享乐原则"(pleasure principle),即本我只与直接满足个体需求的东西有关,不受物理环境和社会环境的约束。弗洛伊德认为,本我冲动永远存在,他们必须被健康人格的其他部分加以限制。

2. 自我(ego) 是个体出生后在与现实的接触中,由本我发展分化而来的,大部分存在于意识中,代表着理性和审慎。一方面,自我的动力来自本我,即为了满足本我的欲望和冲动;另一方面,自我又要在超我的要求下顺应外在的现实环境,采取社会所允许的方式指导行为,保护个体的安全。自我遵循"现实原则"(reality principle),调节和控制本我的活动,因此,可以说自我是人格中的"执行部门",它设法在外部环境许可的情况下满足本我的欲求。自我是人格结构中最重要的部分,它的成熟水平决定个体的心理健康水平。

3. 超我(superego) 是个体成长过程中所形成的道德化的自我,是个体在长期的社会生活中,将社会规范、道德观念等内化的结果,属于道德、良心的部分,是人格的最高形式和最文明的部分,遵循"至善原则"(perfection principle)。超我的特点是辨明是非,分清善恶,其功能是对个体的动机和行为进行监督,使人格达到社会要求的完善程度。

弗洛伊德认为,本我、自我和超我之间的矛盾冲突和相互协调构成了人格的基础。本我追求本能欲望的满足,是生存的原动力;超我监督、控制个体按照社会道德标准行事,以维持正常的人际关系和社会秩序;自我则调节本我和超我的矛盾冲突,

人格结构理论

既要符合超我的要求,又要吸取本我的力量,调整本我的欲望,使个体适应现实环境。如果本我和超我的矛盾冲突达到了自我无法调解的程度,平衡遭到破坏,个体就会产生各种心理和行为障碍。

三、心理发展理论

弗洛伊德把性作为潜意识的核心问题,他认为潜意识中被压抑的欲望可归结为人的性欲冲动,人的性本能是一切本能中最基本的东西,是人的行为的唯一重要动机。他把这种本能的能量称为性力(或称力比多,libido),是驱使人追求快感的一个潜力,也是人格发展的动力。他强调在人生的不同时期,个体性力附着的方式和部位不同;幼年阶段不利的心理发展或挫折对人格特征及成年后心理疾病的形成有重要影响。从婴儿到成年按照性力的发展顺序和年龄的关系,他把人格发展分成五个时期。

1. 口欲期(oral stage) 从出生到 1.5 岁左右。弗洛伊德认为,性本能的发展是从口唇部位开始的,在这一时期婴儿原始性力的满足,主要通过吸吮、咀嚼、吞咽等刺激口腔的活动来获得满足,婴儿的快乐也多来自口腔的活动。他认为,成年人乐观、开放、慷慨等积极的人格特点和悲观、猜忌等消极的人格特点都可由这个发展阶段偶然发生的事件引起。如果这个时期性的满足不适当(太多或太少),可能发生固着或以后仍倒退至这一阶段。口欲期不适宜的满足可能成为某些精神病的起因或形成口腔期人格。

2. 肛欲期(anal stage) 1.5 至 3 岁左右。弗洛伊德认为,肛门区也具有强大的性意义,此期儿童的性兴趣主要集中在肛门区域,主要靠排泄和在控制大小便时所产生的刺激快感获得性的满足。这个时期也是对婴幼儿进行卫生习惯训练的关键时期。如果管制得过严或者过于放纵,都会给将来的生活带来不良影响,形成所谓的肛门期人格,如表现为邋遢、浪费、无条理或者过分干净、过分注意小节、固执、小气等。

3. 性器期(phallic stage) 3 至 5 岁左右。在这一时期性力的满足主要集中在性器官上,儿童开始注意到两性之间的差别,喜欢抚弄自己的性器官。在这一时期,儿童还将经历恋母情结(Oedipus complex,俄狄浦斯情结)或恋父情结(Electra complex,厄勒克特拉情结),表现为爱恋异性父母。弗洛伊德认为,性器期很容易发生性本能的停滞,以致造成个体后来的行为问题,如攻击、性心理障碍等。

在这个时期,俄狄浦斯情结的解决具有重要的意义。通过以同性父母自居,男孩开始具有男性特征,女孩开始具有女性特征。此时,儿童采纳父母的价值观和标准,并以超我的形式表现出来。

知识拓展

俄狄浦斯情结

俄狄浦斯情结又称为恋母情结,是男孩亲母反父的一种复合情绪。其产生是儿童性欲发展的高峰,也是性心理和人格发展的关键时刻。

通俗地讲,恋母情结是指人的一种心理倾向,喜欢和母亲在一起的感觉。恋母情结并非爱情,大多产生于对母亲的一种欣赏和敬仰。大部分人多多少少都会在某一年龄段有恋母情结,而在儿童时期几乎所有人都有恋母情结。

---

4. 潜伏期(latent stage) 青春期前,6 至 12 岁左右。随着俄狄浦斯情结的解决,儿童进入潜伏期,一直持续到青春期。在此时期儿童的兴趣扩大,注意力从自己的身体和对父母的感情转变到学习、游戏等方面,因此原始的性力呈现出潜伏状态。在这一时期的男女儿童之间,在情感上比以前疏远,团体活动多呈男女分离的趋势。

5. 生殖期(genital stage) 又称两性期,指从青春期至成年。青春期的开始时间,男性一般在 13 岁左右,女性一般在 12 岁左右。此时,个体的性器官逐渐成熟,生理与心理上所显示的特征使两性的差异开始显著。在这个时期以后,性的需求转向相似年龄的异性,并且有了两性生活的理想,有了婚姻、家庭的意识。此时性心理的发展已趋于成熟。

按照心理发展理论,以上各期的发展对人格的形成至关重要。"力比多"在发展过程中有固着和倒退两种危机。固着是停滞在某一个阶段,倒退是由后一个阶段退回到先前阶段。

弗洛伊德所说的性本能的含义是极为广泛的,所以被称为"泛性论"。它有两个最基本的含义:第一,人的性功能或性欲在生命的初期就已开始;第二,性功能并不限于生殖器官,而是整个身体的功能。这样,人的一切行为都带有性的色彩。从精神病的病因到人类最高的文化艺术活动,从婴幼儿吸吮活动到法律条款的制定等,都带有性的色彩。弗洛伊德的人格发展理论总是离不开性的观念,所以其心理发展理论就被称为性心理发展理论。

四、焦虑与自我防御机制

(一)焦虑的形式

在人格发展的过程中,本我、自我、超我之间产生冲突时,个体就可能产生焦虑。焦虑是精神分析理论中一个应用广泛的概念。弗洛伊德认为,焦虑是一种自我功能(ego function),它使人警惕即将到来的危险,并对其作出适应性反应。焦虑有三种形式:

1. 现实焦虑(realistic anxiety) 来自现实世界的威胁。个体面临着一个被感知为危险的情境或状态。

2. 神经质焦虑(neurotic anxiety) 来自本我冲动要释放的威胁。个体体验到焦虑却不知道它的原因,这种焦虑是一种非现实的恐惧。

3. 道德焦虑(moral anxiety) 来自超我的影响,是当自我受到超我惩罚威胁时产生的恐惧。道德焦虑指引个体行为符合个人的良心和道德标准。大多数道德焦虑存在于潜意识中,可通过运用防御机制来处理。

(二)防御机制的概念及特征

焦虑使自我感受到危险的逼近,这时自我就要采取行动,以应对焦虑。在长期的进化过程中,人类发展出一套心理自我保护的办法,即自我防御机制(ego defense mechanism)。自我防御机制是在潜意识中进行的,因此,个体并不会意识到它在发挥作用。通过自我防御机制既可以满足本我的欲望,又可以通过超我的监察,使个体暂时缓解焦虑和痛苦。

自我防御机制作为自我的一种防卫功能,被人类在正常和病态的情况下不自觉地、无意识地运用。如果运用得当,可以暂时减轻痛苦,缓解焦虑,防止精神崩溃;如果过度使用,则是一种病态。

(三)主要的自我防御机制

自我防御机制有很多,可给予不同的分类,如成熟性防御和不成熟性防御、积极防御和消极防御等。现将几种主要的自我防御机制介绍如下:

1. 压抑(repression) 是一种最基本的心理防御机制,也是其他防御机制的基础。压抑是指把不能被社会道德规范或自己意识所接受的冲动、欲望、情感等抑制到潜意识中,以保持心境的安宁。在日常生活中,人们常常选择性地"遗忘"痛苦的事情。但这种遗忘并非真正的遗忘,而是将一些痛苦的事情转入个体的潜意识领域。人们平时虽然意识不到被压抑的内容,但在特殊情况下它会影响人们的日常行为。例如梦境、笔误、口误等可能就在某种程度上反映了个体压抑的动机和冲动。

2. 否认(denial) 是一种比较原始、简单的心理防御机制,指拒不承认已经发生的令人不愉快或痛苦的事情,以减轻焦虑。例如,癌症病人怀疑诊断的正确性,满怀希望地到处进行检查,期望得到否定癌症的诊断。这是病人在潜意识中运用了否认机制,以减轻内心的痛苦与紧张。否认机制可以缓冲突如其来的打击所造成的巨大痛苦,暂时维持心理的平衡。但如果过于频繁地使用否认机制而干扰了人的正常行为则是病态。

3. 退行（regression） 指当个体遇到困难或挫折时，放弃已有的、较成熟的应对方式，用幼稚的方式应对困难或满足自己的欲望。运用退行机制可以使当事人心安理得地接受他人的同情、关心和照顾，而不必直接面对困境，是一种潜意识的逃避。例如，有的病人在手术后已经完全康复但不愿出院，实际上是想尽量避免担负成人的责任以及面对随之而来的恐惧和不安，是退行的表现。

4. 投射（projection） 是一种常见的心理防御机制，指以自己的想法推想外界的事实，将自己内心不能接受的感觉、欲望、态度、意念等转移到外部世界或他人身上，以减轻内心的焦虑和痛苦。投射是产生妄想的基本机制。

5. 反向形成（reaction formation） 指由于道德和社会规范的约束，将潜意识中不能直接表达的欲望和冲动通过截然相反的方式表现出来，以减轻焦虑。在很多精神病病人身上，常可见到这种防御机制被过度使用。

6. 置换（displacement） 指将对某一对象的欲望、情感或态度转移到另一个相对较为安全的对象身上，以减轻自己心理上的焦虑。例如，有的人患重病后，后悔以前没有好好照顾自己的身体，内心谴责自己以前不健康的生活方式，但却把对自己的愤怒转移到医护人员或家属身上。这是为了消除内心的焦虑，在潜意识中把对自己的愤怒转移到了外界。

7. 合理化（rationalization） 又称"文饰"，指个体遭遇挫折后，为自己的行为或处境寻找自我认可的理由以求得心理平衡、摆脱焦虑或痛苦。合理化常有三种表现：一是酸葡萄心理，即把得不到的东西说成"不好的"；二是甜柠檬心理，即当得不到甜葡萄而只有酸柠檬时，就说柠檬是甜的；三是推诿，指将个人的缺点或失败，推诿于其他理由，找人担待其过错。但过度使用此机制，借各种托词以维护自尊，就会自欺欺人。很多强迫症和精神病病人常可见到过度使用此种方法来处理问题。

8. 代偿（compensation） 也称补偿，指当个体因本身生理或心理上的缺陷致使目的不能达成时，改用其他方式来弥补这些缺陷，以减轻这种不适感，从而恢复自尊和自信。例如，有些残疾人通过惊人的努力而成为世界著名的运动员。代偿机制可以减轻挫折导致的焦虑，建立自尊，如果过分使用则为病态。

9. 认同（identity） 指无意识中取他人（一般是自己敬爱和尊崇的人）之长归为己有，作为自己行为的一部分去表达，借以排解焦虑与适应的一种防御手段。

10. 幽默（humor） 指当个体处于困境时，用幽默、诙谐的语言来摆脱尴尬。通过幽默来表达攻击性或性欲望，可以不必担心自我或超我的抵制。人类的幽默（笑话）包含着大量的受压抑的潜意识中的欲望与冲动。幽默是一种积极而成熟、对个体心身健康有益的心理防御机制。

11. 升华（sublimation） 指把社会不能接受的本能欲望导向更高级的、建设性的活动。升华不仅宣泄了个人内心的本能冲动，还可以使个人获得成功的满足感，而且其行为还有利于他人和社会。例如，西汉文史学家司马迁在狱里撰写了《史记》；德国作家歌德在失恋时创作了《少年维特的烦恼》。升华被认为是最有积极意义的建设性的防御机制，正因为它将一些本能冲动或因挫折而带来的不满、怨愤转化为有益于世人的行动，才使得人类有许多利他或高尚的行为。

五、释梦理论

《梦的解析》是精神分析理论体系形成的一个重要标志。弗洛伊德认为，如果个体将潜意识的性和攻击冲动在意识水平上直接给予表达，会使个体感到不安，于是才通过梦来表达。因此，"梦乃是做梦者潜意识中冲突欲望的象征"，是很有价值的心理现象。梦与神经症都是潜意识欲望的替代性满足，有着共同的机制。通过分析梦，可以了解潜意识中的心理活动，为诊断、治疗神经症提供有价值的信息。梦的分析是精神分析疗法的重要技术之一。

精神分析是产生于医疗实践并始终和医疗实践密切联系的心理学理论，它在精神病学和医学心理学领域作出了历史性贡献。有人认为弗洛伊德是生物-心理-社会医学模式的先驱，他为后来心身医学的发展作出了一定的贡献。精神分析的研究成果不仅在心理学、精神病学领域得到了广泛的应用，而且对社会学、人类学、哲学、艺术等领域也产生了广泛而深远的影响。

由于弗洛伊德创立的精神分析理论缺乏实验方法，难以验证，因而带有很大的主观性。特别是弗洛伊德的经典精神分析理论过分强调早期性本能的压抑是人格发展不健全和心理疾病的主要原因，过分强调潜意识冲突的作用。许多精神分析学者包括弗洛伊德的学生也不完全赞成这种观点。后来，有些人致力于社会因素、文化因素对人的心理形成和发展作用的研究，进一步丰富了精神分析理论，形成了所谓的"新弗洛伊德主义"，如个体心理学、分析心理学、自我心理学、客体关系理论、精神分析的社会文化学派等。

第二节　行为学习理论

行为学习理论（behavioral learning theory）也称刺激反应理论、行为主义心理学，被认为是心理学史上继精神分析理论之后的第二思潮。

行为学习理论由美国心理学家华生（Watson）在20世纪20年代创立，该理论的来源是经典条件反射理论、操作性条件反射理论和社会学习理论，它们都是关于有机体学习的发生机制和条件的理论。这三种理论的共同点是"学习"，每种理论各说明了一种学习形式，因此，"学习"是行为理论的核心内容。

一、行为的概念

行为一般指个体在主观因素影响下产生的外部活动，如表情、动作和言语等。行为学习理论无限扩大了行为的概念，把人与动物对刺激所作的一切反应都称为行为，不仅指一切遗传与习得的外显行为，还包括遗传与习得的内隐行为，即内脏活动和心理活动。可见，行为学习理论的"行为"实际上泛指个体一切内在与外在的各种运动形式，包括一切外部活动、内脏活动和心理活动。

行为学习理论强调外在环境和学习过程，认为一切行为都是学习的结果，人的正常或病态的行为都是学来的，学习是支配人的行为和影响心身健康的重要因素。根据学习的基本规律，可以解释、预测和控制个体行为的获得、维持或消退。通过对学习各环节的干预或重新学习，可以纠正不良行为。

学习是指经验和行为的获得、发展和变化过程。行为学习理论认为学习是刺激与反应之间建立一种前所未有的联系的过程。

二、行为学习的原理

行为学习的理论是不同的学者在不同的时期建立和发展起来的，其主要观点是把发展视为以奖励、惩罚和模仿为基础的学习。

（一）经典条件反射理论

1. 实验过程　19世纪20年代，俄国生理学家巴甫洛夫（Pavlov）进行了著名的条件反射实验研究。实验过程见图2-1。

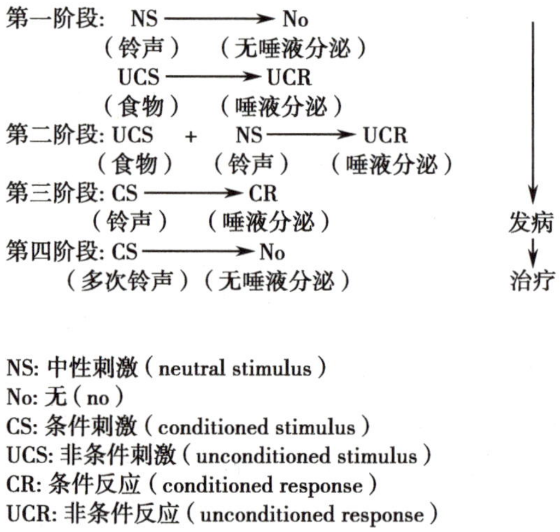

实验的第一步：用食物刺激使狗的口腔产生唾液分泌反应。食物是非条件刺激（unconditioned stimulus），所引起唾液分泌的反射过程叫作非条件反射（unconditioned reflex）。非条件反射是本能行为，是不学自能的。例如婴儿出生后即有吮吸反射和拥抱反射等。实验的

第一阶段：　NS ⟶ No
　　　　　　（铃声）　（无唾液分泌）
　　　　　　UCS ⟶ UCR
　　　　　　（食物）　（唾液分泌）
第二阶段：UCS　+　NS ⟶ UCR
　　　　　（食物）　（铃声）　（唾液分泌）
第三阶段：CS ⟶ CR
　　　　　（铃声）　（唾液分泌）
第四阶段：CS ⟶ No
　　　　　（多次铃声）（无唾液分泌）

发病

治疗

NS: 中性刺激（neutral stimulus）
No: 无（no）
CS: 条件刺激（conditioned stimulus）
UCS: 非条件刺激（unconditioned stimulus）
CR: 条件反应（conditioned response）
UCR: 非条件反应（unconditioned response）

图 2-1　经典条件反射的建立与消退过程

第二步：每次给狗食物时，总是配合铃声出现，即将食物与另一种与唾液分泌原本无关的中性环境刺激总是配对出现。实验的第三步：经过一定时间的训练，没有食物，单独的铃声刺激也会引起狗的唾液分泌。此时，这种中性刺激（铃声）变成了条件刺激（conditioned stimulus）。铃声引起唾液分泌的反射过程就是条件反射（conditioned reflex）。通过条件反射习得的行为不能被个体随意操作和控制，属于反应性行为，也称为经典条件反射（classical conditioned reflex）。

ER 2-5
经典条件反射
的建立与消退

经典条件反射就是指某一中性环境刺激，通过反复与非条件刺激相结合，最终成为条件刺激，引起了原本只有非条件刺激才能引起的行为反应的过程。

受巴甫洛夫发现条件反射的启发，华生认为，人的一切行为（包括正常行为和异常行为）都是通过学习建立条件反射的结果。心理学应抛弃意识、心理状态、心灵、想象等名词，而把对行为的预测和控制作为研究的目标，特别是研究刺激、反应和习惯的形成。他提出了刺激（S）—反应（R）的公式。在他看来，人格就是"我们的习惯系统的最终产物"。由于每个人都有独特的经历，使得人们形成了具有个人特点的对刺激的反应方式，所以每个成年人就发展出了不同的人格。

2. 经典条件反射理论的意义 经典条件反射理论强调环境刺激对行为反应的影响。该理论认为，任何环境刺激，包括理化的、生物的、心理的和社会的变化，都可通过经典条件反射机制影响人的行为。个体的一些正常或异常行为都可以通过经典条件反射过程建立。因此，经典条件反射是一种重要的学习方式，可以运用经典条件反射原理塑造良好行为，纠正不良行为。

3. 经典条件反射的特征

（1）**习得（acquisition）**：是指当条件刺激与非条件刺激多次配对出现之后，条件刺激单独出现就会引发条件反射，这个过程就是习得。例如，在经典条件反射的实验中，铃声本来是中性刺激，铃声的出现本不会引起狗的唾液分泌，但铃声和食物反复结合、多次配对出现之后，铃声成为食物要出现的信号，仅仅铃声就能够使狗产生唾液分泌反应。

（2）**泛化（generalization）**：由于反复强化的作用，某些与条件刺激相近的环境刺激也可引起相同的条件反射，这种现象称为泛化。例如，用500Hz的音调与进食相结合来建立食物分泌条件反射。在实验的初期阶段，许多其他音调同样可以引起唾液分泌条件反射，只不过它们跟500Hz的音调差别越大，所引起的条件反射效应就越小。

（3）**消退（extinction）**：非条件刺激长期不与条件刺激结合，即取消强化，条件反射可逐渐消失，这种现象称为消退。例如，对以铃声为条件刺激而形成唾液分泌条件反射的狗，只给铃声，不用食物强化，多次以后，则铃声引起的唾液分泌量将逐渐减少，甚至完全不能引起分泌，这种现象称为消退。

在人类复杂的社会生活中，言语、情境也可以成为条件刺激，引起情绪、行为的条件反射。如果一个人的行为与特殊生活情境建立了条件性联系，当某些情绪、行为反应不符合他所在环境的文化背景或行为规范时，他的情绪或行为反应就是适应不良的或病态的。

巴甫洛夫对条件反射所进行的一系列研究，已成为行为学习理论的重要基础。在经典条件反射理论基础上形成的暴露疗法、厌恶疗法等，现在已成为矫正病态行为的重要方法。他的许多论述，对全面理解人类行为，消除及矫正病态行为具有重要的指导意义。

（二）操作性条件反射理论

1. 实验过程 操作性条件反射理论是由美国心理学家斯金纳（Skinner）等人通过动物实验建立的。实验在斯金纳箱中进行，经过反复实验，老鼠学会了按压杠杆获取食物的行为，即在操作杠杆和获取食物之间建立了条件反射。像这种伴随着行为出现的刺激结果对行为本身产生的强化作用称为奖励，刺激结果称为奖励物。同样，在回避条件反射（avoidance conditioning）的实验中动物学会了回避行为。

这些实验说明，当某一行为（如按压杠杆行为或回避行为）出现时总能获得某种积极的结果，则个体将逐渐学会对这种行为的操作,这就是操作性条件反射(operant conditioned reflex)。由于操作性条件反射是个体借助于对工具操作的学习而形成的,故又称为工具性条件反射(instrumental conditioned reflex)。

2. 操作性条件反射的意义　操作性条件反射与经典条件反射的刺激与反应之间的关系不同,它重视行为的结果对行为本身的影响。任何与个人的需要相联系的环境刺激,包括各种理化的、生物的、心理的和社会的变化,只要反复出现在某一种行为之后,都可能对这种行为产生影响;反过来,人类许多正常或异常的行为反应包括各种习惯或症状,也可以因操作性条件反射机制而形成或改变。既然人们的行为是由行为的后果来塑造的,那么,有意识地设置一些环境条件,使特定的行为产生特定的后果,就可以有效地控制、塑造行为。因此,在医学心理学中,可以根据操作性条件反射的原理塑造良好行为,纠正不良行为。

3. 操作性条件反射的类型　在各种操作性条件反射的实验中,伴随行为出现的各种刺激既可以具有积极或愉快的性质,也可以具有消极或痛苦的性质;这些刺激既可以从无到有,也可从有到无。根据刺激性质及其变化规律的不同,可将操作性条件反射分为以下几种类型:

(1)**强化**(reinforcement):是指一个具体的行为发生,有一个直接结果紧随着这个行为,导致这个具体行为在将来被加强的过程。行为强化分为正强化和负强化。

1)**正强化**(positive reinforcement):是指个体的行为结果使积极的刺激增加,进而使该行为反应逐渐加强的过程。

2)**负强化**(negative reinforcement):是指个体的行为结果使消极的刺激减少,进而使该行为反应逐渐加强的过程。例如社交恐惧症的病人通过回避社交而使焦虑减轻,因此,强化了回避行为。

(2)**消退**(extinction):是指个体的某一行为使原有的积极刺激减少,导致该行为逐渐减弱的过程。例如儿童的良好行为如果得不到积极关注,则可能会逐渐减弱或消失。

(3)**惩罚**(punishment):是指个体的某一行为使消极刺激增加,导致该行为逐渐减弱的过程。

1)**正惩罚**(positive punishment):是指当个体做出一个行为后,出现惩罚物,导致该行为逐渐减弱的过程。

2)**负惩罚**(negative punishment):是指在行为反应之后立刻除去积极刺激,可以降低该反应的发生概率,主要有隔离和反应代价两种形式。

(三)内脏操作性条件反射理论

米勒(Miller)在1967年所进行的内脏学习实验实际上是上述操作性条件反射的另一种形式,即内脏操作性条件反射。在内脏学习的实验中,对动物的某一种内脏反应行为(如心率下降)给予奖励,经过这种选择性的定向训练,动物逐渐学会了"操作"这种内脏行为,使心率下降。

由于奖励过程也可使动物形成全身骨骼肌放松的工具式条件反射,从而使心率下降,所以必须消除实验动物的骨骼肌系统对内脏学习实验的影响。于是,米勒重新进行内脏学习实验,结果取得与上述实验一致的结果,说明确实存在内脏操作性条件反射现象。

虽然米勒的内脏学习实验未能有更深入的研究,但内脏操作性条件反射理论对于医学心理学的工作还是有一定意义的。

内脏操作性条件反射证明,心身症状往往是习得的,人的各种内脏活动也可以通过内脏学习获得意识的调节和控制。目前广泛应用的生物反馈(biofeedback)治疗技术就是根据这一原理,把人体各种生理变化信息转变成视听信号,通过学习可以在一定程度上控制自身的心率、血压、皮肤温度、胃肠蠕动、脑电波、腺体分泌等几乎所有的内脏反应,从而达到防病治病的目的。

(四)社会学习理论

社会学习理论是由美国心理学家班杜拉(Bandura)于1971年提出的,该理论提出了另一种学习形式,即观察学习或模仿学习。社会学习理论认为,人可以通过对一个具体模型行为活动的观察和模仿,学会一种新的行为类型,而不强调刺激和反应之间的联系。例如,老师表扬了某个孩子的行为,其他的孩子就会模仿这个孩子的行为。

班杜拉提出行为学习包括四个过程:

1. **注意** 学习者反复观看某一榜样,接受其中的特征性信息,成为学习的依据。
2. **保持** 这些特征性行为被学习者有意无意地记住,成为日后自己行为的模型。
3. **行动** 学习者表现出这种特征性行为。
4. **强化** 依强化原则,增加或减少这种行为的再发生次数。

根据社会学习理论,人类的许多行为特别是社会行为可以通过示范作用而形成。在临床实践中,该理论有重要的应用价值。例如,病人求医行为与遵医行为的形成与示范作用有一定的关系;同样,示范作用原则也可用于对疾病行为的指导以及儿童的教育等。

行为学习理论可以解释和解决许多医学心理学的问题。人格可以被理解成一系列习得性行为的总和。许多不良的生活习惯或行为可以通过强化的作用建立起来,某些疾病的发生也可能是习得的。根据各种行为学习理论建立的行为治疗方法得到了广泛的应用。

与其他心理学理论一样,行为学习理论也有它的局限性。首先,行为主义的实验对象多数是动物,用动物实验得出的结论来解释人类的复杂行为,可能过于简单;其次,行为学习理论过于强调行为形成的刺激反应模式,忽略了人的主体性,因此被称为环境决定论。20 世纪 70 年代中期在美国出现了一种新的行为理论,将认知心理学与行为学习理论相结合,强调机体本身的各种因素在学习过程中的作用,将 S—R 公式修正为 S—O(机体)—R,这种修正的行为学习理论被称为认知行为学习理论。

第三节 人本主义理论

人本主义心理学(humanistic psychology)的主要代表人物为马斯洛(Maslow)、罗杰斯(Rogers)。该学派受现象学和存在主义哲学的影响较大,反对以病态的人作为研究对象的精神分析学派,也反对环境决定论的行为主义。该学派主张研究对人类进步富有意义的问题,强调研究人性,如人的成长、潜能、自我实现倾向,人的存在和意义等,关心人的需要,重视人的价值和尊严,注重人的自我和自我意识,被称为心理学史上继精神分析理论和行为学习理论之后的第三思潮。

一、马斯洛的需要层次理论

(一)自我实现的含义

马斯洛理论中的"自我实现"是指个体在成长中,其心身各方面的潜能获得充分发展的过程和结果。自我实现的人,能够接受自己,承认自己的弱点并努力去改进。自我实现的人不是完美的人,但他们尊重自己,对自己感到满意。

自我实现是人本主义的核心概念。马斯洛把自我实现看作是人发展的最高境界,或者说是人生追求的最高境界。

(二)需要层次理论的主要内容

马斯洛认为人的需要是所有行为的根本动力,而各种需要之间有先后顺序和高低层次之分,每一层次需要的满足,将决定个体人格发展的境界和程度。所以,他提出了"需要层次论",把人的需要分为五个层次,即生理需要、安全需要、爱和归属需要、尊重需要、自我实现需要(图 2-2)。

1. **生理需要(physiological need)** 是维持人类自身生存和种系发展的需要,是人的需要中最基本、最强烈、最具有优势的一种,包括食物、水、空气、性等。生理需要是唯一能够完全满足甚至过分满足的需要。生理需要具有重复性,人吃饱以后还会再饿,爱和尊重等较高层次的需要一旦得到相对满足,人就保持着满足感。

2. 安全需要（safety need） 生理需要得到满足或基本满足后,就会出现安全需要。安全需要是对生命财产的安全、秩序、稳定,以及免遭痛苦、威胁或疾病等的需要。这种需要得不到满足,人就会感到焦虑和恐惧。安全需要表现为人人都希望摆脱失业的威胁,解除对年老、生病、职业的危害、意外事故等的担心,以及希望摆脱严厉的监督和避免不公正的待遇等。安全需要与生理需要都属于较低水平的需要。

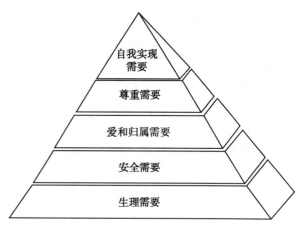

图 2-2　马斯洛的需要层次理论

3. 爱和归属需要（love and belongingness need） 在生理需要和安全需要基本得到满足后,爱和归属需要便成为激发行为的动力,是个体要求与其他人建立感情的联系或关系,如结交朋友、追求爱情、参加一个团体并在其中获得某种地位等,从而使自己不至于感到孤独。与成人相比,儿童的爱和归属需要更直接,毫不掩饰。成人则善于掩饰和伪装。在孤芳自赏、愤世嫉俗、淡漠无情的假象背后,往往隐藏着强烈的希望得到别人爱戴和赞许的需要。

4. 尊重需要（self-esteem need） 当爱和归属需要基本上得到满足时,便产生尊重需要。尊重需要是希望有稳定的地位,得到他人高度评价,受到他人尊重并尊重他人的需要。马斯洛将尊重需要分为两个不同的水平——荣誉和自尊。荣誉是一个人对个人声望、被赏识程度或者对别人心目中如何看待自己的名望的看法;而自尊则是一个人对自己的价值和信心的感受。自尊不是建立在别人的看法上的,它建立在真正的能力上。

5. 自我实现需要（self-actualization need） 是希望最大限度地发挥自己的潜能,不断完善自己,完成与自己能力相称的一切事情,实现自己理想的需要。对于多数人而言,自我实现需要是人们追求奋斗的目标,只有少数人才能达到真正的自我实现。

在心理学上,需要层次理论是解释人格的重要理论,也是解释动机的重要理论。当然,该理论也引起了很多争论,许多人从不同的角度批评马斯洛的观点,或者提出了自己的需要层次学说,但马斯洛的观点仍然是广为流传且影响最大的一种。

二、罗杰斯的自我形成理论

1. 自我概念与价值条件 自我概念（self concept）是罗杰斯心理学理论中的一块主要的奠基石,是个体关于自己各方面的印象,包括个体意识中知觉到的所有关于他的存在和他的经验方面的东西,是一个人对他自己的知觉认识。

罗杰斯认为,刚出生的婴儿没有自我的概念,他们在出生后,在与他人和环境的相互作用下,开始慢慢学会了区分“我”与“非我”。当婴儿的部分经验成为他私有的经验,即在婴儿的知觉阈中,那些感觉起来能被自己控制的一部分客体或经验,才被认为是自我的一部分。当最初的自我概念形成之后,人的自我实现趋向开始被激活。

在自我实现这一动力的驱动下,儿童在环境中尝试进行各种活动并积累了大量的经验。通过机体自动的估价过程,有些经验会使他感到满足、愉快,有些则相反。满足、愉快的经验会使儿童寻求保持、再现,不愉快的经验则促使儿童回避。在儿童寻求积极经验的过程中,有一种是受到他人的关怀而产生的体验,还有一种是受到他人的尊重而产生的体验,但他人的尊重和关怀是有条件的,这些条件体现着父母和社会的价值观,罗杰斯称之为“价值条件”。

儿童不断通过自己的行为体验到这些价值条件,不自觉地将其内化为自我的一部分。渐渐地,儿童被迫放弃按自身机体评价过程去评价经验,而改用内化了的社会价值规范去评价经验,导致儿童的自我和经验之间发生异化。

当经验与自我之间发生冲突时,个体就会感到自我受到威胁而产生焦虑、烦躁等自我失调的表现。这种自我失调乃是人类适应不良的根源。罗杰斯的以人为中心疗法的目标就是将原本不属于自己的、经内化而成的自我部分去掉,找回属于自己的情感和行为模式,只有这样才能充分发挥个人的潜能,成为一个健康完善的人。

2. 人本主义理论与以人为中心疗法　以往的心理学理论往往过于强调心理上的"问题",而人本主义则关注人性的积极方面,第一次将人的本性与价值提到心理学研究的首位。人本主义的出现,为人们提供了一种全新的观点。一些研究者受此影响,开始把注意力转向创造性、快乐及心身健康问题,奠定了当代积极心理学研究的基础。

以人本主义理论为基础发展起来的以人为中心疗法,即以来访者为中心,重视来访者的人格尊严。该疗法认为,每个人都生来具有自我实现的趋向,当由社会价值观内化而成的价值观与原来的自我有冲突时便引起焦虑,个体为了减轻焦虑不得不采取心理防御,这就限制了个体对其思想和情感的自由表达,削弱了个体自我实现的能力,使个体的心理处于不健康的状态。在心理治疗中,只要给来访者提供自然的、和谐的、自由的心理氛围,来访者就会摆脱自我概念不一致带来的困扰,修复受损的自我实现的潜力,重新走上自我实现、自我完善的道路,成为一个健康的人。

人本主义心理学的影响并不仅限于心理治疗领域,由于它解决的是人们生活中都会面临的问题——如何发挥个人潜能、寻找生活的意义和幸福,因此,它在管理、传播、教育等领域也有广泛的应用。

人本主义心理学的兴起对西方心理学的发展产生了不可估量的影响。它促使行为主义重新思考人在心理学中的地位,推动了新精神分析加强个体主观体验和自我心理学的研究。但由于它过于强调人性中生物因素的自然主义倾向,缺乏实证检验与支持而受到批评。

第四节　其他理论

一、认知理论

认知心理学(cognitive psychology)不同于传统的心理学派,它的理论不是由某人独创的,而是在多种因素的影响下逐渐形成的。它反映了现代心理学取消门户之见,从实用的角度出发,取各家之长的趋势。所以有人说认知心理学的出现是现代心理学的一种新运动和新方向。

认知心理学起源于20世纪50年代中期,是以心理信息加工过程为研究核心,在格式塔心理学(Gestalt psychology)的基础上吸收了当代信息论、系统论、控制论以及计算机技术等新兴学科知识而产生的。认知心理学从20世纪60年代开始得到迅速发展,它以其新的理论观点和丰富的实验成果极大地影响了心理学的理论体系,成为现代占主导地位的心理学潮流。

认知(cognition)一词是指收集知识和了解世界的过程。认知心理学有双重含义,广义地说它包括对记忆、理解、想象、思考等意识现象的研究与认识。所以,凡是用"认知过程"来解释行为的人都是认知论者。因此,它可以涵盖结构主义心理学、格式塔心理学及现代的信息加工心理学。而狭义的认知心理学则是指信息加工心理学(information processing psychology),也就是只限于解释信息的获得、储存与加工处理的过程。

认知心理学认为,人的情绪、情感、动机和行为决定于认知活动,由此发展起来的"认知疗法"是认知心理学在临床方面的运用。它将病人的不良情绪和行为看成是不良认知和不良思维方式的结果。不良认知是指歪曲的、不合理的、消极的信念或思想,它们往往会导致情绪障碍和适应不良,治疗的目的是通过改变人的认识活动来矫正不良的行为。与心理治疗有关的认知理论主要有埃利斯（Ellis）的 ABC 理论和贝克（Beck）的情绪障碍认知理论。

（一）埃利斯的观点

20 世纪 50 年代美国心理学家埃利斯提出了情绪的 ABC 理论，创立了合理情绪疗法（rational emotive therapy，RET）。埃利斯认为，人的情绪困扰并非由环境刺激事件引起，而是由人对事件的信念造成。所以，信念对于个人的情绪和行为起决定作用，由此提出了著名的 ABC 理论。其中，A 指与情绪有关的诱发事件（activating events）；B 指人对诱发事件所形成的信念（beliefs），也称非理性信念，是个体在遇到诱发事件之后，对该事件的想法、解释和评价；C 指个人对诱发事件所产生的情绪和行为结果（consequences）。通常人们认为是 A 直接引起 C，而事实并非如此，在 A 与 C 之间存在中介 B。

ABC 理论认为，非理性信念是情绪或行为障碍产生的重要因素。有些人常常只根据想象而不是根据事实行事。他们的不正确的信念和非理性的东西可以从别人那里学会，并通过自我暗示及自我重复不断地强化，最后形成了各种功能障碍。

常见的非理性（不合理）信念的主要特征有：

1. 绝对化要求 是指个体以自己的意愿为出发点，认为某一事物必定会发生或不会发生的信念。这种特征通常是与"必须"和"应该"这类词联系在一起，如"我必须获得成功""别人必须友好地对待我"等。

2. 过分概括化 是一种以偏概全的不合理的思维方式，其典型特征是以某一件或某几件事来评价自身或他人的整体价值，它常常把"有时""某些"过分概括化为"总是""所有"等。例如某件事没做好，个体就认为自己"一无是处、毫无价值"。

3. 糟糕至极 将事物的可能后果想象、推论到非常可怕、非常糟糕甚至是灾难性的预期的一种非理性观念。例如有的人得了癌症就断定这"意味着死亡"。

合理情绪疗法治疗实践的核心是通过改变来访者的想法和观念（B），来改变、控制其情绪和行为结果（C），其中所使用的重要方法是对不合理信念加以驳斥或辩论（disputing irrational beliefs，D），使之转变为合理的观念，最终达到新的情绪和行为的治疗效果（new emotive and behavioral effects，E）。由此，埃利斯的 ABC 理论发展成了治疗情绪障碍的 ABCDE 模型。

（二）贝克的观点

贝克提出的情绪障碍认知理论认为，人的情绪障碍"不一定都是由神秘、不可抗拒的力量所产生的，相反，它可以从平常的事件中产生"。例如，错误的学习、依据片面的或不正确的信息作出错误的推论，以及不能妥善地区分现实与理想之间的差别等。因此，每个人的情感和行为在很大程度上是由其自身认知的外部世界、处世方式或方法决定的。也就是说，一个人的思想决定了他的内心体验和反应。

贝克认为常见的认知歪曲有以下五种形式：

1. 任意推断 在证据缺乏或不充分时便草率地作出结论。

2. 选择概括 根据个别的细节而不考虑其他情况便对整个事件作出结论。

3. 过度引申 在单一事件的基础上作出关于能力、操作或价值的普遍性结论。

4. 夸大或缩小 对客观事件的意义作出歪曲的评价。

5. "全或无"思维 要么全对，要么全错，把生活看成非黑即白的单色世界，没有中间色。

贝克认为改变功能失调的情绪和行为最直接的方式就是修改不正确的和功能失调的思维，即指导求助者发现歪曲的和功能失调的认知，并学会区别想法和现实中发生的事件，认识到认知对情绪和行为的影响。在此基础上，贝克提出了相应的认知治疗技术。

认知心理学是一种富有特色的心理学理论。虽然它还处于发展的初期阶段，有许多不成熟的地方,但是它提出的研究心理活动内部机制的方向无疑具有历史意义,因而成为当今世界占主导地位的心理学思潮。在认知理论基础上发展起来的认知疗法,已成为重要的心理治疗技术之一。但是,与其他心理学理论一样,认知理论也有其局限性,它不能解释所有的心理和行为现象,也不能解决所有的心理行为问题。

二、心理生理理论

心理生理学认为,心理因素对人类健康和疾病发生的影响,必须通过生理活动作为中介机制。心理生理学重点研究各种心理活动的生理机制,尤其是心身关系、心身交互影响等,代表了心理学及疾病研究中的生理学研究方向,许多生理学家、心理学家的研究成果为心理生理学的发展奠定了基础。

20 世纪 20 年代,美国生理学家坎农(Cannon)提出了情绪的丘脑假说。该理论认为,情绪的控制中枢在丘脑,丘脑一方面传送情绪冲动至大脑皮层产生情绪体验,另一方面通过自主神经系统影响外周心血管活动和内脏功能,故长期不良的情绪反应可导致躯体疾病的发生。另外,他还提出了应急反应的概念和机体内平衡理论,即当个体处于恐慌、饥饿等紧急状态时会引起肾上腺皮质激素的分泌,同时通过交感、副交感神经的协调调节使机体保持内环境的平衡。

与此同时,巴甫洛夫等人通过长期的实验研究,提出了高级神经活动学说和皮层内脏相关学说,认为环境刺激、语言、文字、心理活动都可成为条件刺激物,通过条件反射影响体内每一器官的活动,进而产生神经症和心身疾病。

20 世纪 30 年代,生理学家塞里(Selye)提出了著名的应激适应机制学说,认为应激是机体对各种有害刺激进行抵御时产生的一种非特异性反应,称为一般适应综合征(general adaptation syndrome,GAS)。塞里将应激反应分成了三个阶段:

(1)**警戒期(唤醒期)**:机体对刺激做好应激的准备,肾上腺皮质激素大量分泌,警觉性提高,机体的生理、心理功能唤醒,准备对抗应激源的刺激。如果此时应激源消失,机体可以恢复到正常,如果应激源不消失或者强度增加,就会进入下一个阶段。

(2)**抵抗期**:在这一时期机体充分调动各种生理和心理功能,对抗应激源的刺激。如果应激源强度较弱或者很快消失,机体可以恢复到正常水平,但是如果应激源强度很大或持续时间过长,就会进入衰竭期。

(3)**衰竭期**:机体经过持久抗衡后,力量已衰竭,机体就会表现出适应不良的情况,从而导致心身疾病。

1977 年,恩格尔指出,人对不同性质的心理应激所产生的生理反应主要分两大类:面临危险、威胁时,或面临愤怒、焦虑、恐惧时,主要通过交感-肾上腺髓质系统、脑内上行激活系统活化等,引起心血管反应、血糖升高、血压升高,称为"或战或逃反应";而在抑郁、悲观、无望、无助时,则活化垂体-肾上腺轴,通过副交感神经系统引起肠道分泌活动亢进、支气管痉挛、免疫力降低等,称为"保守-退缩反应"。"或战或逃反应"的持续存在是产生冠心病、高血压、心肌梗死、脑卒中、糖尿病和脑血管病的原因之一,而"保守-退缩反应"则是心脏猝死、溃疡病、恶性肿瘤、哮喘、类风湿关节炎、某些皮肤病的病因之一。

知识拓展

后现代主义心理学

后现代主义心理学是后现代主义与心理学结合的产物,是20世纪90年代在西方兴起的一种新的思潮。后现代主义心理学思想直接渊源于社会心理学、人本主义心理学,是人本主义心理学发展的继续。

后现代主义心理学的主要内容和研究思路:①反对机械论和实证主义,提倡经验论和相对主义。②轻视低级心理的研究,重视高级心理的研究,强调心理学应尽快与伦理学、艺术和社会学接轨。③反对还原论、简约论和拟畜性,提倡整体论和从文化历史的角度来研究人的心理。

后现代主义心理学因为强调语言、对话和主观性,在心理治疗的领域得到了发展和应用。后现代主义心理学最具有影响力的两种疗法是叙事疗法和焦点解决疗法。

本章小结

不同理论流派对人性的认识及其心理病理观是本章的重点,本章的难点是如何正确地理解、恰当地评价不同流派的观点,并将相关知识运用到对人性的认识和对人的心理和行为的理解上。

精神分析理论强调潜意识的作用,重视人格不同部分之间的动态平衡对健康的影响,强调本能是推动人格发展的动力。行为学习理论重视环境对人的心理和行为的制约作用。人本主义理论主张需要是人格发展的动力,无条件的积极关注是儿童健康成长的条件。认知理论认为个体对刺激的认知评价是决定情绪和行为的关键因素。心理生理理论认为心理因素对人类健康和疾病发生的影响必须通过生理活动作为中介机制。

(焦颗玲)

思考题

1. 简述精神分析学派的主要观点。
2. 解释马斯洛的需要层次理论。
3. 简述 ABC 理论的主要内容,并用该理论解释人类的行为。

ER 2-6

练习题

第三章 | 心理学基础知识

教学课件　　　思维导图

学习目标

1. 掌握记忆、思维、想象、注意、情绪、人格、动机、能力、气质、性格的概念;感知觉的基本特性;记忆的基本过程;遗忘规律;思维的过程和影响问题解决的心理因素;注意的品质;情绪情感的分类、功能和作用;意志的品质;能力发展的一般趋势和个体差异。

2. 熟悉瞬时记忆、短时记忆和长时记忆的特点;记忆的品质;思维的分类;意志行动的特征;动机冲突的类型;能力的分类;气质的特点、类型以及气质对人的实践意义。

3. 了解感觉、知觉、记忆、注意、需要的分类;性格的特征和类型。

4. 学会运用心理现象的相关概念、心理活动的发生、发展规律,分析日常生活和临床实践中的心理现象,从而为掌握病人的心理状况奠定基础。

5. 具备临床思维;树立整体医学观,学会与不同人格特点的个体交往并尊重他们。

情境导入

李某,男性,23岁,大三学生,自负清高,冷漠孤僻多疑,不苟言笑,不善交际,与他人的关系很差。开始,他本身不愿求助心理医生,也拒绝承认自己在心理方面存在问题,后来在同学和老师的耐心说服下,他前往心理咨询中心求助。他自认为成绩很好,别人嫉妒自己;对班集体活动有逆反心理,认为班主任的想法大多是错的。他对班主任和同学,甚至父母,都抱着怀疑的态度,常常对别人存有戒心,总是认为他人对自己不怀好意,看不惯时就顶嘴或发脾气。

请思考:

1. 李某为什么会表现出上述行为?

2. 培养健康人格对人生有多重要?

思路解析

个体心理是指个体在特定的社会组织中所表现的心理现象和行为规律。心理现象普遍存在,是宇宙中最复杂的现象之一。心理现象(心理活动)概括起来可以分为心理过程与人格两个方面(图 3-1)。

认知过程、情绪情感过程和意志过程统称为心理过程。心理过程是心理学研究对象的一部分,

心理现象
(心理活动)
- 心理过程
  - 认知过程(感觉、知觉、记忆、想象、思维、注意)
  - 情绪情感过程
  - 意志过程
- 人格
  - 人格倾向性(需要、动机、兴趣、理想、信念、世界观等)
  - 人格心理特征(能力、气质、性格)
  - 自我意识(自我认知、自我体验、自我调控)

图 3-1　心理现象结构图

是人的心理活动的共性部分。

心理过程具体到每个个体身上表现各不相同，形成了心理学研究内容的另一方面，即一个人不同于另外一些人的人格。人格包括人格倾向性、人格心理特征和自我意识。

心理学既研究人类心理活动的共同性（心理过程），又研究个体心理活动的差异性（人格），心理过程和人格密切联系。

第一节　认知过程

认知过程是人对客观世界的认知和察觉，是人脑对客观事物的反映和对感知到的、变化着的信息进行加工的过程；是人的最基本的心理过程，包括感觉、知觉、记忆、思维、想象、注意等心理活动。

一、感觉

（一）概述

1. 概念　感觉（sensation）是人脑对直接作用于人的感觉器官的客观事物的个别属性的反映。当客观事物直接作用于感受器，人体各种感受器能够区别出它的各种属性，从而使大脑产生了对这些事物个别属性的反映。例如，将一个苹果放在人们面前，人们通过眼睛可以看到苹果的颜色、形状，通过鼻子可以闻到苹果的气味，通过舌头可以尝到苹果的甜味，通过手（皮肤）可以触摸到苹果的硬度和光滑程度等，其中颜色、形状、气味、甜味、硬度、光滑程度等就是苹果的个别属性，而通过眼睛、鼻子、舌头、手（皮肤）的反映就产生了视觉、嗅觉、肤觉等不同的感觉。通过感觉人们不仅可以认识和了解外界事物，而且还可以了解机体的自身状态，如身体的平衡、疼痛、饥饿等。

2. 意义　感觉只能反映事物的个别属性，不能反映事物的整体，它是最简单、最基本的认知活动，是人们认识客观世界的开端，是人们与客观事物保持接触的关键。一切较高级、较复杂的心理现象都是在感觉的基础上产生的，如果没有了感觉，就不能进行正常的认知活动，也就无法形成正常的心理功能。

（二）分类

根据产生感觉的刺激来源，将感觉分为外部感觉和内部感觉。

1. 外部感觉　是指外部感受器接受外部刺激而产生的感觉，包括视觉、听觉、嗅觉、味觉、肤觉（包括痛觉、温度觉和触觉）等。

2. 内部感觉　是指内部感受器接受机体内部刺激而产生的感觉，包括运动觉、平衡觉、机体觉（或称内脏感觉）。

（三）感受性及其变化规律

1. 感受性与感觉阈限　感受性是指感觉器官对适宜刺激的感觉能力。衡量感受性高低的刺激量称为感觉阈限。感受性与感觉阈限成反比关系，即感觉阈限小则感受性高；反之，感觉阈限大则感受性低。每一种感觉，都有两种类型的感受性和感觉阈限。

（1）**绝对感受性和绝对感觉阈限**：感觉器官能觉察出最小刺激量的能力称为绝对感受性，刚刚能引起人们感觉的最小刺激量称为绝对感觉阈限。

（2）**差别感受性和差别感觉阈限**：感觉器官能觉察出不同刺激物之间的最小差异量的能力，叫差别感受性；刚刚能引起差别感觉的刺激物之间的最小差异量，就叫差别感觉阈限。

绝对感受性与绝对感觉阈限、差别感受性和差别感觉阈限同样成反比关系。

2. 感觉的特性

（1）**感觉的适应**：是指感觉器官在刺激物的持续作用下使得感受性发生变化的现象。适应可使感受性提高或降低。例如，将手放入一盆凉水中，开始觉得很凉，慢慢就不觉得那么凉了，这是皮肤温度觉的适应。适应现象具有重要的生物学意义,人类生存的环境总会发生变化,适应机制使人能够在变化的环境中比较容易地进行精细的分析,从而作出较准确的反应。

（2）**感觉的对比**：是指感觉器官在不同刺激物作用下使得感受性发生强度或性质上变化的现象。对比分为同时对比和继时对比,不同刺激同时作用于同一感受器时产生了同时对比（图 3-2）;不同刺激先后作用于感受器时产生了继时对比,例如先吃苦药后再喝水,会觉得水都很甘甜。通过对比增强了感觉间的差别,对感知不同事物起重要作用。

（3）**感觉的相互作用**：是指不同的感觉因相互影响而产生了感受性的变化。例如食物的凉热会影响它的味道;强烈的噪声刺激可使牙痛得更厉害,但在牙科手术中音乐与噪声的适当结合则可以镇痛;视觉变换可以破坏平衡觉,使人眩晕或呕吐。不同感觉相互作用的一般规律为弱刺激可提高其他感觉的感受性,强刺激则会降低其他感觉的感受性。

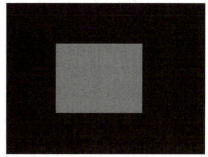

图 3-2　同时对比

（4）**联觉**：是一种感觉兼有另一种感觉的心理现象。联觉有很多种表现,其中最明显的是颜色觉产生的联觉。例如,红色、橙色和黄色类似太阳和火焰的颜色,往往使人产生温暖的感觉,因而被称暖色调;蓝色、青色和绿色类似蓝天、大海或森林的颜色,往往使人感到凉爽,被称为冷色调。在生活中,人们常说"甜蜜的声音""沉重的乐曲"等,都是联觉现象。

（5）**感觉后象**：当刺激停止后,感觉并不立即消失,还能保持一定时间的感觉形象称为感觉后象。视觉、听觉都有这种现象。例如,注视明亮的电脑屏幕 30 秒,然后再看暗处,仍然可以看到亮着的屏幕形象,这就是视觉后象。

（6）**感觉的补偿与发展**：在某个感受器官受损后、社会实践活动的影响下,其他感受器官的感受性大大提高的现象称为感觉的补偿。例如盲人视觉缺失,但在生活实践中练就了高度发达的听觉、嗅觉和触觉。感觉的发展是指感受性在长期的社会实践和有意训练下可以大大地得到提高并达到常人不能达到的水平。例如音乐家有高度精确的听觉,调味师有敏感的味觉和嗅觉等。

二、知觉

（一）概念

知觉（perception）是指人脑对直接作用于感觉器官的客观事物整体属性的反映。例如,当人感觉到苹果的颜色、滋味、香气、硬度、大小和形状等,会在对苹果的各种感觉的基础上构成对"苹果"的整体映像,这就是对苹果的知觉。

感觉和知觉都是客观事物直接作用于人的感觉器官而产生的,感觉反映的是事物的个别属性,知觉反映的是事物的整体属性。感觉仅依赖于个别感觉器官的活动,而知觉不仅依赖于多种感觉器官的联合活动,还依赖于知觉者本身的特点,如知识经验、心理状态等,可见,知觉比感觉复杂。感觉是知觉的基础,没有感觉,也就没有知觉。感觉到事物的个别属性越多、越丰富,知觉的事物就越正确、越完整。但事物的整体属性和个别属性是不可分割的,在认识事物时,各种感觉器官会同时活动。因此,人们常常把感觉和知觉联系在一起统称感知觉,反映事物时叫作感知事物。

（二）分类

根据知觉所反映事物的特性分为三类。

1. 时间知觉　人脑对客观事物运动变化的延续性和顺序性的反映,形成对时间的估量和分辨、对时间的确认和预测。例如,认识昼夜的交替、月亮的盈亏、季节的变化等,还可能以人体内部的各种节律性变化活动现象为依据,形成所谓的"生物钟"。

2. 空间知觉 人脑对物体的形状、大小、深度、方位等特性的反映,形成形状知觉、大小知觉、深度知觉和方位知觉等。

3. 运动知觉 人脑对物体在空间上位置移动及其速度的反映,包括真动知觉、诱动知觉、似动知觉和自主运动。

(三) 基本特性

1. 知觉的整体性 当客观事物的个别属性作用于人的感觉器官时,人们能够根据已有的知识和经验将其知觉为一个整体,这就是知觉的整体性(图3-3)。知觉的整体性依赖于知觉对象本身的特点,如空间或时间上的接近,大小、形状和颜色上的相似,图形的连接、对称等特点。另外,人的知识经验也会影响知觉的整体性。

2. 知觉的选择性 当多种客观事物同时作用于人的感觉通道时,人的感觉器官不能同时对所有的刺激都产生反应,而只是对其中的少数刺激物加以反映。这种对外来信息进行选择并作进一步加工的特性称为知觉的选择性。人们在知觉客观世界时,总是有选择地将少数事物当成知觉的对象,而其他事物就变成了背景,以便于人们更清晰地感知特定的事物对象。当人们的注意指向某一事物时,这一事物就成为知觉的对象,而其他的事物便成为知觉的背景;当注意从一个对象转向另一个对象时,原来的对象则成为背景,而原来的背景便成为知觉的对象,知觉的对象与背景不仅相互转换,而且相互依赖(图3-4)。

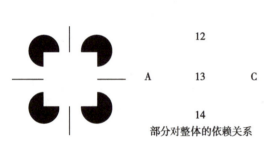

12

A　　13　　C

14

部分对整体的依赖关系

图 3-3　主观轮廓(知觉的整体性)

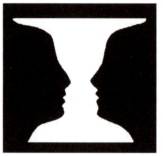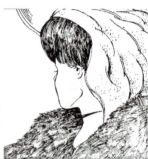

图 3-4　两可图(知觉的选择性)

3. 知觉的理解性 是指人在知觉过程中不是被动地反映知觉的对象,而是主动地用已有的知识经验对知觉对象作出某种解释,使其具有一定的意义(图3-5)。知觉的理解性与人的知识经验密切相关。例如,同一张X线片,医生能从其中发现病灶处,而外行人只能看到一片模糊。

4. 知觉的恒常性 是指当知觉的条件在一定范围内发生变化时,其知觉对象的映像仍保持相对稳定不变(图3-6)。

知觉的恒常性在视知觉中表现得最为明显。例如,看同一个人时,由于距离远近不同投在视网膜上的视像大小相差很大,但人们总是认为他的高矮没有什么改变,这是大小恒常性;不论坐在教室的哪个座位上,人们都觉得教室的房门是长方形的,不会因它在视网膜上成像的不同而认为它是菱形或梯形的,这是形状恒常性;不论是在中午的强光下或是傍晚的暗淡光线下,人们总感知到煤炭是黑的,粉笔是白的,颜色知觉不会因光照的不同而改变,这是颜色恒常性。

知觉的恒常性在人的生活实践中具有重大意义,它能使人在不同情况下按照事物的实际面貌去认识事物。如果知觉不具有恒常性,人就难以适应瞬息万变的外界环境。

(四) 错觉

错觉是对客观事物的不正确的知觉。视错觉在错觉中表现得最明显(图3-7)。除了视错觉之外,常见的还有形重错觉。例如1kg铁和1kg棉花的质量是相等的,但人们用手分别提起它们时,总觉得

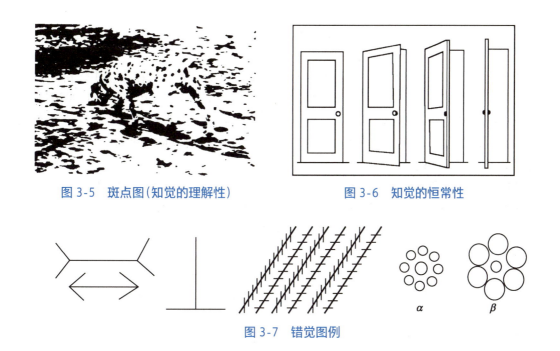

图 3-5　斑点图（知觉的理解性）　　　　图 3-6　知觉的恒常性

图 3-7　错觉图例

铁比棉花要重一些。错觉还包括方位错觉。例如人们新到一个不熟悉的地方时，往往会搞错方向；飞行员在海面飞行时因海天一色，有可能产生倒飞错觉，若没有仪表的帮助则有可能发生险情。

三、记忆

（一）概念

记忆（memory）是过去的经验在人脑中的反映。人们感知过的事物、思考过的问题、体验过的情绪、从事过的活动，都不同程度地被保留在头脑中，在一定条件下能够恢复，这就是记忆。从信息加工的观点看，记忆是人脑对外界输入的信息进行编码、储存和提取的过程。

记忆是一切学习活动的基本条件，没有记忆就无法进行学习。离开记忆，人类复杂的心理活动不复存在，知识经验无法积累，人的人格心理特征、心理品质、聪明才智也不能很好地发展，甚至人的独立的社会生活也难以维持。

（二）分类

1. 根据记忆的内容分类

（1）**形象记忆**：是以感知过的事物形象为内容的记忆。例如，熟人的面容、吃过的苹果的味道、母校的建筑物等，这些在头脑中留下的事物形象，就是形象记忆。

（2）**逻辑记忆**：是以概念、判断、推理等逻辑思维过程为内容的记忆。例如，人们对某种概念、公式、定理、规律、法则的记忆就是逻辑记忆。

（3）**情绪记忆**：是以体验过的某种情绪或情感为内容的记忆。例如，人们对快乐、悲伤、愤怒、恐惧、热爱、憎恨等体验的记忆就是情绪记忆。

（4）**运动记忆**：即以操作过的动作或运动为内容的记忆。例如，人们身上所形成的技能、技巧、行为习惯动作等，都是动作记忆。

2. 根据记忆内容保持时间的长短分类　见图 3-8。

（1）**瞬时记忆**：当刺激停止后，感觉信息有一个非常短暂的停留，这就是瞬时记忆。

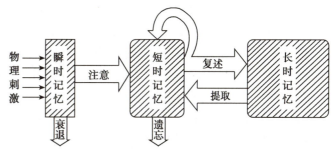

图 3-8　瞬时记忆、短时记忆和长时记忆的关系

其特点为信息保持时间短,为 0.25~2 秒;信息形象鲜明,存储容量大,但容易消失。如果这些感觉信息进一步受到注意,则进入短时记忆。

（2）短时记忆:是瞬时记忆和长时记忆的中间阶段。其特点为信息在头脑中保持的时间一般不超过 1 分钟,信息存储容量有限,记忆广度为 7 ± 2 个组块,信息经过复述可进入长时记忆。

（3）长时记忆:信息贮存在 1 分钟以上直至许多年甚至保持终身的记忆。它的信息来源是对短时记忆内容的加工、复述。其特点是信息保持时间长,接受的刺激是各种各样的,信息存储容量很大,主要根据意义进行编码。

3．根据记忆时空关系的方式分类　图尔文（Tulving）将长时记忆分为两类。

（1）情景记忆:指人们根据时空关系对某个事件的记忆。这种记忆是与个人亲身的经历分不开的,如人们对自己参加某次聚会的记忆,对游览某个景点的记忆。由于该记忆受一定的时间、空间的限制,信息的储存容易受到各种因素的干扰,因而不够稳定。

（2）语义记忆:指人们对一般知识和规律的记忆,与特殊的地点、时间无关,如人们对符号、公式、定理等的记忆。这种记忆受规则、知识、概念和词的制约,较少受外界因素的干扰,因而比较稳定。

4．根据记忆获得的方式分类　安德森（Anderson）根据记忆获得的方式以及提取时是否需要意识的参与,将记忆分为两种。

（1）陈述性记忆:指对有关事实和事件的记忆。它可以通过语言传授而一次性获得。它的提取往往需要意识的参与,如人们对日常生活常识的记忆。

（2）程序性记忆:指如何做事情的记忆,包括对知觉技能、认知技能和运动技能的记忆。在利用这类记忆时往往不需要意识的参与。例如,一项运动技能在形成前动作要领的学习是陈述性记忆,在形成后的操作动作是程序性记忆。

（三）基本过程

记忆的基本过程包括识记、保持、再现（再认和回忆）三个基本环节。从信息论的观点来看,记忆就是对输入信息的编码、储存和提取的过程。

1. 识记（memorizing）　是识别和记住事物的信息,从而积累知识经验的过程。它是记忆的初始环节。

（1）**根据有无预定目的、是否需要意志努力,可以将识记分为有意识记和无意识记**:有意识记是指事先有预定的目的,并运用一定的方法,必要时,需要付出一定意志努力的识记。在实际生活中,为了掌握系统的科学知识和技能,必须依靠有意识记。无意识记是指事先没有预定的目的,也不用任何有助于识记方法的识记。例如偶然感知过的事物、阅读过的小说、在一定情况下体验过的情绪等,在当时并没有一定的目的想记住它,然而却记住了,这种识记就是无意识记。无意识记在人们的生活、学习、工作中具有一定的作用。人们的许多知识经验,特别是日常生活经验,大多是通过无意识记获得的。

（2）**根据识记材料的性质和对识记材料理解的程度,可以将识记分为机械识记和意义识记**:机械识记是指依照识记材料的外部联系,通过机械反复而进行的识记。意义识记是指依照识记材料本身所具有的内在联系,通过理解而进行的识记。意义识记的基本条件是理解,在进行意义识记时,记忆者运用已有的知识经验,积极进行思维,在弄清识记材料的意义及其内在联系的前提下,从而把它记住。机械识记有助于识记材料的精确化,意义识记有助于识记材料的系统化。在实际生活中,这两种识记是相辅相成、必不可少的。

2. 保持（retention）　是把知识经验储存在头脑中,即对信息储存、巩固的过程。保持是记忆过程的中心环节,没有保持就无所谓记忆。保持不仅是巩固识记所必需的,而且是实现再认和回忆的重要保证。

3. 再现(reproduction) 是指从头脑中提取信息的过程,分为再认和回忆。识记过的事物再度出现时,能把它辨认出来的过程称为再认。过去经历过的事物不在眼前而是在头脑中重现的过程称为回忆。再认是记忆的初级表现,回忆是记忆的高级表现。一般来说,能再认的事物,不一定能回忆;而能回忆的事物,则一定能再认。例如在考试时,选择题和判断题主要是通过再认解答,名词解释、填空题和问答题等主要是通过回忆来解答。

(四)遗忘

1. 概念 遗忘(forgetting)是指对识记过的材料在一定的条件下,不能再认与回忆或是错误地再认与回忆的现象。

2. 分类 遗忘可分为暂时性遗忘与永久性遗忘。暂时性遗忘是指长时记忆的遗忘,它是由于长时记忆的内容受干扰而暂时不能被提取,但在适宜条件下,记忆的内容还可能恢复起来。永久性遗忘是短时记忆的遗忘,它是由于短时记忆的材料未经复述,没有转入长时记忆便消退所致的遗忘。

3. 遗忘的规律、特点以及抵制遗忘的方法

(1)**遗忘的规律**:心理学家艾宾豪斯(Ebbinghaus)对遗忘现象作了系统研究。研究结果表明,遗忘的发展进程是不均匀的,在识记的最初阶段遗忘得很快,后来逐渐缓慢,到了相当的时间便稳定在一个水平上,几乎不再有更多的遗忘。也就是说,遗忘的发展是先快后慢的。证明这一规律的曲线被称为"艾宾豪斯遗忘曲线"(图3-9)。

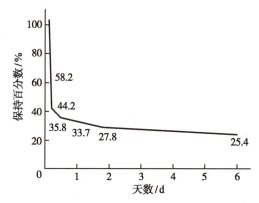

时间间隔	记忆量
刚刚记忆完毕	100%
20min之后	58.2%
1h之后	44.2%
8~9h之后	35.8%
1d之后	33.7%
2d之后	27.8%
6d之后	25.4%
一个月之后	21.1%

图 3-9 艾宾豪斯遗忘曲线图

(2)**遗忘的特点**:①未经重复和复习的内容容易遗忘。②抽象材料比具体材料更易遗忘,无意义材料比有意义材料容易遗忘。③前摄抑制和倒摄抑制对遗忘有重要影响,前摄抑制是指先学习的材料对后学习材料的影响,倒摄抑制是指后学习的材料对先学习材料的影响。④遗忘与人的情绪、需要、动机、兴趣等心理因素有关。

(3)**抵制遗忘的方法**:为了更好地抵制遗忘,人们总结了一些方法。

首先,应进行牢固的识记。要具有明确的识记目的和任务、积极的识记态度,以及掌握合理的识记方法(如一次识记的数量如何,是否在理解的基础上进行识记等)。

其次,要组织有效的复习。①及时复习:按照遗忘先快后慢的规律,应在识记后及早复习。②合理分配复习的时间:连续进行的复习称为集中复习,复习与复习之间间隔一定的时间称为分散复习。③反复阅读与试图回忆相结合:其效果比单纯反复阅读的效果高,当阅读和回忆交替进行时,学习者可以看到学习的效果,这样能提高学习者的积极性,同时在回忆过程中能及时发现错误和问题,有利于及时纠正。④复习过程多样化:复习时不仅要进行积极思维和反复识记,而且要动员视觉、听觉、运动觉等多种感官参与复习过程,这种联系多个感觉通道的复习比单独运用一种感觉通道的复习效果好。

再次,学习者个人的因素(如学习动机、情绪、生理状态等)对遗忘也有很大影响。譬如学习者是否具有强烈的学习动机、情绪紧张或稳定、身体是否有病痛等,对记忆或遗忘的影响不能忽视。

(五)记忆的品质

人们通常以记忆品质来衡量记忆力的优劣。

1. 记忆的敏捷性 指记忆的速度和效率特征。

2. 记忆的持久性 指记忆在头脑中保持时间的长短,是记忆的保持特征。

3. 记忆的准确性 指记忆内容正确与否,是记忆的精确特征。医护工作细致烦琐、复杂多样,如果记忆的准确性不高就容易出差错。因此,记忆的高准确性是医务人员的一个重要品质。

4. 记忆的准备性 指对记忆信息的提取能力,是记忆的提取和应用特征。一个记忆准备性好的人,能在需要时迅速、灵活地提取储存在头脑里的信息,并加以运用。例如,医务人员在抢救病人时能迅速找到所需的药品或器械。

四、思维

(一)概念及特征

1. 概念 思维(thinking)是人脑对客观事物间接、概括的反映。思维和感知觉、记忆一样都是人对客观现实的反映,但它是认识过程的高级阶段,人类通过思维能够获得对事物的本质属性、内在联系和发展规律的认识。

2. 特征 间接性和概括性是思维的两大特征。间接性指人脑对客观事物的反映不是直接的,而是通过其他事物或已有的经验为媒介来认识客观事物的。例如,医务人员通过病人的体温、脉搏、血压、面容等可了解病人身体内部脏器的活动状态,这就是间接反映。概括性是指在感知的基础上认识一类事物共同的、本质的特征。例如,在临床上说到"内镜"一词,会想到喉镜、胃镜、肠镜等各式各样的内镜,各种内镜虽然有各自的外形和特点,但它们共同的本质特征就是可插入人体体腔和脏器内腔进行直接观察、诊断、治疗的医用检测仪器,这就是概括得出的结论。一切科学的概念、定义、定律、定理都是思维概括的结果。

(二)分类

1. 根据思维的方式或凭借物的不同分类

(1)**直观动作思维**:以实际动作来解决问题的思维。例如,修理机器要依靠实际操作来解决。3岁前幼儿的思维活动离不开触摸和摆弄物体的活动,其思维方式主要靠直观动作来解决问题。

(2)**具体形象思维**:凭借事物的具体形象解决问题的思维。例如,护士在布置新病房之前,思考着病床怎么摆放、床头柜放在哪里,会在头脑中出现各种物品安排的形象。文学家、艺术家、设计师则更多地依赖具体形象思维。学龄前儿童游戏活动中的角色扮演、情境设想就属于这一类思维。

(3)**抽象逻辑思维**:以抽象的概念、判断、推理的形式解决问题的思维。例如,人们运用符号、定理、定律来演算题目。医生诊断疾病、护士运用护理程序、学生学习科学文化知识等都需要运用逻辑思维。个体思维的发展经历着从动作思维、形象思维到抽象逻辑思维的过程。逻辑思维是人类思维的核心形态,其发展较晚,青年期以后才比较发达。

成人往往将上述三种思维相互联系起来解决问题,但某一种思维会占优势。

2. 根据思维探索答案的指向性分类

(1)**聚合思维**:指把问题提供的各种信息聚合起来得出一个正确的作为最好的答案。这是一种有方向、有范围和有条理的思维方式。例如,医生在给病人看病时,根据病人的各种症状、体征以及实验室检查的结果作出正确的诊断。

(2)**发散思维**:指解决一个问题时,沿着各种不同的方向去进行积极思考,找出两个以上可能的答案、解决方法或结论。例如,学生做练习题时一题多解;医生在治疗疾病时考虑采用药物、手术或中西医结合等方法;护士为了给病人降温,使用冰袋、乙醇擦浴、灌肠等方法。发散思维的能力与创造力密切相关。

3. 根据思维的主动性和创造性分类

(1)**习惯性思维**:又称常规思维,指运用已有的知识经验,按照现成的方案和程序解决问题的思维活动。例如,护士发现病人体温过高,给予物理降温;护士接到骨折病人会让他卧于硬板床。这种思维的创造水平低,不需对原有的知识经验进行明显的改动。

(2)**创造性思维**:指根据已有的知识经验,提出某些新颖的、前所未有的方案和程序,创造出具有社会价值或新颖成果的思维活动。创造性思维是多种思维的综合表现,同时还要结合想象才可能实现,是智力高度发展的体现。创造性思维具有敏捷性、流畅性、独创性、洞察性等特征。

（三）思维的操作

人类的思维活动是复杂的心智操作过程,一般通过以下操作加以完成:

1. 分析与综合　分析是人脑把客观事物的整体分解为各个组成部分及个别属性。例如说起外科炎症,人们会想到毛囊炎、乳腺炎、皮炎等,这就是分析;临床上把人的感觉系统分解为眼、耳、鼻、舌等,这也是分析的过程。

综合是人脑将组成事物的各个部分、个别属性组合为整体的过程。例如一个长期卧床的病人,其受压部位出现红、肿、热、触痛,护士便可以作出压力性损伤形成的初步结论。分析与综合是思维过程的基本部分,只有分析与综合相统一,思维才会全面而深刻。

2. 比较与分类　比较是对事物的各个组成部分或各个属性进行对比,从而确定出它们之间的关系或者异同,是更为复杂的分析与综合的思维操作过程。有比较、鉴别,才能认识和区分事物的本质,从而得到正确、全面、深刻的认识。例如在学习中药鉴别时,要对两种药材的色泽、形态等进行区别鉴定,这是比较的过程。

在比较的基础上确定事物的共同点和不同点,并根据这些特点把事物划分为不同的种类,是分类的过程。例如,心理学研究的对象纷繁多样,可把各种心理现象进行不同的分类,划分出心理过程和人格等不同的心理现象,这就是根据不同的特点把事物划分为不同的种类,是分类的操作过程。

3. 抽象与概括　抽象是指人脑对事物的本质和非本质进行区别,并抽取事物本质属性而舍去非本质属性的过程。概括是指对抽象出来的事物的本质属性加以综合的过程。例如,严重腹水的病人一般都有移动性浊音,这是医生对"严重腹水"和"移动性浊音"之间规律的认识并概括出的结论。又如,医院里用来诊疗的器械很多,如各种内镜、监护仪、治疗仪等,尽管其具体用途各不相同,但都有一个共同的特征——用于诊疗的工具或器械。抓住了这一本质特征,就可将这些工具或器械统称为医疗器械,这便是抽象。

4. 系统化与具体化　在概括的基础上,把同类事物分门别类称为系统化。例如生物学的界、门、纲、目、科、属、种,就是系统化的结果。

具体化则是将事物的一般原理、定律、规律应用到具体事物上的过程。例如以举例和图解去说明原理,就是具体化;遇到抽象的概念不好理解,而通过事例来说明概念,也是具体化的表现。

（四）解决问题的思维过程及影响因素

解决问题是一种有目的、复杂的思维活动,包含一系列的思维过程。

1. 解决问题的思维过程

(1)**提出问题**:发现和提出问题是解决问题的开端。例如,护士对新入院的病人进行入院评估就是为了发现和提出问题。人类的一切活动都存在着各种问题,不断地发现和提出问题,是个体思维发展的需要,也是人类社会生活发展的需要。

（2）**明确问题**：在日常生活中发现的问题，起初往往是混乱的、不系统的、不明确的。人们有时只知道有问题，却不清楚问题是怎么发生的、发生在何处。通过分析和明确问题，使思维活动具有明确的方向性，才能更快地找到问题解决的方法。

（3）**提出假设**：解决问题的关键是找出解决的方案，提出假设就是提出解决问题的方案。假设的提出依赖于许多条件，已有的知识经验、直观的感性形象、尝试性的实际操作、言语表达和重述、创造性的构想等，这些条件都对假设的提出有重要影响。

（4）**检验假设**：只有通过实践检验才能判断提出的假设是否正确。检验假设的方法有两类：一是直接检验，即用实际操作（如实验或实践方法）去检验假设；另一类是间接检验，即通过思维操作（如分析、综合、判断、比较等）去检验假设。如果假设是错误的，则要重新审查材料，提出新的假设。

2.影响问题解决的心理因素

（1）**情绪状态**：个体在怎样的情绪状态下进行解决问题的思维，对思维效果有着直接的影响。一般说来，积极的情绪有利于活跃思维和解决问题，消极的情绪则不利于思维活动和问题的解决。

（2）**动机强度**：动机是解决问题的内部动力。动机强度会对问题的解决产生不同的影响。在一般情况下，中等强度的动机最有利于问题的解决，动机过强或过弱都会降低问题解决的效率。

> **知识拓展**
>
> #### 耶克斯-多德森定律
>
> 心理学家耶克斯（Yerkes）和多德森（Dodson）在1908年的研究表明，各种活动都存在最佳的动机水平。动机不足或过分强烈都会使工作效率下降。研究发现，动机的最佳水平随任务性质的不同而不同。在较容易的任务中，工作效率随动机的提高而上升；随着任务难度的增加，动机的最佳水平有逐渐下降的趋势，即在难度较大的任务中，较低的动机水平有利于任务的完成。这就是耶克斯-多德森定律。
>
> 研究还发现，动机强度与工作效率之间的关系不是线性的，而是倒U形的曲线关系，说明中等强度的动机最有利于任务的完成。也就是说，动机强度处于中等水平时，工作效率最高，一旦动机强度超过了中等水平，对行为反而会产生一定的阻碍作用。

（3）**迁移**：是指已获得的知识经验对解决新问题所产生的影响。迁移分为正迁移和负迁移。正迁移是指已获得的知识经验对解决新问题起促进作用。负迁移是指已获得的知识经验对解决新问题产生干扰或阻碍作用。

（4）**定势**：是由先前活动所形成的并影响后继活动的一种心理准备状态。定势有时有助于思维活动和问题的解决，有时则妨碍思维活动和问题的解决。

（5）**功能固着**：是指个体在解决问题时往往只看到某种事物的通常功能，而看不到其他可能具有的功能，是长期以来在日常生活中所形成的对某种事物的功能或用途的固定看法。例如，说到衣服的功能，人们通常只是想到它能保暖和装扮，其实它还可以灭火、遮阳、包裹东西。

> **知识拓展**
>
> #### 杜克的试验
>
> 心理学家杜克曾通过试验来验证功能固着对解决问题的影响。试验材料包括一个开口的纸盒、图钉、一盒火柴、一支蜡烛。受试者要解决的问题是如何使蜡烛像壁灯一样固定在墙上。将受试者分为两组，对一组提供材料时，将图钉、火柴与蜡烛分别装在盒里，目的是使其原有的

功能受到限制;对另一组提供材料时,则将材料都散放在桌面上,目的是使其脱离"装盒"的心理限制。试验结果发现,虽然两组受试者都能将问题解决,但第一组受试者用了较长的时间,说明功能固着对解决问题的效果有一定影响。

此外,原型启发、知觉情境等也是影响问题解决的心理因素。

(五)思维的品质

1. 广阔性 是指在思维过程中,全面地考虑问题,既看到事物的整体,又看到其中的各个细节和各个部分;既看到矛盾的普遍性,又看到矛盾的特殊性。相反,思维狭窄的人,"只见树木,不见森林"。例如,思维广阔性好的医生,在确定诊断时,不会只局限于病人生理方面的反应。

2. 深刻性 是指在思维过程中,善于透过问题的现象而深入问题的本质,善于揭露事物产生的原因,看问题总能"入木三分",掌握事物发展的规律,预见事物的发展趋势。相反,认识停留在事物的表面现象和外部联系上,就是思维的肤浅和片面性。

3. 灵活性 是指根据环境的变化,机智灵活地考虑问题、应对变化。反之,就是思维的固执性和刻板性。

4. 敏捷性 是指在思维过程中,能迅速地发现问题并及时解决问题。敏捷性一方面是指思维活动迅速,在短时间内就能获得正确的思维结果;另一方面是指在解决问题时,一旦发现效果不佳则能及时寻求新的途径,善于根据事物的发展变化机智地解决问题。在抢救危重病人时,非常需要医生思维的敏捷性。

5. 独立性 是指在思维过程中,对任何问题都善于独立思考、发现问题、分析问题,能提出自己的见解,并独立地解决问题,这是创造性思维的基本品质之一。相反,人云亦云、自以为是都是不良的思维品质。例如,出诊医生在外出急救时常常需要独立地作出决策。

6. 批判性 是指善于冷静地考虑问题,不轻信、不迷信权威,能有主见地分析、评价事物,不易被暗示所左右。

7. 逻辑性 是指在思维过程中,具有严密的逻辑思维能力。在解决问题时,思路连贯,条理清楚,层次分明,概念准确,判断有据,论据有理。相反,思维混乱、条理不清、无层次是缺乏逻辑的表现。思维的逻辑性能够帮助医生从复杂的资料中理出头绪,作出正确的诊断。

五、想象

(一)概念

想象(imagination)是人脑对已有的表象进行加工改造而形成新形象的过程。想象是在表象的基础上形成的。表象是曾经感知过的事物在大脑中留下的印象。想象的基本特点是形象性、新颖性和创造性。想象是高级的认识活动,作家的文学创作、科学家的发明创造等都需要运用想象,想象与创新密切联系,有想象才有可能创新。当然,任何想象都不是凭空产生的,一切想象和创新都来自生活。

(二)分类

根据想象有无目的分为无意想象和有意想象。

1. 无意想象 是指没有预定目的、不由自主的想象。例如看到天上的云彩,就引起人的无限遐思,这是无意想象。梦是无意想象的结果。

2. 有意想象 是指有一定目的、自觉进行的想象。例如科学家的革新设计、文学家的创作思考都是有意想象的结果。根据想象内容的新颖性和独特性,有意想象又分为再造想象和创造想象。

(1)再造想象:是根据语词描述或图形示意而展开的想象。例如医学生在学习解剖时通过教材的配图想象实体的情况。

（2）**创造想象**：是不依赖现有的语词描述或图形示意而独立创造出新形象的过程。例如新仪器的设计、文学艺术创造都是创造想象的结果。

六、注意

（一）概念及特点

注意（attention）是人的心理活动对一定对象的指向和集中。指向性和集中性是注意的两个特点。指向性是指心理活动不能同时朝向所有对象，而是有选择、有方向地朝向特定对象。例如学生上课时只注意听老师讲课，不去关心教室里发生的其他事情。集中性是指心理活动倾注于选择对象的稳定和深入程度。例如学生上课时的心理活动不仅离开一切与听课无关的事物，而且抑制一切有碍于听课的活动，也就是"全神贯注"。注意不是独立的心理过程，而是伴随在认知过程的其他心理活动中。

（二）分类

根据有无目的和是否需要意志努力将注意分为三种。

1. 无意注意　也称不随意注意，是指没有预定目的、也不需要意志努力的注意。无意注意不受人的意识控制，主要是由周围环境的变化引起的。另外，人们自身的主观状态，如需要、兴趣、情绪、态度以及对事物所持的期待等，都影响着人们的无意注意。

2. 有意注意　也称随意注意，是指有预定目的、需要意志努力的注意。它受人的意识自觉调节和支配，并与心理活动的任务、目的性及意识水平有关。例如学生听课、科技人员从事科学研究时，排除干扰并把注意力集中保持在这些活动上就是有意注意。

3. 有意后注意　是指有预定目的，但不需要意志努力而产生的注意。它是在有意注意的基础上发展起来的。例如熟练地阅读、打字、开车等活动中的注意状态都是有意后注意。有意后注意的关键是要对活动本身产生直接兴趣。

（三）注意的品质

注意的品质包括注意的广度、注意的稳定性、注意的分配和注意的转移。

1. 注意的广度　又称注意的范围，是指在单位时间内注意到事物的数量。在 0.1 秒内成人能注意到 4~6 个孤立的物体，而儿童只能注意到 2~3 个。注意的广度受知觉特点的影响，如知觉对象越集中，排列越有规律，越能成为相互联系的整体，注意的范围也就越大。另外，个体的知识经验、活动任务、情绪与兴趣状态也影响注意的广度。扩大注意的广度，可以提高学习和工作的效率。

2. 注意的稳定性　是指注意长时间地保持在某一对象或某种活动上，这是注意的时间特性。注意的稳定性取决于事物的性质和主体的状态，对感兴趣的事物注意的稳定性就强。同时注意的稳定性也与意志力有关。实际上，人的注意是很难长时间保持固定不变的，在注意的稳定性中经常包含着注意的起伏现象。注视图 3-10，会觉得中间的方框时而凸出，像个方形的漏斗；时而凹进，像个空荡荡的房间。这种注意强弱程度的周期性变化就叫注意的起伏。

3. 注意的分配　是指注意在同一时间内指向两种或两种以上的活动或对象的特性。这是注意在效率方面的特性。例如学生边听课边记笔记，秘书边看文稿边打字，医生边倾听病人诉说病情边对病人进行观察或体格检查等。注意分配的基本条件是熟练，只有熟练，才可能"一心二用"，才能提高工作效率。注意的分配能力是可以通过训练提高的，对驾驶员、飞行员、教师的工作都是十分需要的。

4. 注意的转移　是指有目的地根据任务主动地把注意力从一个对象转移到另一个对象上，或由一种活动转移到另一种

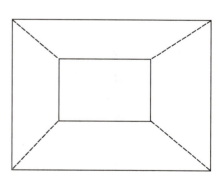

图 3-10　注意的起伏现象

活动上去。一般地说,注意转移的快慢和难易,取决于原来注意的稳定程度、引起注意转移的新事物性质、主体的兴趣和神经活动的灵活性。与注意的稳定性和注意的转移相反的心理状态是注意的分散,它是由无关刺激的干扰或由单调刺激长期作用所引起的,注意的转移为正常品质,而注意的分散为不良品质。

第二节　情绪情感过程

一、情绪情感概述

(一) 概念

人们对于周围的事物、他人和自己的行为常抱着不同的态度,有着不同的体验。一些现象令人愉快,一些现象令人悲哀,一些现象使人愤怒,一些现象使人恐惧。快乐、愤怒、悲哀、恐惧等都是常见的情绪情感体验。因此,情绪(emotion)和情感(affection)是人对客观事物是否满足自己的需要而产生的态度和体验。

(二) 联系与区别

情绪和情感是同一心理过程的两个方面,两者既有联系又有区别。

1. 联系　情绪和情感是同一类心理过程,因而存在密切的联系。一方面,情感离不开情绪,稳定的情感是在情绪的基础上形成的,同时又通过情绪反应得以表达,离开情绪的情感是不存在的;另一方面,情绪也离不开情感,情绪的变化往往反映内在的情感,在情绪发生的过程中常常包含着情感,因此,情绪和情感是不可分割的。

2. 区别

(1) **从需要的角度看**:情绪是与机体的生理需要相联系的,如人们对水、空气、运动等的需要,所产生的是较低级的、较简单的体验;而情感是与人的社会需要相联系的,如道德感、理智感等所引起的高级、复杂的体验。

(2) **从发生的角度看**:情绪是人和动物都具备的,它带有本能的特点,发生的时间早;而情感则是人类独有的心理现象,是个体在社会生活中逐渐发展起来的,发生得较晚。

(3) **从反映的角度看**:情绪带有情境性、激动性和暂时性的特点,往往随着情境的改变而改变;而情感则具有较大的稳定性、深刻性和持久性,是人对事物稳定态度的反映。

(4) **从外部表现看**:情绪较为强烈,冲动性较大,具有明显的外部表现;而情感一般比较微弱,冲动性较小,外部表现不明显(表 3-1)。

表 3-1　情绪和情感的区别

情绪	情感
与生理需要相关联	与社会需要相关联
发生早,人与动物都有	发生晚,人类独有
具有外显性、情境性、激动性、暂时性	具有内隐性、稳定性、深刻性、持久性

二、情绪情感的分类

(一) 情绪的分类

1. 按情绪的内容分类

(1) **基本情绪(也称原始情绪)**:是人和动物所共有的,是先天形成、不学而能的。一般认为快乐、愤怒、悲哀、恐惧是基本情绪的四种形式。

（2）**复合情绪**：是在基本情绪的基础上，并在社会情境中经过自我认识评价而形成的多种复杂情绪。例如由愤怒、厌恶和轻蔑组合起来的复合情绪可形成为敌意，由恐惧、内疚、痛苦、愤怒组合起来的复合情绪是典型的焦虑。

2. 按情绪的状态分类　根据情绪发生的强弱程度和持续时间的长短可分为三种状态。

（1）**心境（mood）**：是一种微弱、持久、弥漫性的情绪状态。所谓弥漫性，是指心境并不是对某一特定事物的情绪体验，而是某种特定情绪发生后并不会马上消失，会持续保留一段时间，少则几天，多则几周、几年。

心境对人的学习工作和健康有很大的影响。良好的心境能促进个体积极性的发挥，有助于提高工作和学习效率，促进良好意志品质的培养，并且有益于心身健康；消极的心境使人意志消沉，降低人的活动效率，妨碍工作和学习，有害于心身健康。因此，要善于调节和控制心境，保持良好的情绪状态。

（2）**激情（intensive emotion）**：是一种强烈、短暂、爆发式的情绪状态。例如暴怒、恐惧、绝望、狂喜等都属于这种情绪体验。在激情状态下，机体往往伴有明显的生理和外部变化，如心跳加快、血压升高、呼吸急促等。

适度的激情对活动效率有益，过度激情对健康极为有害，它不仅能致病，也能致死。因此，要善于调节、控制情绪，以免激情过度。

（3）**应激（stress）**：是出乎意料的紧急情况所引起的急速而高度紧张的情绪状态。应激状态下，机体的激活水平高涨，人的肌张力、血压、心率、内分泌系统、呼吸系统发生明显变化。身体各部分功能的改变，使得个体发生不同的心理和行为变化。

在一般情况下，适度的应激能使机体保持一定的紧张度，使个体精力旺盛，思维活跃，动作敏捷，急中生智，摆脱困境，化险为夷。而持续强烈的应激会导致人们注意的广度缩小，思维迟钝，动作紊乱，应对问题的能力大大地减弱。

（二）情感的分类

情感是情绪的高级形式，常见的形式有三种。

1. 道德感（moral feeling）　是人们运用一定的道德标准评价自身或他人言行时所产生的态度体验。如果自己的言行符合道德标准，就会产生幸福感、自豪感和欣慰感；反之则会感到不安、内疚、自责。同样，当他人的言行符合道德标准时，人们便产生满意和肯定的态度，如尊重、敬佩、赞赏等；当他人的言行不符合道德标准时，人们便产生不满和否定的态度，如厌恶、反感、鄙视、憎恨等。道德感和道德认识、道德行为紧密相连，是品德结构的组成要素。道德感对人的言行有巨大的推动、控制和调节作用，是一种重要的自我监督力量。

2. 理智感（rational feeling）　是个体在智力活动过程中所产生的情感体验。例如，人们在探索新事物时的好奇心和求知欲；对矛盾事物的质疑感和惊讶感；判断证据不足时的不安感；问题解决时的喜悦感和快慰感；对科学的热爱，对真理的追求；对偏见、迷信和谬误的痛恨等，都属于理智感。理智感在人的智力活动中起着极为重要的作用，它是推动人们认识事物的动力，也是推动人们探索、追求真理的强大动力。

3. 美感（aesthetic feeling）　是根据一定的审美标准评价现实生活中美的客观事物而产生的情感体验。美丽的自然现象如桂林山水等引起人们的自然美感；美好的社会现象如纯朴善良、见义勇为等引起人们的社会美感；美妙的艺术作品如绘画、音乐、文学等引起人们的艺术美感。美感与道德感有密切关系，对美与丑的评价鉴赏能使人产生美感，而对善恶的评价也能引起人的审美和体验。美感是人们欣赏美、展示美与创造美的动力。

三、情绪情感的作用

情绪情感在人的心理活动和社会实践中具有重要的功能和作用。

(一) 情绪情感的功能

1. 信号功能　情绪情感是人对客观事物的体验,这种体验往往会通过表情、动作表达出来,在人与人之间传递信息、沟通思想,特别是在言语不通的情况下,双方凭借表情也可以互相了解,达到交往的目的,这就是情绪情感的信号功能。

2. 感染功能　人的情绪情感具有感染性。人们之间感情的沟通正是源于情绪情感的易感性功能。文学、艺术等无一不是以情感人、以情动人、以情育人。

3. 调节功能　情绪情感可以调节人的生理状态和心理状态,帮助人适应不断变化着的环境。例如,外出郊游偶遇野兽威胁而产生恐惧时,机体会进入警觉状态,并调整和动员能量,随时作好应对野兽攻击的准备,这就使郊游的人们有效地适应野外环境的变化,防御可能遭到的危险和不测。情绪情感在一定程度上调节着人们的工作、学习和生活。

(二) 情绪情感的意义

1. 情绪情感影响人的智力活动和工作效率　情绪情感具有两极性,一般来说,在积极的情绪情感状态下,人的感知力活跃、注意力集中、记忆力增强、思维敏捷、想象丰富,人的活动能力提高,人的体力和精力更充实、工作效率会提高;而消极的情绪情感会扰乱人的认知活动,抑制人的智力,降低人的体力和活力,进而影响工作效率。

2. 情绪情感是人的行为动力系统之一　如果人们对所要从事的活动是饱含喜欢、热爱的情绪,那么这种情绪就可成为促进个体从事该活动的动力。愉快、持久的情绪情感能使人的大脑及整个神经系统处于良好的活动状态,可以驱动人从事活动,激发人的潜能,有力地促进人的行动并提高行动的效率。而不良的心境、强烈的激情和应激状态下,情绪情感则可能阻碍人的行为。

3. 情绪情感影响人的社会交往和人际关系　从心理学角度而言,人的社会交往和人际关系的维系首先凭借语言工具,但情绪情感的作用不亚于语言。通过情绪情感能增进人与人的互相了解和彼此的共鸣,能以十分微妙的表情、动作传递交往的信息。有时,人们的内心体验难以用言语描述,但可以通过非言语的情绪情感以及各式各样的表情而得以表达。在积极的情绪情感状态中,人的交往能产生愉快的体验,增强彼此的自尊与自信,促进理解与信任,提升相互认同感和忠诚度,对人际关系的进一步发展起到促进作用。

4. 情绪情感影响人的心身健康　情绪情感伴有明显的生理反应,直接关系到心身健康,所有的心理活动都与情绪情感密切相关,因而人们将情绪情感看成是心身联系的桥梁和纽带。积极的情绪情感如乐观、开朗、关爱、友善等有利于维持人的生理和心理功能;负性情绪情感如焦虑、抑郁、冷漠、仇恨等常常会损害人正常的生理功能和心理反应,严重时可导致心身障碍。临床医学充分认识到情绪情感对人的健康和疾病的重要作用,情绪情感影响着神经系统、内分泌系统和免疫系统的功能,能导致个体的生理变化及病理改变。心身医学也证明了在各类心身疾病的发生、发展过程中,情绪情感是其中的重要因素之一。因此,要培养积极的情绪情感以维护和促进人的心身健康。

四、情绪情感的机体变化和外部表现

情绪情感发生时,通常会引起有机体本身的一系列变化,这些变化表现为内部的生理变化和外部的表情变化。

(一) 生理变化

1. 呼吸系统的变化　人在不同的情绪状态下,呼吸的频率、深浅等都会发生变化。人在惊恐时,呼吸会暂时中断;人在狂喜或悲痛时,呼吸会发生痉挛现象。

2. 循环系统的变化　人在不同的情绪状态下,血液循环系统的变化也是很明显的。人在平静状态下心跳正常,血管舒张;人在愤怒、恐惧时心跳加速,血管收缩,血压升高。

3. 内外分泌腺体的变化　人在不同的情绪状态下,内外分泌腺体会发生相应的变化。焦虑不安者血液中的肾上腺素增多,愤怒者血液中的去甲肾上腺素增多。人在悲伤时往往会流泪,人在恐惧、紧张时手心会出冷汗等。

4. 脑电波的变化　人在不同的情绪状态下,脑电波波形会呈现不同的变化。人在安静闭目时,脑电波呈 α 波;在紧张、焦虑的状态下,脑电波会出现高频率、低振幅的 β 波;在睡意蒙眬时,脑电波变成 θ 波;在进入深睡眠时则变成则低频率、高振幅的 δ 波。

(二) 表情变化

情绪情感在机体的外部表现称为表情,包括面部表情、身段表情和言语表情。

1. 面部表情　是情绪在面部肌肉上的表现。人的眼睛是最善于传情的。例如,高兴时"眉开眼笑",忧愁时"双眉紧锁",气愤时"怒目而视",惊恐时"目瞪口呆"等。人口部肌肉的变化也是表现情绪的重要线索。例如,憎恨时"咬牙切齿",紧张时"张口结舌",哭泣时口角向下弯。整个面部肌肉的协调活动能显示出人类丰富的情绪状态。

2. 身段表情　是情绪在身体动作上的表现。人在不同的情绪状态下身体姿势会发生不同的变化。例如,得意时"摇头晃脑",紧张时"坐立不安",悔恨时"捶胸顿足",骄傲时"趾高气扬"。在身段表情中,手势最为重要。例如,着急时"摩拳擦掌",惊慌时"手足无措",鼓掌表示欢迎,握手表示友好,挥手表示告别。手势和语言一起使用更富有表现力。

3. 言语表情　是情绪在语言的音调、速度和节奏等方面的表现。言语不仅是交流思想的工具,也是表达情感信息的手段。例如,喜悦时语言的音调高昂,速度较快;悲哀时语言的音调低沉,速度缓慢。

第三节　意志过程

人在反映客观世界的过程中,不仅接受内外刺激的作用,产生认识和情绪情感,而且还采取行动,反作用于客观世界。根据对客观世界的认识,人先在头脑中确定行动的目的,然后根据目的来支配自己的行动,并力求实现此目的,这种心理过程就是意志过程。意志对人类生活具有重要意义,人们所从事的各种社会实践活动都需要一定的意志努力。

一、概念及意义

意志(will)是指自觉地确定目的,并根据目的来支配、调节自己的行动,克服各种困难,以实现预定目的的心理过程。

人的意志是在人类认识世界和改造世界的需要中产生的,是在人类不断地追求目标和达到目标的过程中得以发展的。人类通过自觉的、有目的的活动去改造世界,并使自然界为人类服务。研究发现,一些在事业上有突出成就的人,他们取得成就的决定因素不仅在于智力的高低,而且在于意志的强弱。

二、意志行动的基本特征

意志是通过外在行为而表现出来的,由意志支配的行动称为意志行动。意志行动具有以下基本特征:

1. 具有自觉的目的性　人在行动之前,其活动的结果已经作为行动的目的存在于人的大脑之中,人根据这个目的去选择方法、安排步骤、管理进度等。此外,人还可以根据预先确定的目的来评价自己的行为结果。可见，人的行动是有目的的自觉行动。

2. 以随意运动为基础 人的各种行动或动作可分为随意运动和不随意运动两种。不随意运动是指不受意识支配的、自发的运动，主要是指由自主神经支配的内脏运动，如咳嗽、打喷嚏、吞咽口水等。随意运动是指受到意识调节和支配的、具有一定目的性的运动。除自发的不随意运动外，人类众多的行动，如学习、工作、交往等大量行动都是随意运动。

3. 与克服困难相联系 人的意志行动除了有目的性和以随意运动为基础之外，还表现为与克服困难相联系，只有克服困难才能实现预定的目的。只有那些与克服困难相联系而产生的行动，才是意志行动，克服困难、战胜困难的过程就是意志行动的过程，人的意志力也就在不断克服困难的意志行动中表现出来。

三、意志行动的心理过程

意志是对行动的积极能动的调节过程，它具有发生、发展和完成的过程。意志行动的心理过程一般包括准备阶段和执行阶段。

（一）准备阶段

意志行动的准备阶段是对行动和手段作出决定，这是意志行动过程中人脑积极活动的过程，包括在思想上权衡行动的动机、确定行动的目标、选择行动的方法并作出行动的决定。

1. 行动目标的确立 行动目标是意志活动中采取决定阶段的首要环节，是意志行动的前提。人们的有意识行为，都是在某种目标的支配下进行的。例如，准备开设一门新课、完成某项科研课题、学习一个新的操作技能等，这些都是活动的目标，即活动所希望得到的结果。为了实现这些目标，人们积极地查阅国内外学术资料，进行实验设计，或者仔细观摩别人的操作等。

在意志行为中，目标的社会意义和人对目标的自觉程度对意志行动有重要的意义。目标的社会意义有大有小，人对目标的自觉程度有高有低。一般来说，目标越明确，对目标的自觉程度越高，目标的社会意义、价值越大，它对行为的支配和调节作用也就越大。

2. 方法选择和计划制订 行动方法的选择是采取决定阶段十分关键的环节，具有可行性意义。在选择行动方法时，要围绕目标，制订出实现目标的配套部署；在实现行动目的的时间上，应该有先有后；在行动的力量上，应该有轻重缓急；必须选准意志行动的突破口。在选择行动方法时，还应当考虑最优化原则，用最简单的方法取得行动的最好效果。

确立目标、方法选择和计划制订是相互联系、相互制约、相互渗透的。选定合理、有效的行动方法之后，意志行动便会进入下一个阶段。

（二）执行阶段

执行阶段是执行所采取的决定、完成意志行动计划，这是意志行动的关键阶段，是达到预定目的的重要阶段。

1. 执行计划 在执行计划的过程中，必然会遇到许多困难。因而，能否勇敢地同困难作斗争，能否有效地排除内部和外部困难，成为执行决定的关键。

2. 修正计划 执行计划的坚定性，并不意味着机械、刻板地行动，在执行计划过程中要实事求是，根据具体情况调整计划。一方面应坚持预定的目标和计划好的行为程序，另一方面应制止那些不利于达到目标的行为。在这个阶段，个体常常要反复修改行动的方案，包括审定自己的目标，检查行动的方法和手段（坚持正确的，抛弃错误的）。这些与人的自我调节能力的发展有密切联系。

四、意志的品质

人的意志是由诸多因素构成的，衡量和评价人的意志力一般以其意志的品质为依据。

1. 自觉性 意志的自觉性（或称自主性）是指个体自觉地确定行动目的，并独立自主地采取决定和执行决定,使行动达到既定目的。自觉性是意志水平高低的首要标准,它反映了一个人在活动中坚定的立场和始终如一的追求目标。具有自觉性的人在思想和行动上表现为既有原则性又不失灵活性,使自己的行动服从目的。在行动中不会轻易受到外界影响而改变计划,也不会拒绝他人有益的意见和建议。

与自觉性相反的是独断、盲目和易受暗示性。独断的人表面上看似乎是独立地采取决定、执行决定,但主要是从主观出发,一意孤行,拒绝他人的正确劝告,实际上是很盲目的行动。易受暗示性表现为没有明确的行动方向,缺乏坚定的信心和决心,容易受别人的影响而轻易改变或放弃自己的决定,易被别人的思想和行为所左右,是缺乏自主性的表现。

2. **果断性**　意志的果断性是指善于明辨是非、抓住时机、迅速而合理地采取决定并实现决定的意志品质,它反映了一个人行动中的决策速度和深度。

与果断性相反的意志品质是优柔寡断和草率冒失。优柔寡断是指在决策时表现出犹豫不决、顾虑重重等;草率冒失表现为对任何事情都不假思索,不考虑行为的后果,单凭冲动而冒失行事。这两种表现都是与意志的果断性相背离的。

3. **坚韧性**　意志的坚韧性是指对行动目的的坚持性,能在行动中保持恒心和毅力,百折不挠地克服困难,实现预定目的的意志品质。

与坚韧性相反的意志品质是动摇性和顽固执拗。动摇性表现为虽有行动的目的,但经常虎头蛇尾,半途而废或见异思迁。顽固执拗一般表现为只承认自己的意见或论据,不能正视现实,经常固执己见、我行我素,是不良的意志品质。

4. **自制力(性)**　意志的自制力(性)是指在意志行动中能够自觉、灵活地控制自己的情绪,约束自己言语和动作的意志品质,在行动中表现出较强的忍耐性,坚持执行既定的目标和计划。

与自制力相反的意志品质是任性、冲动和怯懦。任性、冲动表现为不能控制自己的情绪,对自己的行为和言语的约束能力较差,不能律己,甚至产生违反纪律的行为。怯懦表现为行动时畏缩不前,惊慌失措,容易受到外界的干扰,害怕做决定,无法将决定贯彻到底。

第四节　人格及其倾向性

人格(personality)也称个性,现代心理学一般把个性定义为一个人的整体精神面貌,即在一定社会条件下形成、具有一定倾向、比较稳定的心理特征的总和。人格是个复杂的心理现象,它包括人格倾向性、人格心理特征和自我意识。研究人格,对于加强自我修养、处理好人际关系和做好心身保健,具有积极的现实意义。

一、需要

(一) 概念

需要(need)是个体和社会的客观需求在人脑中的反映,它通常以意向、愿望和目的的形式表现出来,与人的活动紧密相连,是人的活动的基本动力。

(二) 分类

1. 按需要的起源不同分为生理需要和社会需要　生理需要是对饮食、睡眠、休息、性、排泄等的需要,它们是维持机体生存和延续种族所必需的。社会需要是对交往、劳动、求知、道德、尊重、审美等的需要,它们是后天习得的,是人类在社会历史过程中产生的高级需要。

2. 按需要的对象不同分为物质需要和精神需要　物质需要是人类生存的基础,是对空气、阳光、水、物品、书籍等的需要。物质需要既包括生理需要,也包括社会需要。精神需要是人类特有的需要,如交际的需要、创造的需要、艺术的需要、美和道德的需要。

(三)需要层次理论

请参阅第二章第三节。

二、动机

(一)概念

动机(motive)是指引起和维持个体活动,并使活动朝向某一目标的内部动力。人们常说,行为之后必有原因,这里所说的原因就是动机。

(二)功能

动机是在需要的基础上产生的,它对人的行为活动具有引发功能、指引功能、激励功能。

1. 引发功能 动机能激发一个人产生某种行为,对行为起着始动作用。例如,一个学生想要掌握电脑的操作技术,他就会在这个动机驱动下产生相应的行为。

2. 指引功能 动机不仅能唤起行为,而且能使行为具有稳定和完整的内容,使人趋向一定的志向。动机是引导行为的指示器,使个体行为具有明显的选择性。例如,一个学生确立了为从事某个工作的学习动机,其头脑中所具有的这种表象可以使他力求注意所学的东西,为完成所确立的志向而不懈努力。

3. 激励功能 动机能使个体的行为维持一定的时间,对行为起着继动的作用。当活动指向于个体所追求的目标时,相应的动机便获得强化,这种活动就会持续下去;相反,当活动背离个体所追求的目标时,就会降低活动的积极性或使活动完全停止下来。需要强调的是,将活动的结果与个体原定的目标进行对照,是实现动机激励功能的重要条件。

(三)分类

1. 根据动机的起源分类 分为生理动机和社会动机。生理动机是人生来就有的动机,具有先天性,以有机体的生理需要为基础,如饥饿、干渴、睡眠等动机。社会动机是后天习得的,起源于社会需要,如交往动机、学习动机、成就动机等。

2. 根据动机的引发原因分类 分为内在动机和外部动机。内在动机是由活动本身产生的快乐和满足所引起的。内在动机强度大,持续时间长。外在动机是由活动的外部因素引起的,持续时间短,往往带有一定的强制性。这两种动机缺一不可,必须将它们结合起来才能对个人的行为产生更大的推动作用。

3. 根据动机在活动中所起的作用分类 分为主导性动机与辅助性动机。主导性动机是指在活动中所起作用较为强烈、稳定、处于支配地位的动机。辅助性动机是指在活动中所起作用较弱、不稳定、处于辅助性地位的动机。只有主导性动机与辅助性动机较为一致时,活动动力才会增强。

4. 根据动机的性质和社会价值分类 分为高尚动机和庸俗动机。高尚动机是以国家和人民的利益为出发点。庸俗动机是以损人利己、自私自利为出发点。这两种动机发生的冲突是原则性的动机斗争,必须慎重对待。

5. 根据动机行为与目标远近的关系分类 分为近景动机和远景动机。近景动机是指与近期目标相联系的动机。远景动机是指与长远目标相联系的动机。例如参加大型歌唱比赛,有的人把比赛当作检测歌唱水平进步与否的机会,有的人是为了今后自己的专业发展或找个好的唱片公司签约。前者为近景动机,后者为远景动机。远景动机和近景动机具有相对性,在一定条件下,两者可以互相转化。

(四)动机冲突

动机冲突是泛指某些具有相互对立的事件、动机、行为、目的等的情境或过程。常见的动机冲突类型有:

1. 双趋冲突 两个对象同时对个体产生吸引力,产生同样强度的动机,而个体只能选择其中之一而放弃另一个时所引起的动机冲突。

2. 双避冲突 两个对象同时对个体产生威胁,引起同样强度的逃避动机,但个体又必须选择其一才能避免其二所造成的动机冲突。例如处于"前有悬崖,后有追兵"境遇时的心理冲突。

3. 趋避冲突 同一对象使个体产生既想接近,又想回避的动机,个体必须对此作出抉择时形成的心理冲突。例如根治手术可延长生命,但也可能造成残疾,病人在对是否接受根治手术治疗而作出抉择时就产生了这样的动机冲突。

三、兴趣

(一) 概念

兴趣(interest)是指个体积极探究某种事物或从事某项活动的心理倾向。它是人认识需要的事物的情绪表现,反映了人对客观事物的选择性态度。

兴趣是需要的一种表现方式,人们的兴趣往往与他们直接或间接的需要有关。一个人对某种事物感兴趣,就会产生接近这种事物的倾向,并积极参与有关活动,表现出乐此不疲的极大热情。兴趣在人的生活中有着重要的意义,健康而广泛的兴趣可使人体会到生活的乐趣,深入而巩固的兴趣能成为事业成功的动力。

(二) 功能

兴趣在人们的活动中的基本功能主要表现为定向与动力两个方面。

1. 定向功能 是指一个人现在和将来要做的事情往往是由自己的兴趣来定向和选择的。它可以奠定一个人事业的基础和发展方向。例如一个人从小喜欢探究某学科或某事物的属性,将来就可能去学习或研究该学科,并将其作为终身研究的方向。

2. 动力功能 是指人的兴趣可以转化为动机,成为激励人们进行某种活动的推动力。如果一个人对某种活动产生浓厚的兴趣,就会满怀乐趣地克服各种困难去钻研它,甚至达到废寝忘食的状态。兴趣是活动的重要动力,也是活动成功的重要条件。

(三) 兴趣的品质

1. 兴趣的广阔(泛)性 是指一个人兴趣范围的大小程度,也称兴趣的广度。兴趣的广度具有明显的个体差异。有的人兴趣十分局限,对什么都没热情,也不感兴趣;而有的人兴趣十分广泛,表现为"多才多艺"。

2. 兴趣的倾向性 是指个人对什么事物产生兴趣。人与人之间在兴趣的倾向性方面差异很大。例如有的人对文学感兴趣,有的人对数学感兴趣,有的人对音乐感兴趣等。

与兴趣的倾向性相关的是兴趣的中心性,即在广泛兴趣的基础上以一个兴趣为中心的兴趣品质。例如医务人员的中心兴趣是与事业和信念相结合的医疗工作,医务人员只有将中心兴趣与相关兴趣有机地结合,才能活跃病人的精神生活,稳定病人的情绪,从而促进医疗质量的提高。

3. 兴趣的稳定性 又称为兴趣的持久性,是指兴趣持续的时间或稳定的程度。兴趣持久、稳定的人一旦对某种事物或活动产生兴趣,就能保持不变,还会一步一步地深入下去,达到很好的效果;兴趣不稳定的人,经常会对某种事物产生强烈的兴趣,但不能保持,这种暂时的兴趣对实践活动的推动作用不大。因此,要保持兴趣相对的稳定性,就把注意力集中在某一种或几种兴趣上。

4. 兴趣的效能性 是指个体的兴趣推动活动的力量。兴趣对人的行动的动力作用有积极和消极两种。凡是对社会的进步和个人心身发展起推动作用的兴趣,就是具有积极效能的兴趣;反之则是具有消极效能的兴趣。高尚的兴趣具有积极的效能,低级的兴趣只有消极的效能。有效能的兴趣才能促使人参与某项活动,从而获得知识经验。兴趣的效能性也有很大的个体差异。

第五节　人格心理特征

人格心理特征是人格的另一组成系统,主要包括能力、气质、性格。

一、能力

(一) 概念

能力(ability)是指直接影响人的活动效率并使活动得以顺利完成的个性心理特征。

1. 能力和知识　能力是人的一种个性心理特征,知识则是人类社会历史经验的总结和概括。能力是人去获得知识的某种可能性,知识是能力发展的基础。在一般情况下,人的知识越丰富,他的能力发展水平就越高,反之亦然,但这并不是说能力和知识总是同步发展的。知识和能力不能混为一谈,但也不能割裂开来。

2. 能力与才能、天才　要顺利完成某种活动,单凭一种能力是不够的,有时必须靠多种能力的结合。多种能力的有机结合称为才能。才能常以活动的名称来命名,如音乐才能、管理才能、教学才能等。如果个体的各种能力得到最充分的发展和最完美的结合,并能创造性地、杰出地完成某一领域的多种活动任务,就表明这个人是从事这一领域活动的天才。能力与才能、天才有所不同。

(二) 能力的分类

根据能力所表现的活动领域的不同可分为一般能力和特殊能力。

1. 一般能力　是指在完成各种活动必须具备的基本能力。它能保证人们有效地认识世界,也称认知力或智力,包括个体在认识活动中所必须具备的各种能力,如感知能力(观察力)、记忆力、想象力、思维能力、注意力等,其中抽象思维能力是智力的核心。

2. 特殊能力　又称专门能力或专长、特长,是指为完成某项专门活动所必备的能力。它只在特殊活动的领域内发生作用,是完成特殊活动必不可少的条件,如音乐能力、绘画能力、数学能力、运动能力等。

一般能力和特殊能力密切相连。一般能力是各种特殊能力形成和发展的基础,为特殊能力的发展创造有利的条件;特殊能力的发展也会促进一般能力的发展。一般能力和特殊能力在活动中共同起作用。

此外,根据能力所参与的活动性质不同可分为模仿能力和创造能力,根据能力的功能不同可分为认知能力、操作能力和社交能力。

(三) 能力发展的一般趋势和个体差异

1. 能力发展的一般趋势　在人的一生中,能力发展的趋势大致如下:在 12 岁以前智力呈直线发展,即智力发展与年龄增长几乎是同步的;此后,随着年龄的增长智力发展趋于缓慢;在 20 岁左右人的智力达到顶峰,之后保持在水平状态直到 35~40 岁;36~40 岁以后智力水平开始缓慢下降;到 60 岁以后智力迅速衰退。

2. 能力的个体差异　人的能力有大小之分、智力有高低之分,存在着个体差异,这些差异表现包括:

(1)**能力类型的差异**:主要表现在知觉、记忆、想象、思维、言语、动作的类型和品质方面。有的人记忆能力比较突出,而有的人语言能力比较优秀;在特殊能力方面,有的人善于动手操作,有的人则善于文字表达。能力的类型差异一般不代表智力水平的高低,但会影响人的学习过程和获取知识经验的方式、方法。

(2)**能力发展水平的差异**:主要指智力上的差异。研究发现,就一般能力来看,在全世界人口中,智力水平基本呈常态分布,分布特点是两头小、中间大,即智力超常与智力低下的人在总人口中所占比例很小,绝大多数人的智力居于中等水平。

（3）**能力表现早晚的差异**：各种能力不仅在质或量的方面表现出明显的差异，而且能力表现的早晚也存在着明显的差异。有的人才华早现，有的人中年成才。

二、气质

（一）概念及特点

1. 概念　气质（temperament）是人们常说的脾气、秉性、本性、天性。在现实生活中人们常会看到，有的人生来好动，有的人生来好静；有的人脾气温和，有的人性情暴躁；有的人动作麻利，有的人行动缓慢等，以上人与人的区别就是心理学中气质不同的表现，即表现在人的心理活动的强度、速度、灵活性和指向性等方面的一种稳定的心理特征。

2. 特点

（1）**先天性**：气质受先天生物学因素特别是较多地受神经系统类型的影响。研究表明，人一生下来就表现出某些气质特征。在儿童生命最初的几个星期内，对刺激物的敏感度、对新事物的反应等就有明显的差异，这些气质特征显然不是由后天生活条件所造成的，而是由神经系统的先天特性所造成的。

（2）**动力性**：气质是个体心理活动和行为的动力特点，即心理活动的强度（如情绪体验的强度、意志努力的程度等）、速度（如知觉的速度、思维的灵活程度等）、稳定性（如注意集中时间的长短）、指向性（如有人倾向于外部事物，有人倾向于内心体验）方面的特征。

（3）**较强的稳定性**：气质特点一般不受个人活动的目的、动机和内容的影响，具有较强的稳定性。它能使人的心理活动染上特定的"色彩"，形成独特的风貌。例如，一个情绪稳定、内向的学生，在任何场合下，即使是很熟悉的环境、很热闹的场面、自己很感兴趣的活动，都会表现出较为稳重、不过分表现自己的特点。

（4）**一定的可塑性**：气质虽具有先天性，但并不意味着一成不变。在生活环境和教育条件的影响下，在性格的掩饰下，气质可以得到相当程度的改造。例如，在集体生活中，情绪容易激动的学生可能变得较能控制自己，行为动作较为缓慢的学生可能变得行动迅速。

（二）气质类型学说

对气质类型的划分，不同学者有不同的见解，因而形成不同的气质理论。比较有代表性的为气质的体液学说和高级神经活动类型学说。

1. 气质的体液学说　希波克拉底提出气质的体液学说。他认为人体是由血液、黏液、黄胆汁、黑胆汁这四种体液组成的，并根据每种体液在人体体液中所占的优势比例，把人分为不同的气质类型：以血液为主的是多血质；以黏液为主的是黏液质；以黄胆汁为主的是胆汁质；以黑胆汁为主的是抑郁质。

希波克拉底还认为，每种体液都是由冷、热、湿、干四种性质相匹配产生的。血液由热和湿配合，所以多血质的人热情、湿润，好似春天；黏液是冷和湿的配合，因此黏液质的人冷漠、无情，好似冬天；黄胆汁是热和干的配合，因此胆汁质的人热而躁，好似夏天；黑胆汁是冷和干的配合，所以抑郁质的人冷而燥，好似秋天。

用体液来解释气质虽然缺乏科学根据，但他对气质类型的划分，与日常观察得出的四种气质特点比较符合，所以关于气质的这种分类一直沿用至今。

2. 高级神经活动类型学说　是巴甫洛夫创立的。他通过动物实验发现，不同动物的高级神经活动的兴奋与抑制过程具有独特、稳定的结合，并且高级神经活动过程具有三个基本特性，即神经过程的强度、神经过程的平衡性、神经过程的灵活性。

（1）**神经过程的强度**：是指神经细胞和整个神经系统工作的性能，也就是受强烈刺激和持久工作的能力，它被认为是神经类型最重要的标志，具有重大意义。

（2）**神经过程的平衡（均衡）性**：是指兴奋和抑制两种神经过程间的强度是否相当。神经过程平衡的动物，其兴奋与抑制过程的强度相近；神经过程不平衡的动物表现为兴奋过程相对占优势、抑制过程较弱，或抑制过程相对占优势、兴奋过程较弱。

（3）**神经过程的灵活性**：是指个体对刺激的反应速度以及兴奋过程与抑制过程相互转化的速度。如果两种过程转化得迅速，表明神经过程灵活；反之则表明神经过程的灵活性低。

根据神经过程这些特性的独特组合，巴甫洛夫确定出四种高级神经活动类型：强而不平衡的兴奋型（或称不可遏止型）；强而平衡、灵活的活泼型；强而平衡、不灵活的安静型；弱型（或称抑制型）。可以说，高级神经活动类型是气质类型的生理基础，气质是高级神经活动类型的表现。

研究发现，巴甫洛夫的高级神经活动类型与希波克拉底的气质类型具有很好的对应关系（表3-2）。

表3-2　高级神经活动类型与气质类型对照表

高级神经活动类型	强度	平衡性	灵活性	气质类型
活泼型	强	平衡	灵活	多血质
兴奋型	强	不平衡		胆汁质
安静型	强	平衡	不灵活	黏液质
抑制型	弱	不平衡		抑郁质

3. 气质类型的典型特点及表现

（1）**多血质**：此类型者的行动具有很高的反应。这类人情感产生和行为动作发生得快，变化得也快，但较为温和；易于产生情感，但体验不深；善于结交朋友，容易适应新的环境；语言具有表达力和感染力，姿态活泼，表情生动，有明显的外倾性特点；机智灵敏，思维灵活，但常表现出对问题不求甚解；注意与兴趣易于转移，不稳定；在意志力方面缺乏忍耐性，毅力不强。

（2）**胆汁质**：此类型者反应速度快，行动具有较高的反应性与主动性。这类人情感产生和行为动作发生得快，有明显的外部表现；开朗、热情、坦率，但脾气暴躁、好争论；易冲动，情感不易持久；精力旺盛，经常以极大的热情从事工作，但有时缺乏耐心；思维具有一定的灵活性，但对问题的理解具有粗枝大叶、不求甚解的倾向；意志坚强、果断勇敢；注意稳定而集中，难于转移；行动利落、敏捷，说话速度快且声音洪亮。

（3）**黏液质**：此类型者的行动反应性低。这类人情感产生和行为动作发生得迟缓、稳定、缺乏灵活性；情绪不易发生，也不易外露，很少产生激情，遇到不愉快的事也不动声色；注意稳定、持久，难以转移；思维灵活性较差，但比较细致，喜欢沉思；在意志力方面具有耐性，对自己的行为有较大的自制力；态度稳重，好沉默寡言；办事谨慎细致，从不鲁莽，但对新的工作较难适应；行为和情绪都表现出内倾性，可塑性差。

（4）**抑郁质**：此类型者有较高的感受性。这类人情感产生和行为动作发生得都相当缓慢、柔弱；情感容易产生，而且体验相当深刻，隐晦而不外露，易多愁善感；往往富于想象；聪明且观察力敏锐，善于观察他人观察不到的细微事物，敏感性高，思维深刻；在意志方面常表现出胆小怕事、优柔寡断，受到挫折后常心神不定，但对力所能及的工作表现出坚忍的精神；不善交往，较为孤僻，具有明显的内倾性。

在现实生活中，除少数人具有某种气质类型的典型特征之外，大多数人都偏于中间型或混合型，也就是说大多数人较多地具有某一类型的特点，同时又具有其他气质类型的某些特点。

4. 气质对人的实践意义　气质贯穿在心理活动和行为方式中，对人的各种实践活动都有一定的影响。

（1）**气质没有好坏之分，不具有道德评价意义也不影响活动的成就**：正如人的神经系统没有好坏之分一样,气质也没有好坏之分,每种气质类型都有积极和消极两个方面。正因如此,个体在任何一种气质的基础上,都可以发展良好的性格特征和优异的才能。气质不决定能力的大小,更不决定个体的社会价值和成就的高低,各种气质类型的人都可成为杰出的优秀人才。

(2)**气质影响人的活动方式与效率**:在各种实践领域中,气质虽不起决定作用,但它对人的活动方式有影响,并在一定程度上影响人的活动效率。例如,黏液质、抑郁质的人容易适应持久细致的活动,而胆汁质、多血质的人则难以适应这类工作。又如,易兴奋、反应迅速的胆汁质者,能以极大的热情从事工作,但有时缺乏耐心,粗枝大叶,不求甚解;慢性子的黏液质者,可能因其反应或动作迟缓而延误工作的最佳时机,不适合应急活动。

(3)**某些气质特征为一个人从事某种工作或职业提供了可能性和有利条件**:气质对活动和效率的影响提示人们,一方面要使职业者的气质特征适应工作的客观要求,另一方面单位组织在选拔人才和安排工作时,要考虑个人的气质特点,做到人尽其才。

(4)**气质在临床、教育和管理工作中的应用价值**:针对不同气质类型的病人和学生,应使用不同的临床指导和教育方法,做到有的放矢,因人而异、因材施教,可以提高诊疗服务的质量和学生学习的积极性。管理者要根据员工的气质特点,采取适合员工气质类型的管理方式,以使管理工作取得良好的效果。

(5)**气质影响人的心身健康**:一些研究表明,不同的气质类型对人的心身健康具有不同的影响。情绪不稳定、易伤感,或者过分冲动等消极特征不利于心理健康,有些可能成为心身疾病的易感因素。

三、性格

(一) 概念

性格(character)是个体在社会生活过程中形成的,对客观现实稳定的态度以及与之相适应的习惯了的行为方式。性格是人格的核心部分,最能反映一个人的生活经历,体现一个人的本质属性,是人与人相互区别的主要心理特征。

(二) 性格的特征

性格是一种复杂的统一体,包含四种特征。

1. **性格的态度特征** 是指个体对待现实的态度方面的特征。它是性格最重要的组成部分。例如对社会、对他人的态度特征(是善于交往或性情孤僻、礼貌或粗暴、正直或虚伪等),对学习和工作的态度特征(是认真或马虎、勤奋或懒惰等),对自己的态度特征(如自信或自卑、谦虚或骄傲等)。

2. **性格的意志特征** 是指个体在自觉调节自己行为的方式和水平方面的特征。例如对行为目的明确程度的特征(如目的性或盲目性),对行为的自觉控制水平的特征(如善于自制或易于冲动),在达到目标的过程中表现出来的特征(如持之以恒或虎头蛇尾),在危急情况下表现出来的特征(如勇敢或怯懦、坚决果断或优柔寡断)。

3. **性格的情绪特征** 是指个体在情绪活动时在强度、稳定性、持久性和主导心境等方面表现出来的特征。例如有的人情绪高涨、鲜明、富于热情,有的人情绪安宁、冷漠;有的人情绪容易波动、起伏程度大,有的人情绪比较平静、自我控制强;有的人总是心境开朗,有的人则多愁善感、抑郁沉闷。

4. **性格的理智特征** 是指个体在认知活动中表现出来的心理特征,即认知活动的特点和风格,主要包括感知过程、记忆过程、想象活动、思维过程方面的性格特征。例如感知觉方面的快速型和精细型,记忆方面的形象记忆型和逻辑记忆型,想象过程中的独创型和依赖型,思维过程中的分析型和综合型等。

性格的四个特征并非孤立存在,而是相互联系,构成了一个独特的规律,从而形成一个人不同于其他人的独有的心理特征。

（三）性格的类型

关于性格的分类迄今没有达成共识。比较有代表性的性格分类有以下几种：

1. 按心理功能的优势分类

（1）**理智型**：即以理智衡量一切，从而支配和调节自己的行为，且深思熟虑地处理问题。

（2）**情绪型**：即言行举止受情绪支配和控制，不善于冷静思考，情绪体验深刻。

（3）**意志型**：行动的目标非常明确，积极主动，勇于克服困难。

2. 按心理活动的倾向性分类

（1）**外倾型**：又称外向，心理活动倾向于外部，表现为活跃、开朗、善于交往等。

（2）**内倾型**：又称内向，心理活动倾向于内部，表现为孤僻、沉静、反应慢、不善交往等。

3. 按个体独立性程度分类

（1）**独立型**：善于独立思考，不易受外来因素的干扰，能独立地发现问题和解决问题，但也易于把自己的意志强加于人。

（2）**顺从型**：易受外来因素的干扰，往往不加分析地接受他人的意见，并照着行动，常不能应付紧急情况。

4. 按社会文化及生活方式的不同分类　从社会文化学的观点出发，根据个人对最有价值的生活方式的不同看法，把人的性格分为6种类型。

（1）**经济型**：一切以经济观点为中心，以追求财富、获取利益为个人的生活目的。实业家多属于此类型。

（2）**政治型**：以追求政治目的为最高价值，并有强烈的政治意识与权力支配欲。政治家多属于此类型。

（3）**理论型**：以探求事物本质为人的最大价值，但解决实际问题时常无能为力。哲学家、理论家多属于此类型。

（4）**审美型**：以感受事物的美为人生最高价值，他们的生活目的是追求自我实现和自我满足，不太关心现实生活。艺术家多属于此类型。

（5）**宗教型**：把信仰宗教作为生活的最高价值。神学家是此类人的典型代表。

（6）**社会型**：重视社会价值，以爱社会和关心他人为自我实现的方式，并有志于从事社会公益活动等。社会活动家多属于此类型。

第六节　自我意识

意识是反映现实的最高形式。自我意识是指个体对自己的认识和评价。自我意识是人格结构中的协调控制系统，其作用是对人格结构中的各种成分进行调控，从而保证人格的完整、统一与和谐。

自我意识（self-consciousness）又是一个特殊的认识系统，是一个具有三维结构的心理系统，包括自我认识、自我体验和自我调控。

一、自我认识

自我认识是指个体对自己的洞察和理解，包括自我观察和自我评价，是自我意识在认识上的表现形式。一个人如果不能正确地认识自我，过高地估计自己，就会刚愎自用、自命不凡、目空一切，从而导致失误；相反，如果只看到自己的不足，认为自己处处不如别人，就会自卑、自责、丧失信心，从而一事无成。因此，正确、恰当地认识自我，实事求是地评价自己，是自我调控和健全人格（个性）的重要前提。

二、自我体验

自我体验是指个体伴随自我认识而产生的内心体验,是自我意识在情感上的表现形式。例如一个人在对自己作出积极评价时,就会产生自尊、自信;而一个人在对自己作出消极评价时,就会产生自卑、内疚。自我体验一方面可以使自我认识转化为信念,进而指导一个人的言行;另一方面还可伴随自我评价,激励适当的行为,抑制不适当的行为。

三、自我调控

自我调控是指个体对自己行为的调节和控制,是自我意识在意志行为上的表现形式。例如一个学生若能意识到学习对自身发展的重要意义,就会激发起奋发学习的动机,表现出刻苦努力、积极主动的行为。

当然,自我意识是个体在后天日常生活学习中,通过与外界环境的相互作用逐渐形成和发展起来的。自我意识发展的水平如何,直接反映出人格形成和发展的水平。

本章小结

认知过程是人的最基本的心理过程,包括感觉、知觉、记忆、思维、注意等心理现象。其中,思维是认知过程的核心。情绪和情感是同一心理过程的两个方面,两者既有联系又有区别。情感是情绪的高级形式。情绪情感在人的心理活动和社会实践中具有重要的功能和作用。

人格是个复杂的心理现象,它包括人格倾向性、人格心理特征和自我意识。人格心理特征主要包括能力、气质、性格。能力是人的一种个性心理特征,是人获得知识的某种可能性;知识是能力发展的基础。巴甫洛夫的高级神经活动类型与希波克拉底的气质类型具有对应关系,高级神经活动类型是气质类型的生理基础,气质是高级神经活动类型的表现。性格是人格的核心部分,最能反映一个人的生活经历,体现一个人的本质属性,是人与人相互区别的主要心理特征。自我意识是人格结构中的协调控制系统,其作用是对人格结构中的各种成分进行调控,从而保证人格的完整、统一与和谐。

(张小文)

思考题

1. 心理学研究人的心理现象包括哪些?
2. 感受性、感觉阈限的概念及两者的关系分别是什么?
3. 情绪情感对人有何意义?
4. 能力发展的一般趋势和个体差异是什么?
5. 气质对人的生活实践有何意义?
6. 性格与人格有何不同?

ER 3-4

练习题

第四章 | 心理健康

教学课件

思维导图

学习目标

1. 掌握心理健康的概念和评估标准;不同年龄阶段的心理健康知识。
2. 熟悉不同年龄阶段的心理发展特点和常见问题。
3. 了解马斯洛的心理健康十条标准。
4. 学会评判心理健康,对个体进行心理健康教育;能够分析不同年龄阶段个体的心理特点,解释其心理健康状况。
5. 具备正确的健康观念,尊重和关怀不同年龄阶段、不同健康状况的人群;形成积极向上的人生观和世界观,敬畏生命,珍爱生命。

情境导入

李某,男性,20岁,大二学生,平时性格内向、孤僻,不善言谈,高中时成绩很好,但因高考临场失败考入非理想的院校。在刚入校时,李某曾与室友学发生过几次冲突,为了回避室友,他总是早出晚归。他觉得自己没有一个能相互理解、信任、谈得来的知心朋友,时常感到孤独与自卑,内心烦躁、痛苦,经常失眠和头痛。由于精力很难集中,他的成绩急剧下降,后来出现了考试不及格的现象。李某渐渐对学习失去了信心并厌倦学习,厌恶身边的同学,最终不顾老师和家长的多次劝阻坚持退学。

请思考:

1. 李某正处于哪一年龄阶段?
2. 应从哪些方面去评价李某的心理健康状态?
3. 如何促进该年龄阶段人群的心理健康?

思路解析

随着医学模式由传统的生物医学模式转变为生物-心理-社会医学模式,人们对健康的认识也发生了根本的变化。人们不再局限于人的生物学方面,还充分考虑到心理社会因素对健康的影响,形成了对健康的完整认识。

第一节 心理健康概述

一、心理健康的概念

心理健康(mental health)一词,其含义有三:其一指研究心理健康问题的学科,即心理卫生学,它着重探讨在不同条件下个体与群体心理保健的一般规律;其二指个体心理上的健康状态,即能够以积极、有效的心理活动和平稳、正常的心理状态,对当前和发展着的社会环境保持良好的适应;其三指维护和促进心理健康、预防心理障碍或行为问题的措施和手段。

在一般情况下，心理健康一词指个体的心理健康状态。心理健康是以积极、有效的心理活动，平稳、正常的心理状态，对当前和发展着的社会、自然环境以及自我内环境的变化保持良好的适应功能，并由此不断地发展健全的人格，提高生活质量，保持旺盛的精力和愉快的情绪。

二、心理健康的简史

关于"维护人类健康要注重预防、注意心理健康"的思想源远流长。早在 2000 多年前的《黄帝内经》中就已强调"圣人不治已病治未病"。

1792 年，皮纳尔医生提出要使精神病病人得到康复，除了让他们不受束缚外，还应该让他们从事有益的劳动，医护人员要以关心的态度来倾听他们的诉说。这是当代心理卫生运动的起点，它始于如何认识精神病和给病人以人道主义待遇。

1908 年，世界第一个心理卫生协会"康涅狄格州心理卫生协会"成立。协会的宗旨为保持心理健康，防治心理疾病，提高精神病病人的待遇，普及关于心理疾病的正确认识，与心理卫生有关的机构合作。

世界许多国家纷纷成立各国的心理卫生组织，心理卫生运动迅速发展。1930 年，第一届国际心理卫生大会在华盛顿召开，会上成立了国际心理卫生委员会，其宗旨是"完全从事慈善的、科学的、文艺的、教育的活动"，中国也有代表参加。1936 年，中国心理卫生协会在南京成立。1985 年，在山东泰安再次召开了中国心理卫生协会成立大会。

三、心理健康的标准

关于心理健康的评估标准，多数都是根据个体的认知、情绪、意志、人格、行为、社会适应、人际关系等方面的表现和特点来确定的。国外影响较大的有马斯洛的心理健康十条标准，包括：①有足够的自我安全感。②能够充分了解自己，并能对自己的能力作出适度的评价。③生活理想和目标切合实际。④能与周围现实环境保持良好的接触。⑤能保持人格的完整与和谐。⑥善于从经验中学习。⑦能保持良好的人际关系。⑧能适度地表达和控制情绪。⑨在符合集体要求的前提下，能有限度地发挥个性。⑩在不违背社会规范的前提下，能适当地满足个人的需求。

此外，在我国心理卫生领域，比较受推崇的是许又新教授在 1988 年提出的评估标准。他认为，心理健康可以用三类标准(或从三个维度)去评估，即体验标准、操作标准和发展标准。同时他指出，不能孤立地只考虑某一类标准，要从三个维度综合考察和评估。

1. 体验标准　以个人的主观体验和内心世界作为衡量心理健康的标准，包括两个部分：

(1)良好的心境：如果一个人长期处在不良的心境中，就可以判断他心理不健康。当然，良好的心境除了要求心情愉快外，还应该保持情绪的平衡和稳定。

(2)恰当的自我评价：是衡量心理健康的重要标准。一个人的自我评价过低，就会缺乏信心和勇气，做事畏首畏尾，经常体验自卑的痛苦。一个人的自我评价过高，对自己的要求和目标也容易定得过高，则会有易受挫折和自我苛求的危险。一个人的自我评价只有符合现实，才会拥有相对健康的心理。

2. 操作标准　是用可操作的方法了解人的心理活动的效率。操作标准的核心是效率，因此又称为效率标准，包括以下内容：

(1)心理效率：可以通过试验、测验等对人的各种心理功能进行定性或定量的评定。评定一个人的心理健康水平不仅要判断他有什么样的聪明才智，更重要的是要看他的聪明才智在生活、工作中是否能得到了充分的利用和发挥。

(2)社会效率：又称为社会功能，主要包括工作、学习效率和人际关系两个方面。工作效率高指单位时间内完成的工作量大,同时也要求工作质量高、差错少。此外,能在发现错误时及时纠正也是工作效率高的表现。另外,良好的人际关系也是心理健康的重要标志,人际关系冲突常常是致病的重要因素之一。

许又新指出,体验标准和操作标准是互相影响的。如果某人有不安全感,做事犹豫不决,总怕出错,做什么事都反复检查、核对,其工作、学习的效率自然就会受到影响。

3.发展标准 体验标准和操作标准都着眼于横向评价人的心理状态,而发展标准则是对人的心理状况作纵向的考察和分析,既要了解一个人过去的经历,又要估计他未来发展的可能性和趋势。如果一个人的心理和行为符合其年龄特点,有明确的目标,有向较高水平发展的可能性,并能很好地自我调控,把理想变为切实有效的行动,则是心理健康的标志。

> **知识拓展**
>
> ### 重视心理健康和精神卫生
>
> 心理健康和精神卫生是公共卫生的重要组成部分,也是重大的民生问题和突出的社会问题。近年来,心理健康和精神卫生工作已经纳入全面深化改革和社会综合治理范畴,设立了国家心理健康和精神卫生防治中心,开展社会心理服务体系建设试点,探索覆盖全人群的社会心理服务模式和工作机制。心理健康和精神卫生工作是一项系统工程,需要从公众认知、基础教育、社会心理、病人救治、社区康复、服务管理、救助保障等全流程加大工作力度,以适应人民群众快速增长的心理健康和精神卫生需求。

第二节　不同年龄阶段的心理健康

个体从出生到死亡,固定地要经历一系列的生命时期,不同的时期有着不同的生理、心理发展特点,也将会面临不同的心理健康问题。了解人在不同生命时期的生理、心理特点,顺应生命发展的规律开展心理卫生工作,将会大大地促进人类心理的健康发展。

一、儿童期心理健康的常见问题与对策

儿童期是指从出生到12岁的年龄阶段,包括新生儿期、婴儿期、幼儿期、学龄前期、学龄期,是个体生理、心理发展变化较大、较快的时期。儿童期的心理保健不仅有助于个体在儿童期的心身健康,而且对个体一生的心理健康有着重要的影响。

(一)婴儿期的心理健康

从出生到1岁的时期称为婴儿期(infancy)。在这一时期婴儿的心身各方面都有显著的发展,身体、大脑的生长发育及动作的发展迅速,身体增长达到"第一个高峰",心理活动的形成和发展也极为显著。

1.发展特点和常见问题

(1)动作发展:出生后的第一年是动作发展最迅速的时期。动作发展包括粗大动作和精细动作两个方面。婴儿动作的发展有如下特点:

1)从整体动作到分化动作:最初的动作常常是全身的、笼统的、弥漫性的,以后才逐渐形成局部的、准确的、专门化的动作。

2)从身体上部的动作到下部的动作:如果让婴儿俯卧在平台上,他首先出现的动作是抬头,然后,逐渐发展到俯撑、翻身、爬、站立、行走。

3）从大肌肉动作到小肌肉动作：首先是头部、躯体、双臂、双腿的动作，之后才进行灵巧的手部肌肉动作以及准确的视觉动作。

（2）语言与认知发展

1）语言发展：婴儿语言理解能力的发展先于语言生成能力的发展。新生儿（出生至28天）就具备了较好的听觉定向和语音知觉。发音能力在婴儿期也有显著的发展。新生儿用不同的哭声表达不同的需求，2个月左右的婴儿能发出笑声和喔、啊声，4~6个月的婴儿开始牙牙学语，1岁左右的婴儿发音明显增多，会说出人生的第一个词。

2）认知发展：婴儿在出生时已经具有一定的感知觉，在出生后感知觉最先发展且发展速度最快。在出生的第一年，婴儿凭借手摸、体触、口尝、鼻闻、耳听、眼看，发展起感觉和知觉，认识外部世界。与此同时，婴儿的各种复杂的认知过程，如深度知觉、注意、记忆等也有了一定的发展。思维发展开始启动，出现了客体永久的概念，并建立起时间、空间等概念，以及简单的因果关系。

知识拓展

视崖试验

视崖（visual cliff）是能产生深度感的试验装置，用以评估婴儿的深度知觉能力。试验设计了一个长2.4m，宽1.8m，高1.2m的玻璃平台，该平台分为三个部分：一部分是"浅滩"，即在玻璃下面直接铺了一块红白格布；一部分是"深渊"，即在玻璃下方的地板上铺了同样的红白格布，从而造成会"掉下去"的错觉；最后一部分是处于"浅滩"和"深渊"之间宽0.3m的中间板。把参加试验的婴儿放在中间板上，让婴儿的妈妈诱使孩子爬过"浅滩"和"深渊"。结果发现，约90%的婴儿会爬过"浅滩"，约10%的婴儿会爬过"深渊"。这说明大多数会爬行的婴儿能够知觉深度并害怕掉下去。

（3）情绪发展：婴儿的语言表达能力有限，但是可以通过表情进行情绪表达。最初，婴儿用微笑和哭泣表达生理上的舒适和不适，婴儿出生0~5周就有自发性微笑，这种笑的反应是反射性的，之后才会出现无选择性的社会性微笑，对熟悉人和陌生人都会报以微笑；4个月以后出现有选择性的社会性微笑。3个月的婴儿开始能区分不同情绪的面孔，7个月的婴儿具有对表情分类的能力，1岁左右的婴儿可以将表情和环境事件联系起来。

（4）社会性发展：在2~4个月时，婴儿的主要交往方式是观察和聆听；到了5个月时，他们开始主动与周围的人交往。生命的第一年，尤其是6个月到1岁间，是婴儿与主要抚养人（母亲、父亲、祖父母）形成依恋关系的关键期。

2. 维护心理健康的对策

（1）满足营养及睡眠需求：要充分满足婴儿生长发育所需的营养物质，以促进神经系统的健康发育。提倡母乳喂养，以增进亲子交流，利于婴儿的心理健康。充足的睡眠是大脑发育和心理健康的重要条件。

（2）满足情感需求：婴儿期是形成亲子依恋、建立安全感的时期。要多与婴儿进行身体接触，如拥抱、抚摸，经常对婴儿微笑，满足婴儿的情感需求，为发展以后的人际关系和形成健全的人格奠定良好的基础。

（3）满足婴儿探索世界的需要：1岁以内的婴儿喜欢咬东西，如咬自己的手、脚及其他能抓到的物品。在保证安全、卫生的前提下，不要对其过分阻止，这是婴儿特有的认识世界的方式。

（4）发展认知活动：经常给婴儿适度的感官刺激，如色彩、光线、声音、触摸等，经常与婴儿进行交流，促进婴儿认知和语言能力的发展。

婴儿依恋的类型

婴儿对母亲依恋的性质并非相同。"陌生情境"研究法将儿童的依恋表现分为三种基本类型。

1. 安全型依恋　此种类型的婴儿,当妈妈离开时会有些许不安,当妈妈回到身边时会感觉很开心。

2. 回避型依恋　此种类型的婴儿,当妈妈离开时没有什么反应,当妈妈返回时也无反应。

3. 反抗型依恋　此种类型的婴儿,当妈妈离开时会歇斯底里地反抗,当妈妈回来时则出现矛盾心理,既想亲近妈妈,又生妈妈的气。

(二)幼儿期的心理健康

1~3 岁的时期称为幼儿期(infancy)。

1. 发展特点和常见问题

(1)**动作发展**:此阶段幼儿的生长发育较婴儿期稍慢,但动作发展非常迅速。幼儿已学会独立行走,活动范围渐广,对身体的控制能力增加,能利用社会性参照来决定自己的行动。

(2)**语言与认知发展**:幼儿期的语言发展更为迅速,是口头语言发展的关键期。12~18 个月的幼儿大约能掌握 30 个词,16~24 个月的幼儿出现"命名爆炸(naming explosion)"现象,词汇量迅速增长至 300 个左右,并能完成简单的句子,以表达自己的需求。幼儿口语能力的发展规律为从对话语言发展到独白语言、从情境语言发展到连贯语言。随着语言的发展,注意的发展也进入更高的层次,如当听到他人说出某个物体的名称时,便会相应地注意那个物体。幼儿的再认和回忆能力明显增强,初步形成数的概念。

(3)**情绪发展**:幼儿除了有简单的情绪反应外,开始出现一些比较复杂的情感体验,如喜欢与自己亲近的人交往,有了羞怯感、同情心和嫉妒心。

(4)**社会性发展**:幼儿的自我意识出现,20~24 个月的幼儿开始使用人称代词,如"我""我的""你""你的",并产生了分类的自我,如性别、好坏、大小。

2. 维护心理健康的对策

(1)**感觉统合训练**:脑发育的关键是感觉统合,即同时接受 5 种以上的感觉刺激,特别是对皮肤、前庭、肌肉、关节感受器的刺激。运动能同时刺激上述感受器,也能刺激视、听、嗅、味等感受器。多进行爬行、玩滑梯、荡秋千等运动可以促进脑发育。

(2)**口头语言训练**:在幼儿期,与言语有关的中枢已发育成熟。此时,父母应尽可能为幼儿提供言语交际的机会,并通过读儿歌、讲故事等活动促进幼儿的知识积累。成人说话要规范,以免影响幼儿标准化言语的发展。训练幼儿说话时要有耐心,讲究方式、方法。

(3)**良好的习惯与人格塑造**:在这一时期,幼儿的人格开始发展。良好的习惯培养,有助于儿童独立性的形成及健全人格的发展。学习礼貌待人,养成良好的睡眠、饮食和卫生习惯,为儿童今后人格的健康发展奠定良好的基础。此外,由遗传带来的人格特征已经比较明显地表现出来。因此,要按照幼儿的人格特征,充分利用亲子之间的情感交流、正面的语言和榜样的作用,对幼儿进行潜移默化的影响。

(三)学龄前期的心理健康

学龄前期(preschool stage)是指 3~6 岁的阶段。在这一时期儿童的主导活动是游戏,儿童的大部分时间是在与同伴的游戏和共同活动中度过的。游戏活动为儿童提供了认识世界和积累知识经验的机会,同时也促进了儿童的社会交往。

1. 发展特点和常见问题

（1）**动作发展**：学龄前期儿童身体生长的重心下移到躯干，身体的平衡能力得到极大的提高，为大肌肉运动技能的发展奠定了基础，如跑、跳、爬高等。儿童的精细动作也有很大的进步，对手和手指的控制更加自如，能完成拼图、串珠子、搭积木和剪贴等动作，能自己吃饭、穿衣，还开始了艺术创作，喜欢到处画画。

（2）**认知与语言发展**

1）感知觉发展：学龄前期儿童的感知觉发展迅速，3~4岁一般可以辨认5~6种颜色，图形和空间的感知能力发展迅速；记忆能力进一步发展，但很少是有意识记，而只是记住了那些印象深刻的事件；出现时间的概念，能进行数字表征，对理解的事物或现象能进行分类；思维活动以具体形象性的思维为主要特征，思维的抽象逻辑性开始产生。

2）语言发展：学龄前期儿童的平均语句长度不断增长，到4岁后平均语句长度达到7个语词，并能根据不同情境的需要使用恰当的语法组织自己的语言，叙事能力有一定的发展。学龄前期儿童常常在活动或游戏时自言自语，这是外部语言向内部语言转化的过渡语言。

（3）**情绪发展**：学龄前期儿童的情感体验已非常丰富，与成人接近，只是在表现上比成人更外显，缺少控制，情绪不稳定，易变、冲动。学龄前期儿童的社会情感初步发展，出现尴尬、内疚、羞耻、妒忌和自豪等自我意识情绪，有了同情心、初步的友谊感、道德感和理智感。

（4）**社会性发展**：学龄前期儿童的自我意识初步发展。在3岁左右，儿童开始出现自主行为，从对父母完全依赖的状态向一定程度的自立发展，表现为不听话，对事物的评价带有极大的主观性，进入心理学所说的"第一反抗期"；开始发展性别认同，已经能够区分男孩、女孩。

2. 维护心理健康的对策

（1）**因势利导，培养儿童的良好行为**：反抗心理程度越强的儿童，成年后往往意志越坚强，越有主见，能独立分析和判断事物，能承担责任。父母应因势利导，在这一时期培养儿童的自我管理能力，引导他们自己起床、穿衣、吃饭、系鞋带、大小便、整理玩具等，在放手让儿童自己做的同时要及时给予鼓励与帮助。同时，要注意预防和及时纠正儿童期常见的不良行为。

（2）**开展丰富多彩的游戏活动，促进儿童的心身全面发展**：游戏是学龄前期儿童的主导活动，是儿童增长知识、开发智力和想象力、促进人格发展的最好途径。游戏可以训练儿童身体的平衡能力和身体反应速度。由于游戏规则的存在，儿童在遵循游戏规则的过程中，认识自己与他人、自己与集体的关系，从而培养团队协作精神、向他人学习的意识，发展社交能力和社会性情感，促进社会化。

（3）**创造良好的家庭氛围，培养儿童的健全人格**：温馨、和谐、民主的家庭氛围是儿童人格健康成长的重要保障。在家庭教育方面应该注意：①以民主的态度对待儿童，满足儿童的合理需要和愿望。②为儿童提供安全的场所，使儿童能够自行探索和发现新的事物。③接纳儿童以不同方式表现出来的反抗性，制订合理的行为界限，培养儿童的自主感与自信心。④要向儿童示范如何正确对待和处理生活中遇到的各种矛盾，并注意培养孩子判别是非的能力。

（4）**促进儿童性别角色的认同**：学龄前期儿童已经开始发展性别认同，父母及其他家庭成员要重视儿童性别角色的培养。

（四）学龄期的心理健康

6~12岁为学龄期（school stage）。从学龄期开始，儿童进入学校进行正规的、系统的学习，儿童的生活从以游戏为主导变为以学习为主导。儿童开始承担一定的社会义务，其社会地位、交往范围、生活环境都发生了巨大的变化。儿童与同伴的社会交往、社会互动日益增多，儿童的各种社会性品质迅速发展起来。学习成为儿童的主导活动，并对儿童的心理发展起到很大的推动作用。

1. 发展特点和常见问题

（1）**动作发展**：身高的增长、身体各部分的比例变化以及肌肉力量的增强，为学龄期儿童发展新的粗大动作提供了可能,如走平衡木、单腿跳、踢球等。同时学龄期儿童的精细动作技能也不断发展,如书写越来越工整、匀称,绘画越来越有组织、有更多的细节。

(2)**认知与语言发展**:学龄期儿童的有意注意开始发展,到高年级时已占主导地位,注意的稳定性、持久性、广度都得到发展;有意识记逐渐赶上并超过无意识记,占据主导地位,并开始使用一定的注意策略和记忆策略;思维从以具体形象思维为主过渡到以抽象逻辑思维为主,但仍带有很大的具体性;想象的有意性迅速增长,创造性成分逐渐增多,并富于现实性。学龄期儿童的言语从内容到形式都发生了本质变化,书面语言形成并得到发展。

(3)**情绪发展**:学龄初期儿童的情绪直接、外露,易于波动,但已开始学习控制自己的情绪;道德感、理智感、美感等高级情感进一步发展。

(4)**社会性发展**:学龄期儿童的自我认识发展迅速,主要表现在以下三个方面:①开始更多关注心理方面的特征,而不再局限于外在的和身体方面的特征。②能关注自己多方面的特征,而不是局限于某一方面。③学会通过社会比较来评价和认识自己,并逐渐学会与自己相似的人进行比较。学龄期还是儿童建立自尊的重要阶段,儿童自尊的高低不仅取决于理想我和现实我之间的差距,还与重要人的支持有密切关系。学龄期儿童具备了较强的规则意识,有一定的道德评价的能力。

知识拓展

道德认知的发展

道德认知是指个体对社会行为准则和道德规范的认识。皮亚杰用对偶故事对4~12岁的儿童进行了研究,把儿童期的道德认知发展分为如下三个阶段:

1. 前道德阶段(4~5岁之前) 儿童对规则缺少理解。

2. 他律道德阶段(5~10岁) 儿童有了很强的规则意识,把权威确定的规则看作是绝对的、不可更改的;对行为好坏的判断,更倾向于根据行为的结果而不是行为的动机。

3. 自律道德阶段(10~11岁之后) 儿童认识到规则具有相对性,可以改变;对行为好坏的判断,更着重于行为的动机或意图,而不只看结果。

皮亚杰认为,儿童道德认知发展的三个阶段不是孤立的,而是连续发展的。在从他律到自律的转化过程中,个体的认知成熟和社会经验能产生重大的影响。

2.维护心理健康的对策

(1)**适应校园生活**:多数儿童能够很快地适应小学的学习生活,对于少数不能适应的儿童,家长和老师要多给予鼓励和具体的帮助、指导。要创造良好的校园环境和学习氛围,使儿童感受到师生之间、同学之间的友谊。合理安排学习、游戏与休息时间,注意教学的直观性和趣味性,激发儿童的学习兴趣,促使儿童向往校园生活。

(2)**培养良好的学习习惯**:学校和家庭要加强对儿童在正确的学习态度和学习习惯方面的培养,让儿童逐渐养成专心听课、积极思考、踊跃提问、有计划地学习和按时休息等良好的习惯。良好的学习习惯不仅可以帮助儿童顺利地完成学习任务,也是儿童适应校园生活的重要保障。

(3)**培养良好的心理品质**:良好的心理品质是一个人成功的重要因素之一。因此,不但要注重开发儿童的智力,促进儿童的认知发展,更要重视儿童非智力因素的培养。要鼓励儿童多参加集体活动,加强与同学、老师的交往。要让儿童关心集体,尊重他人,培养自信心、坚强的意志,善于调控自己的情绪和行为,形成正确的价值观和道德观,以积极、乐观、豁达的心态面对生活和学习。家长和老师应帮助儿童建立较高水平的自尊,根据儿童的实际情况缩小理想我和现实我之间的差距,同时给予儿童更多的社会支持。

（4）**预防和纠正不良行为**：学龄期儿童的自我控制和调节能力还不完善，辨别是非的能力较差，但模仿力极强，容易受到社会上一些不良现象的影响，家长和教师应帮助儿童分析社会上存在的各种现象，并给予正确的引导，防止儿童不良行为的发生。对于已经存在的不良行为，家长和学校要做到早发现、早教育、及时纠正，从而促进儿童心理健康的发展。

二、青少年期心理健康的常见问题与对策

青少年期（adolescence）包括12~15岁的少年期、14~18岁的青年初期。这一时期是个体发育、发展最宝贵、最富特色的时期，是从儿童到成年的过渡，是个体逐渐走向成熟的中间阶段。

（一）发展特点和常见问题

1. 生理发育与心理发展的矛盾性　在这一时期，个体生长发育迅速，身高迅速增长，后期基本达到成人身高，并出现第二性征。生理上的急剧变化冲击着心理的发展，使青少年出现各种矛盾心理。

（1）**心理上的成人感与半成熟状态之间的矛盾**：身体的迅速生长、性功能的快速成熟使青少年产生成人感，渴望社会、学校、家长给予他们成人式的信任和尊重。但由于心理发展速度相对缓慢，心理水平尚处于从幼稚向成熟发展的过渡阶段，认知能力、思维方式、人格特点及社会经验等都处于半成熟状态，于是出现了自己认为的心理发展水平和现实的心理发展水平之间的矛盾，即成人感与半成熟状态之间的矛盾。这是青少年在发展过程中不能回避的最基本的矛盾。

（2）**心理"断乳"与精神依赖之间的矛盾**：成人感使青少年的独立意识强烈，他们要求在精神生活方面摆脱成人特别是父母的羁绊，拥有独立自主的权利。而事实上，他们的内心并没有完全摆脱对父母的依赖，只是依赖的方式较过去有所改变，由过去的在情感和生活上的依赖，转变为在精神上希望得到父母的理解、支持和保护。

（3）**心理闭锁性与开放性之间的矛盾**：一方面他们将自己的内心世界封闭起来，不愿向外袒露，主要是不向成人袒露；另一方面他们又感到孤独和寂寞，希望与他人交流、沟通，渴望得到他人的理解。

（4）**成就感与挫折感的交替**：青少年常常要表现出成人式的果断和能干，如果获得成功或取得良好成绩，就会享受超越一般的优越感与成就感；如果遇到失败，就会产生自暴自弃的挫折感。

2. 认知功能全面和均衡发展　青少年的认知发展到一个新的高度，表现为抽象逻辑思维能力、概括能力、记忆能力、解决问题的能力和对新环境的适应能力等的全面提高。

3. 情绪体验敏感而不稳定　青少年的情绪特点是敏感而不稳定，情绪的可变性和固执性并存、内向性和变现性共存。情绪反应快而强烈，但不够持久、深刻，表现为变幻莫测、动荡不安，时而激动、振奋、热情洋溢，时而消沉、愤怒，带有明显的两极性。常常因为感情用事、一时冲动而犯下错误，事后却追悔莫及、苦恼不已。

4. 社会性发展　青少年不断地接受家庭、学校和社会的教育，了解社会的风俗习惯、伦理道德、行为准则、校风校纪、法规法纪等，并逐渐学会按照社会赞许的方式来调整自己的行为，实现从自然人到社会人的过渡。在此过程中，随着个体对社会的反抗，青少年的自我意识也发展到一个新的高度。当社会化过程基本完成、自我意识基本确立时，青少年的各种心理品质也基本上稳定下来，人格也初步形成。

5. 性意识觉醒　青少年期是个体性心理发展很重要的阶段，性心理发展对青少年的心理行为有着很大的影响。随着性生理和性心理的发展，性意识开始觉醒，并逐渐出现了性冲动、性欲望，对异性产生向往与爱慕的心理，与异性的交往范围逐渐扩大。

（二）维护心理健康的对策

1. 尊重青少年的独立意识，帮助他们顺利度过反抗期　青少年期是心理上的"断乳期"，又称"第二反抗期"。由于青少年意识到自己已经长大，开始把自己看成成年人，渴望与成人一样具有平等的地位和权力、像成人一样完成各种社会义务。这种成人感和独立意识是发展中的正常现象，是

自我意识形成和发展的重要标志。

在这一发展时期,由于青少年已具有了成人意识但不具备成熟的心理条件,而成年人只注重青少年半成熟的一面,却忽视了他们的成人感这一发展事实,容易与青少年陷入矛盾关系之中。家长要正视青少年的心理和行为表现,避免陷入与青少年的矛盾关系中。

为了帮助青少年顺利度过反抗期,家长要注意以下几点:①注意调整与青少年的关系,在反抗期到来之前作好心理准备。②与青少年建立朋友式的关系,平等相待,保持良好的沟通。③尊重青少年独立自主的要求和隐私权,遇事多征求他们的意见,不能简单地要求或粗暴地制止,必要时给予适当的引导和教育。④引导青少年认识到自己不成熟的一面,正确对待自己在成长中遇到的困难和挫折。

2. 培养情绪调节能力,保持良好的心理状态　青少年的情绪变化强烈而带有冲动性,情绪的冲动不受理智控制,易出现极端化的倾向。青少年可以因为一件很小的事情开心而得意忘形,也可以因为受了一点委屈而懊丧不已,其行为常常带有强烈的情绪色彩。因此,教师和家长要帮助青少年认识到自己的情绪特点、学会有意识地调节和控制自己的情绪活动,引导青少年察觉不理智观念、学会用客观和发展的观点去看待周围世界、正确面对现实,逐渐纠正他们偏激的认识,使他们的情绪趋向于成熟。同时,也应教给青少年一些应对不良情绪的方法,如合理地发泄自己的情绪、转移注意力、放松训练等。

3. 学会协调人际关系　亲子关系、同学关系、师生关系是青少年的重要人际关系,直接影响到青少年的心理健康。教师和家长应引导青少年客观地认识自己和评价他人,树立正确的友谊观;指导和教育青少年妥善处理与父母、兄妹、朋友、老师、同学、异性之间的关系,让青少年体验到互相尊重、互相帮助、同心同德、同舟共济的人际关系的温暖,为将来独立应对社会生活奠定基础。

4. 避免不良的生活习惯　由于青少年对任何事物都充满了好奇,加之社会环境的影响,个别青少年容易染上一些不良的生活习惯。这些不良的生活习惯是影响青少年心身健康的重要因素。教师和家长应引起警惕,提前让青少年认识到这些不良生活习惯的危害,增强自身控制能力;同时,引导青少年建立广泛的兴趣,参加各种有益的活动如文体活动、科学实验活动、社会公益活动等。

5. 进行青春期性教育,引导性意识健康发展　处于青春期的青少年,对于性冲动缺乏知识上和心理上的准备。青春期心理卫生的要点之一就是对青少年进行正确的性教育。性教育的目的在于普及性生理和性心理的知识。在异性交往方面,应引导男女学生之间集体的、广泛的健康交往。此外,性教育还包括性道德和法治教育,指导他们正确对待异性朋友,树立正确的恋爱观、婚姻观。

三、青年期心理健康的常见问题与对策

青年期又称成年早期(early adulthood),一般指19~34岁的人生阶段。

(一)发展特点和常见问题

青年期个体身体各系统的生理功能日渐成熟,心肺功能、体力和速度、免疫力等都达到最佳状态,疾病的发生率最低。脑的形态与功能也日趋成熟。心理发展表现为如下特点:

1. 认知发展　个体出生后,智力随着年龄的增长不断发展,到25岁左右达到顶峰。以后,随着年龄的增长,流体智力呈现缓慢下降的趋势,而晶体智力则保持相对稳定并随着知识经验的积累呈现上升的趋势。个体的形式逻辑思维仍处于发展状态,辩证逻辑思维逐渐发展成为主要的思维形式。

2. 情绪发展　青年期的情感体验进入最丰富的时期,情感的内容也越发深刻且带有明显的倾向性。青年的情绪表现出强烈但不稳定的特征,有时出现明显的两极性,易受周围环境变化的影响,变化快。随着年龄的增长,其自我控制能力也不断提高。

3. 意志发展　在青年期,个体的意志力得到了充分的发展,表现为自觉性与主动性增强,遇到

问题愿意主动钻研而不希望依靠外力。随着知识经验的增加,个体行为的果断性也有所增强,动机的斗争过程逐渐内隐、快捷。由于神经系统功能尤其是内抑制的发达,个体动机的深刻性和目的性水平提高,自制力与坚持性有所增强。

4. 社会性发展

(1)**人格相对稳定**:青年期是人格形成与成熟的重要时期,人格相对稳定。①进入青年期后,青年开始将自己的注意力集中到发现自我、关心自我的存在上来,能进行自我批评和自我教育,懂得尊重他人,评价他人的能力也趋于成熟。②人生观、价值观、道德观已初步形成,对自然、社会、人生和爱情等都有了比较稳定而系统的看法。③能力得到提高,兴趣、性格趋于稳定。

(2)**亲密感的建立**:心理学家认为,青年期的主要任务是建立亲密感,恋爱和婚姻是亲密感建立的中心任务,但这并不是亲密关系的全部,亲密关系还包括与父母、朋友的关系,这三重关系是青年面对人生挑战的保护层。

(3)**职业的适应**:进入青年期后,青年在家庭和社会中要承担更多的责任和义务,开始走上工作岗位。在18~25岁,青年不断在个人兴趣、价值观、职业技能和工作之间寻找契合点,工作的变动性较大。25岁以后,青年逐渐选定自己的人生目标并为之努力奋斗。

(二)维护心理健康的对策

1. 做好入学教育,促进学习适应　由于大学的学习环境、学习目的、学习方式和学习内容都有别于中学阶段,因此大学的学习适应问题也是青年期需要关注的主要问题之一。学校和教师要重视大学生的入学教育,向学生介绍大学学习的特点,促进他们尽快地适应大学生活。

2. 学习人际交往技巧,适应社会变化　青年的生活空间会发生很大的变化,交往范围也扩大到了社会生活的各个方面,面临的人际关系也越来越复杂。因此,学习人际交往技巧,提高人际交往能力,对青年更快地适应社会有重要的帮助。

3. 关注性心理健康,正确处理恋爱、婚姻问题　青年期个体的性生理、性心理不断成熟和完善,性意识觉醒并不断发展,但恋爱观、婚姻观及性道德观尚未成熟、稳定。因此,社会应加强对青年性健康知识、性伦理道德、恋爱和婚姻观等方面的教育和指导。要引导青年正确处理与异性的关系,对性冲动、性意识有科学的认识和端正的态度,端正恋爱、婚姻观,学习解决婚姻、家庭问题的技巧,正确对待恋爱、婚姻中的挫折。

4. 增强择业自主性,促进职业生涯的顺利发展　工作不仅是谋生的手段,也是人生幸福的重要组成部分。影响青年职业选择的因素主要有家庭因素、教育和智力水平、性别、人格及社会环境因素。学校、社会要指导青年在充分的自我分析和内、外环境分析的基础上,选择适合自己的职业,设定人生目标,制订人生计划。同时,青年要不断完善自己的职业形象,坚持学习,为今后的职业生涯发展奠定良好的基础。

四、中年期心理健康的常见问题与对策

中年期(middle age)又称成年中期(middle adulthood),是指35~60岁的阶段,是生理的成熟期、心理的稳定期,是人生发展最为鼎盛的时期,也是人最富有生产力的时期。

(一)发展特点和常见问题

进入中年期后,人体的各个系统、器官和组织的生理功能逐渐从成熟走向衰退,在50岁左右进入更年期,男性和女性都会出现一些生理症状,易患多种疾病,还会因内分泌功能紊乱出现更年期综合征的表现。中年期的心理发展表现为如下特点:

1. 认知发展　人到中年,知识的积累和思维能力都达到了较高的水平,善于联想,善于分析并作出理智的判断,对问题有独到的见解,善于独立解决问题。中年期是事业发展的鼎盛时期。同时,进入中年期后,人的各种感觉能力开始衰退,记忆加工过程发生明显变化,不重视细节,更关注

有关事物本质的结论性信息。总之,中年人的智力发展模式是晶体智力继续提高,流体智力缓慢下降;智力技能保持相对稳定,实用智力不断增长。

2. 情绪稳定　中年人的情绪稳定,能较好地控制自己的情绪,较少冲动,有能力延迟对刺激的反应。

3. 意志坚定　中年人对认定的目标能勇往直前,遇到困难不退缩,对外界刺激有较强的承受能力,同时也能理智地调整目标并选择实现目标的有效途径。

4. 社会性发展

(1) **人格稳定**:一是人格结构的构成成分不变,二是各成分的平均水平不变。中年人的性别角色趋于整合,自我控制感增强,心理防御机制日趋成熟,为人处世更加灵活。中年人的自我意识明确,中年人能正确地认识和评价自己,对自己的能力和所处的社会地位有较清晰的认识,善于把握自己的言行。

(2) **人际关系复杂**:中年人的人际关系复杂,包括在家庭生活中的夫妻关系、与未成年子女的关系、与父母的关系,在工作中,与上下级、同事的关系,以及与经常来往的朋友的关系,这些既可以成为中年人的社会支持系统,也可能成为压力的来源。

(3) **工作满意感与职业倦怠**:职业发展是中年期的主要内容,因此了解个体的职业发展情况非常有必要。工作满意感(job satisfaction)是工作者对其工作及工作相关因素评估的基础上所产生的情感性反应。在中年期,个体的工作满意感会有一定程度的提高,但也会受到很多因素的影响,如个体的职业变动等。职业倦怠(job burnout)是指对自己的工作不关心并有距离感。在工作中,职业角色与定位不清、工作负荷过大、奖惩措施不当等均会增加个体的职业倦怠感。职业倦怠不仅会阻碍职业水平的提高,也有损于个体的心身健康。

(二) 维护心理健康的对策

1. 劳逸结合,避免心理疲劳　中年人工作繁忙,家务繁重,人际关系复杂,经常处于社会、家庭、工作的多重压力之下,容易产生心理疲劳,表现为精神不佳、身体不适、工作效率下降、焦虑、苦闷等,如果持续时间过长,就会损害心身健康。因此,中年人凡事要量力而行,切忌心身超负荷运转。中年人应学会有效的压力应对策略,正确归因,改变对职业的认识,减少职业倦怠,提高工作满意感。中年人要注意劳逸结合,加强体育锻炼,丰富业余生活。

2. 调适婚姻生活,维持家庭幸福　温馨和睦的家庭生活是中年人心身健康的重要保证。中年人要采取一些措施调适自己的婚姻生活,如建立共同的兴趣,共享生活乐趣等。亲子关系也是影响中年人心理健康的重要因素,子女的学业问题,价值观、世界观的冲突等均会影响亲子关系、家庭关系,进而影响中年人的心理状态。中年人要学习和更新教育理念和方法,正确看待和处理亲子关系中出现的各种问题。

3. 建立良好的人际交往圈　中年人应多交一些志同道合的益友,通过与朋友之间的语言交流、情感交流,获得更多的情感支持。

4. 调整饮食起居,预防早衰　中年人应积极行动起来预防早衰,可以采取以下措施:采取健康的饮食方式;戒除烟、酒等不良嗜好,慎用药物;积极锻炼身体;保证充足的休息时间;定期体检;进行一些防止大脑早衰的运动,如背诵、朗读等。

5. 注重更年期心理保健　更年期是人生命过程的重要转折时期,是人生必然要经历的过程。中年人要从知识和心理上做好准备,学习有关更年期的知识,了解更年期的生理、心理变化规律,必要时专业的帮助,以便顺利度过更年期。

五、老年期心理健康的常见问题与对策

老年期(late adulthood)又称成年晚期,一般指60岁以后的人生阶段。

（一）发展特点和常见问题

个体进入老年期之后，身体的各系统、各器官都会发生不同程度的器质性或功能性的退行性改变，神经、循环、呼吸、消化、泌尿、生殖、内分泌及骨骼等系统，均趋于衰退，功能减弱。生理上的退行性变化以及退休后的社会生活的改变，均可导致老年人心理上的变化。

1. 认知发展

(1)感知觉退行性变化明显：感知觉是个体心理发展最早，也是衰退最早的心理功能。衰退的主要表现是感觉阈限升高，感受性下降。在各种感觉中，最早开始衰退的是听觉，许多人不到 60 岁听觉衰退得就非常明显；其次是视觉，它在 55 岁前非常稳定，之后便急剧衰退；味觉在 60 岁之后衰退的速度很快。

(2)记忆减退：老年人的近期记忆保持效果差，但远期记忆保持效果好，对往事的回忆准确、生动。老年人的机械识记能力下降，记忆广度变小，速记、强记困难，以有意识记为主，再认能力较差，回忆能力显著减退。

(3)思维能力下降：表现为抽象概括能力下降，思维灵活性差，不容易接受新事物，缺乏好奇心。

2. 情绪变化　老年人比较容易产生消极的情绪情感，如抑郁感、孤独感、衰老感和自卑感等，情感体验深刻而持久，情感状态一般比较稳定，变异性较小。

3. 社会性发展

(1)人格变化：老年人的人格有所变化。有的人会变得优柔寡断，有的人会变得更加固执。在众多变化中，人们通常认为，小心、谨慎、固执、刻板，是老年人特有的人格特点。但大多数研究表明，老年人的人格虽然发生了某些变化，但人格的基本方面是持续稳定的，而且稳定多于变化。

(2)社会生活及人际关系变化：老年人退休后，不再承担相应的社会责任和义务，由原来的奔波操劳转变为清静安闲。同时，老年人人际交往的范围相应地缩小。生活节奏和人际关系的变化，成为老年人的重要生活事件，很多老年人因此出现各种心身问题。

老年人心理变化的个体差异很大。由于老年人的受教育程度、生活环境、职业、性格特点等都不相同，身体状况也不相同，因此老年人在心理的改变上虽有许多共性的地方，但差异是显著的。此外，老年人的心身变化并不同步，许多老人虽患有多种慢性疾病，但仍能积极地面对生活。

（二）维护心理健康的对策

1. 正视现实，享受老年生活　机体衰老是自然规律，社会角色改变是个体发展的必然结果。老年人要正视现实，提前做好退休的心理准备，安排好退休后的生活。退休并不意味着社会劳动的终结，有能力、有兴趣的老年人仍可以选择自己喜欢的工作，发挥余热。老年人也可以参加一些适合自己的社会活动，或者培养一些兴趣爱好，让退休生活丰富多彩，把退休后出现的失落感、孤独感降到最低的程度。例如，进入"老年大学"学习自己感兴趣的内容，不仅可以陶冶情操，还可以改善记忆力和智力，延缓衰老。

2. 合理用脑，适当运动　适当的脑力活动和体育活动可以延缓大脑和躯体功能的衰退。坚持科学用脑，适当学习新知识，接受新事物，可以放宽眼界，跟上时代的步伐。同时，学习可以锻炼脑力，延缓心理的衰老。老年人可选择适合自己的户外活动，如散步、慢跑、练气功、打太极拳等，这样既可以呼吸新鲜空气、促进血液循环、有益于身体健康，又可以让老年人产生轻松愉快、精神焕发的感觉。

3. 生活规律，饮食合理　退休后老年人不必为工作、生活奔波，可以自由地安排自己的生活，但一定要合理安排作息时间，做到起居有常，饮食有节，不熬夜，不过劳，不吸烟，不酗酒。

4. 保持良好的人际关系　老年人应积极参与社会交往，保持与亲友的联系，互相关心，互相爱护；尊重年轻人的生活方式和价值观，保持良好的代际关系。政府、单位、家庭、邻里要多关心和支持老年人，形成尊老、敬老、爱老、养老的社会风气，提供各种方便，满足老年人的社会需求，保证老年人安度晚年。

5. 积极防治躯体疾病 老年人由于身体器官衰老、功能衰退,易患各种躯体疾病,这严重影响老年人的健康和生活质量。因此,积极防治躯体疾病是保持老年生活愉快、延长寿命的重要途径。老年人要定期检查身体,发现疾病时要及时治疗。

6. 坦然面对死亡 老年人要充分认识到人的生老病死是不可抗拒的自然规律,每个人最终都将面临死亡;要对死亡有充分的心理准备,不回避,不幻想,让自己有生之年的每一天都过得充实、有意义;要努力做到顺其自然,为所当为。

本章小结

本章的重点是心理健康的评估标准。虽然各国学者的研究结论各有不同,但心理健康的标准总要遵循其基本概念,即个体以积极的、有效的心理活动,平稳的、正常的心理状态,对当前和发展着的社会、自然环境以及自我内环境的变化具有良好的适应功能,并由此不断地发展健全的人格,提高生活质量,保持旺盛的精力和愉快的情绪。不同年龄阶段的心理发展特点各有不同,心理卫生工作的要点要根据不同年龄阶段的一般特点及个体自身的情况来确定。

（付　佳）

思考题

1. 简述心理健康的评估标准,并对自己的心理健康状态作出评估。
2. 如何结合婴儿期心理发展的特点,对婴儿实施有效的心理卫生工作?
3. 如何帮助老年人适应退休后的生活,更好地享受老年生活?

ER 4-4

练习题

第五章 心理应激与心身疾病

教学课件

思维导图

ER 5-1　ER 5-2

学习目标

1. 掌握心理应激的概念、认知评价过程;心身疾病的定义,心身疾病理论,心身疾病的诊断与治疗原则。

2. 熟悉心理应激的过程,应激的心理及生理反应;行为类型与心身疾病,心身疾病的发病机制。

3. 了解心理应激的概念模型,应激与临床医学的关系,应激对健康的影响;各类心身疾病发病的心理社会因素。

4. 学会常见心身疾病的诊断与心理社会干预技术。

5. 具备批判性思维,树立全面、系统的观念。

情境导入

李某,男性,20 岁,大二学生。在某次重要的体育技能展示过程中,他由于地滑而摔倒在地,其他同学都完成得很好。此后,他便有了心理负担,一到同一个地点或者回看当时的视频就紧张,甚至有一段时间连最简单的踢腿动作都不会了。李某平时对自己的要求比较严格,愿意听到别人的表扬,自述受到批评也能接受。据了解,他在以往的生活和学习中都比较顺利,没有受过什么挫折。

ER 5-3
思路解析

请思考:

1. 李某因为情境刺激,产生了哪些相应的心理、生理变化?

2. 李某应如何正确应对这种状态?

面对压力或困难时,个体通常会出现紧张、焦虑等情绪反应以及躯体行为方面的反应,机体的这种状态称为应激状态。适度的应激反应有利于提高机体的警觉水平,以利于机体更好地适应环境,但如果反应过于强烈、持久,就会损害人的心身健康。适度的应激可以激发人的动机和潜能,从而使个体能更好地迎接挑战,适应环境或改造环境,在这个过程中获得个人的成长和成熟。

第一节　心理应激

一、概述

(一)应激的概念

现代医学心理学认为,应激是个体面临或察觉到(认知、评价)外界环境变化对个体造成威胁和挑战时作出的适应和应对的过程。人们可以从以下几个方面来理解应激的定义:

1. **应激是一种刺激物** 这种刺激物是给个体造成压力的社会生活中的一些事件,其来源十分广泛,可以是躯体的、心理的、社会的和文化的,这些刺激物均构成应激源,引起个体的反应。

2. **应激是一种反应** 应激是一种机体对环境需求的反应,是机体固有的、具有保护性和适应性功能的整体的防卫反应。应激反应可以是生理的、心理的和行为的,生理学家塞里从生理角度将这种反应称为一般适应综合征。

3. **应激是被察觉到的威胁或挑战** 应激发生于个体无法应对或调节需求之时。它的发生并不伴随特定的刺激或特定的反应,而是发生于个体察觉或估计到这种刺激具有某种威胁或挑战之时。由于个体对情境的察觉和估价存在差异,因此个体对应激源作出的反应也就存在差异。

(二)应激的概念模型

近百年来,不同的学者形成了不同的应激理论,由早期重视应激反应或应激源,到重视应激作用的"过程",再到后来越来越关注应激多因素的"系统",形成了对应激现象本质理论概括的应激模型,主要包括以下几个方面:

1. **应激的认知评价模型** 20 世纪 60 年代,拉扎勒斯等人提出认知评价在应激中的重要性。他认为,心理应激是指人对外界有害物、威胁、挑战经认识评价后所产生的生理、心理和行为反应。他指出,应激的发生并不伴随特定的刺激或特定的反应,而是发生于个体察觉或估价一种有威胁的情境之时。1979 年,有心理学家正式提出了应激的认知评价模型,该模型认为应激反应是个体对情境或事件认知评价的结果,人们感受和评价事物的方式决定着应激反应的发生和程度。

2. **应激的过程模型** 以福克曼为代表的研究者在拉扎勒斯的理论基础上,逐渐趋向于将心理应激看作是以认知评价因素为核心的过程,并从应激源、应激中介因素和应激反应三个方面及其相互关系来认识这一过程。应激的过程模型见图 5-1。

根据应激的过程模型,心理应激可以看作为个体在应激源的作用下,通过认知评价、应对方式、社会支持和人格特征等中介因素的影响,最终以心理、生理反应表现出来的作用过程。

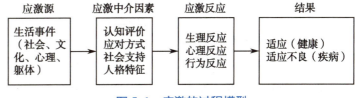

图 5-1 应激的过程模型

3. **应激的系统模型** 自 1987 年以来,姜乾金等人通过大量有关应激因素之间相互关系的理论与实证研究,证明应激的有关因素之间不仅仅是单向的、从因到果或从刺激到反应的过程,而是多因素相互作用的系统。例如,个体可以对应激源作出不同的认知评价,从而趋向于采用不同的应对方式和利用不同的社会支持,导致不同的应激反应;但反过来,应激反应也影响其应对方式、社会支持、认知评价直至生活事件。也就是说,认知评价、应对方式、社会支持甚至人格特征等作为应激过程论的中介因素,分别受其他各种因素的影响和制约,其中人格特征起到核心作用。那么,应激其实是其有关因素相互作用的系统。应激的系统模型见图 5-2。

根据应激系统模型,心理应激被定义为个体的生活事件、认知评价、应对方式、社会支持、人格特征和心身反应等生物、心理、社会多因素构成相互作用的动态平衡系统。当由于某种原因导致系统失衡时,就产生心理应激。

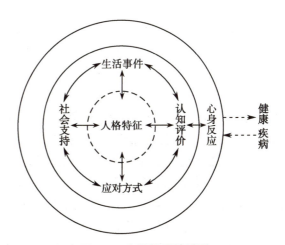

图 5-2 应激的系统模型

(三) 心理应激理论与临床医学

心理应激的理论模型不仅为医学心理学的研究提供了一种框架思路,而且在医学临床工作中也具有多方面的实际指导意义,具体体现在以下几个方面:

1. 在病因学方面 心理应激理论模型有助于人们认识疾病发生、发展过程中心理、社会和生物各应激因素的作用及其内在规律。例如,国内许多研究将心身健康的变异情况(如情绪反应、心身症状)作为应激作用的结果或心理应激反应来看待,而将与健康和疾病有关的各种心理社会因素如生活事件、应对方式、社会支持、个性特点等和某些生物学因素作为应激的有关因素进行多因素的分析研究,取得了较好的研究成果。

2. 在治疗学方面 心理应激理论模型可以通过消除或降低各种应激因素的负面影响来达到治疗的目的。应激干预模式或压力自我管理计划等干预策略包括了应激过程或系统的多个环节:①控制或回避应激源。②改变认知评价。③改善社会支持。④指导应对方式。⑤进行松弛训练等。

3. 在预防方面 合理地调整应激源和各有关中介因素的构成体系,可以使每个人在适宜的内、外环境下健康成长或保持适应。例如应激无害化或应对方式的指导训练,都可以看成是以应激理论为指导的心理保健措施。

二、应激过程

(一) 应激源

应激源(stressor)是指机体内、外环境向机体提出的适应或应对的要求,经个体认知评价后可以引起心理和/或生理反应的紧张刺激物。从应激过程模型的角度来看,应激源就是各种生活事件。在许多医学心理学文献中,往往将生活事件和应激源作为同一词来看待。应激源的分类比较多,学术界尚未有统一的意见,如按应激源的性质一般可分为:

1. 躯体性应激源 指直接作用于躯体而产生应激反应的刺激物,包括理化因素、生物学因素和疾病因素,如高温、低温、噪声、振动、毒物、感染、外伤、睡眠障碍、性功能障碍等因素。

2. 心理性应激源 指来自人们头脑中的紧张性信息,主要指冲突、挫折和各种原因导致的自尊感降低。例如,心理冲突往往在人际关系出现困难或发生目标冲突时产生;同样,自尊感的降低多产生于难以胜任学习和工作任务之时。

3. 社会性应激源 指能导致个人生活风格变化,并要求人们对其作出调整或适应的事件。社会性应激源包括应激性生活事件和日常生活困扰。应激性生活事件指生活中重大的变故,如各种自然灾害和社会动荡等。日常生活困扰指轻微而频繁的困扰或微应激源,如每天挤车上下班,操心孩子学习等。

4. 文化性应激源 指因语言、风俗和习惯的改变而引起应激,最为常见的是"文化性迁移",如由一种语言环境进入另一种语言环境,或由一个国家迁入另一个国家。在这种情况下,个体将面临一种生疏的生活方式、习惯与风俗,从而不得不改变自己原来的生活方式与习惯,以顺应新的情况。

1967 年,霍尔姆斯(Holmes)和雷赫(Rahe)编制了社会再适应评定量表(social readjustment rating scale,SRRS)。量表共列出 43 种生活事件(表 5-1),用生活变化单位(life change unit,LCU)进行计量评定,用于检测事件对个体的心理刺激强度、表示个体适应不同事件时所需付出的努力大小,并按影响人们情绪的轻重程度划分等级,不同事件的 LCU 量值依次递减。例如配偶死亡的心理刺激强度最高,LCU 量值为 100;微小的违法行为的 LCU 量值最低,为 11。

研究发现,若一年累积的生活事件 LCU 量值小于 150,提示来年基本健康;若一年累积的生活事件 LCU 量值超过 300,来年患病的可能性较大;若一年累积的生活事件 LCU 量值在 150~300,来年有 50% 的可能性会患病。进一步的研究发现,生活事件可能与疾病的过程和康复有关,对生活事件间接进行分析可以帮助预测疾病的进程。

社会再适应评定量表是对整个生活事件在整个人群中影响程度的评估,反映了对整个人群影响的平均水平。但量表指标简单,忽略了生活事件对个体的意义、个体的认知评价、年龄等方面的问题。尽管存在争议,但该量表还是为医学心理学、精神病学、心理卫生等方面的研究提供了一个可观的评价工具和重要的研究手段。

表 5-1 社会再适应评定量表

生活事件	LCU	生活事件	LCU
1. 配偶死亡	100	23. 子女离家	29
2. 离婚	73	24. 姻亲纠纷	29
3. 夫妇分居	65	25. 个人取得显著成就	28
4. 坐牢	63	26. 配偶参加或停止工作	26
5. 亲密家庭成员死亡	63	27. 入学或毕业	26
6. 个人受伤或患病	53	28. 生活条件变化	25
7. 结婚	50	29. 个人习惯改变	24
8. 被解雇	47	30. 与上级矛盾	23
9. 复婚	45	31. 工作时间或条件改变	20
10. 退休	45	32. 迁居	20
11. 家庭成员健康变化	44	33. 转学	20
12. 妊娠	40	34. 消遣娱乐的变化	19
13. 性功能障碍	39	35. 宗教活动的变化	19
14. 增加新的家庭成员	39	36. 社会活动的变化	18
15. 业务上的再调整	39	37. 少量负债	17
16. 经济状态的变化	38	38. 睡眠习惯变化	16
17. 好友丧亡	37	39. 生活在一起的家庭人数变化	15
18. 改行	36	40. 饮食习惯变异	15
19. 夫妻多次吵架	35	41. 休假	13
20. 中等负债	31	42. 过圣诞节	12
21. 抵押品赎回权被取消	30	43. 微小的违法行为	11
22. 所担负工作责任方面的变化	29		

(二) 中介机制

中介机制是指机体将传入信息(应激源或环境需求)转变为输出信息(应激反应)的内在加工过程,是应激的中间环节,即介于应激源与对它们的反应之间起调节作用的因素,包括应激的心理中介和应激的生理中介。

1. 应激的心理中介

（1）**认知评价**（cognitive appraisal）：是个体从自己的角度对遭遇的应激源的性质、程度和可能的危害情况作出估计，同时也估计面临应激源时个体可动用的应对资源。对应激源和资源的认知评价直接影响个体的应对活动和心身反应，因而认知评价在应激过程中起主要作用。

福克曼和拉扎勒斯将个体对生活事件的认知评价过程分为初级评价（primary appraisal）和次级评价（secondary appraisal）。初级评价是个体在某一事件发生时立即通过认知活动判断其是否与自己有利害关系。一旦得到有关系的判断，个体立即会对事件能否改变即对个人的能力作出评估，这就是次级评价。伴随着次级评价，个体会同时进行相应的应对活动。

（2）**应对方式**（coping style）：也称为应对策略（coping strategy），是个体在应激期间处理应激情境、保持心理平衡的一种手段。目前认为应对方式是个体为缓冲应激源的影响，应对心理压力或挫折，摆脱心理冲突引起的自身不平衡的紧张状态而产生的认知性适应行为过程；也可以说是个体为应对难题，有意识地采取认知和行为措施。

福克曼和拉扎勒斯提出应对方式可分为问题指向性应对（problem-focused coping）和情绪关注性应对（emotion-focused coping）。多数关于应对的研究都运用这两个重要概念。情绪关注性应对是指不改变应激源，通过调节、控制自身，改变或减轻个体对应激事件的不良情绪反应，包括宣泄、运动等应对方式。问题指向性应对是指直接指向应激源的应对方式，通过直接的行动或解决问题来改变应激情境，包括事先应对和寻求社会支持。

（3）**社会支持**（social support）：指社会各方面包括父母、亲属、朋友、同事等个人以及家庭、单位、工会等组织给予个体精神或物质上的帮助和支持的系统。社会支持一般是个体在社会生活中获得的"可利用的外部资源"，具有减轻应激的作用。

社会支持所包含的内容相当广泛，目前大致可以将社会支持分为客观支持和主观支持两类。客观支持，即实际社会支持（received social support），指一个人与社会所发生的客观的或实际的联系程度，如得到物质上的直接援助和社会网络支持。主观支持，即领悟社会支持（perceived social support），指个体感到在社会中被尊重、被支持和被理解的情绪体验和满意程度。社会支持能够缓解个体的心理压力、消除个体的心理障碍，在促进个体的心理健康方面起着重要作用。

（4）**人格特征**：作为应激反应过程中的中介因素之一，与生活事件、认知评价、应对方式、社会支持和应激反应等因素之间存在显著的相关性。

人格影响一个人对各种社会、心理、生物刺激物的质和量的评价，甚至决定生活事件的形成。许多资料证明，人格特征与生活事件量表得分之间特别是主观事件的频度以及负性事件的判断方面存在着相关性。

人格影响个体对外环境刺激、挑战、竞争的应对方式、适应能力及其效果。不同人格类型的个体在面对应激时表现出不同的应对策略。有研究发现，当面对无法控制的应激时，A型行为类型（type A behavior pattern，TABP）的人与B型行为类型（type B behavior pattern，TBBP）的人相比，其应对行为更多地显示出缺乏灵活性和适应不良，是一种应激易感人格。

人格影响与他人的人际关系，从而决定社会支持的数量与质量。人与人之间的支持是相互作用的过程。一个平时乐于助人、经常支持别人的人在遇到困难时，能获得比一个人格孤僻、不好交往、万事不求人的人更多的支持和帮助。

人格与应激反应的形成和程度有关。不同人格的人对同样的生活事件可以出现程度不同的心身反应。人格特征对心身疾病的发生起到特殊作用，并作为重要条件而引起某种疾病的发生与发展。

2. 应激的生理中介　生理中介机制是探讨当应激源的信息被认知评价后，如何将其转化为生理反应的。心理应激的生理反应以神经解剖学和神经生理学为基础,涉及神经系统、内分泌系统和免疫系统等。

(1) **应激系统**(stress system):应激的生理反应主要涉及两大系统。一是下丘脑室旁核的促肾上腺皮质激素释放激素;另一系统是低位脑干中以蓝斑为主的去甲肾上腺素能神经元以及以交感神经为主的自主神经系统。在这个系统中承上启下,协调相互关系的神经结构是与新皮质和边缘系统有密切联系的杏仁核。通过这两个反应系统激活儿茶酚胺及下丘脑-垂体-肾上腺,同时通过下丘脑-垂体系统激活其他激素系统。

(2) **神经中介机制**:该机制主要通过交感-肾上腺髓质系统进行调节。在应激状态下,应激源被中枢神经接收、加工和整合,将冲动传递到下丘脑,使交感-肾上腺髓质系统被激活,释放大量儿茶酚胺,引起肾上腺素和去甲肾上腺素分泌,使中枢兴奋性增高,机体出现非特异性反应系统功能增强和向营养系统功能降低的现象,以兴奋和抑制的形式实现对生理活动的影响。结果,网状结构的兴奋增强了心理上的警觉性和敏感性;骨骼肌系统的兴奋导致躯体张力增强;交感神经的激活,引发了内脏的生理变化,如心率加快、血压升高、汗液分泌增多、血糖升高、脂类分解增加等。然而,如果应激源过强或持久存在,则可造成这两个系统平衡的失调,进而可导致疾病。

(3) **神经-内分泌中介机制**:该机制通过下丘脑-垂体-靶腺轴的范围更广,包括下丘脑-垂体-肾上腺轴、下丘脑-垂体-性腺轴、下丘脑-垂体-甲状腺轴,由下丘脑-垂体-肾上腺轴进行调节。在应激反应的早期,由于交感神经活动增强和肾上腺髓质分泌儿茶酚胺增加,非特异系统的兴奋效应加强,体力迅速得到补充,机体可以应对所面临的问题。

如果应激源作用强烈或持久,冲动传递到下丘脑引起促肾上腺皮质激素释放激素(CRH)分泌,通过下丘脑垂体门脉系统作用于腺垂体,促使腺垂体释放促肾上腺皮质激素(ACTH),进而促进肾上腺皮质激素特别是糖皮质激素的合成与分泌,从而引起一系列生理变化,包括血内 ACTH 和皮质醇、尿 17-羟皮质类固醇增多,血糖上升,抑制炎症,蛋白质分解,增加抗体等。实验还证明,在应激状态下,分解代谢类激素如皮质激素、肾上腺髓质激素和甲状腺素等水平升高;而胰岛素、睾丸素等合成代谢类激素水平下降。在恢复阶段,这些变化正好相反。

(4) **神经-内分泌-免疫调节机制**:在应激条件下,自主神经系统、内分泌系统和免疫反应不是孤立发生的,而是相互作用、相互影响的。三者之间至少有四个"触点":①免疫系统利用细胞因子向中枢神经系统发出机体正受到伤害的信号;②中枢神经系统通过垂体-肾上腺轴调节免疫反应;③免疫细胞上有肾上腺素受体,从而接受自主神经和内分泌系统的影响;④免疫系统的器官受自主神经系统两个分支的神经支配。

上述这种双向的沟通使得心理应激与免疫系统间的相互作用成为可能,即免疫系统功能的某些变化可以伴随或导致心理上的改变;反过来,心理应激也可以造成免疫功能上的变化。

在应激条件下,肾上腺和交感神经的反应对免疫系统功能有广泛的影响。在应激条件下的情绪反应往往伴随着免疫系统细胞数量和功能上的变化出现。儿茶酚胺对淋巴细胞上受体的影响是很复杂的,它既能增强免疫系统的功能,又能降低免疫系统的功能。免疫系统也与下丘脑-垂体-肾上腺轴有重要的相互作用。在应激条件下,高浓度的皮质醇可以抑制免疫功能。由于在应激条件下的消极情绪反应可伴随着高水平的皮质醇,所以心理应激可以对免疫功能造成损害。这也是心理因素参与某些与免疫功能密切相关的疾病的发病机制。

(三) 应激反应

应激反应(stress reaction)是个体因应激源所致的各种生物、心理、社会、行为方面的变化,常被称为应激的心身反应(psychosomatic response),包括心理应激反应和生理应激反应两大方面。

1. 心理应激反应 个体对应激的心理反应从性质上可分为积极的心理反应和消极的心理反应两大类。

（1）**积极的心理反应**：是指适度的皮层唤醒水平和情绪唤起、注意力的集中、积极的思维和动机的调整。这种反应可以帮助人维持应激期间的心理平衡，准确地评定应激源的性质，作出符合理智的判断与决定，从而使人能恰当地选择应对应激源的策略，有效地同环境相互作用（应对能力的发挥）。

（2）**消极的心理反应**：是指过度的焦虑、紧张、情绪过分波动、认识能力降低、自我概念不清等。这类反应妨碍个体正确地评价现实情境、选择应对策略和正常应对能力的发挥。

个体对应激的心理反应从形式上可分为认知性应激反应、情绪性应激反应和行为性应激反应。

（1）**认知性应激反应**：是指适度的应激状态，可使机体的认知过程表现为注意力集中、思维敏捷、动作灵敏。当机体处于过度唤醒的状态时，机体的认知过程将受到不同程度的影响，表现为典型的认知性应激反应、灾难化的认知性应激反应和特殊的认知性应激反应。

（2）**情绪性应激反应**：当个体出现应激反应时，会产生焦虑、恐惧、愤怒、抑郁等多种不良情绪，其中焦虑是最常见的一种情绪反应。在大多数情况下，当应激源消失时，这些情绪反应就会减轻或消失。适度的焦虑可以提高机体的唤醒水平，用合理的策略应对应激源对机体是有利的。

（3）**行为性应激反应**：伴随着应激的心理反应，个体在外显行为上也会发生一些变化，如脸部肌肉抽搐、声音变调、呼吸急促、坐立不安等。这是有机体为缓冲应激对个体的影响、摆脱心身紧张而采取的应对行为策略，以顺应环境的需要。

2. 生理应激反应　目前研究显示有两个较成型的应激的生理反应模块。

（1）**应急反应**：是个体在感受到威胁与挑战时机体发生的或战或逃反应。应急反应涉及的生理变化包括交感-肾上腺髓质系统的激活，交感神经兴奋；心率加快，心肌收缩力增强，回心血量增加，心排血量增加，血压升高；呼吸频率加快，潮气量增加；脾脏缩小，脑和骨骼肌血流量增加，皮肤黏膜、消化道的小动脉收缩、血流量减少；脂肪动员为非酯化脂肪酸，肝糖原分解为葡萄糖；凝血时间缩短等。

（2）**慢性应激状态下的生理反应**：慢性应激状态以环境中有应激源、伴有负性情绪、对环境控制的缺乏或个体认为没有应对的可能性为特征。

在伴有负性情绪且个体认为没有应对的可能性时的应激反应中，个体的下丘脑-垂体-肾上腺轴被激活，极度警惕，运动抑制，交感神经系统被激活，外周循环阻力增加，血压升高，但是在副交感神经系统的介导下心率减慢、心排血量减少。

（四）应激对健康的影响

应激对健康的影响既有积极的一面，也有消极的一面。

1. 适度的应激对人的健康和功能活动有促进作用，使人产生良好的适应结果。其作用主要表现在：

（1）**适度的应激是人成长与发展的必要条件**：有研究表明，早年的心理应激可以提高个体在后来生活中的应对和适应能力，从而能更好地耐受各种紧张性刺激和致病因子的侵袭。

（2）**适度的心理应激是维持个体正常功能活动的必要条件**：人离不开刺激，适当的刺激和应激有助于维持人的生理、心理和社会功能。例如，工人在流水线上从事比较单调、缺少变化或挑战性的工作时，很容易进入疲劳状态，出现注意力不集中、情绪不稳定的状况，从而导致工作效率下降、事故增加，但一旦增加工作和环境的刺激性和挑战性，就可以改善工作人员的心身功能，提高工作效率。

2. 长期的、超过人的适应能力的心理应激则会损害人的健康，对人体健康起消极作用。其作用主要表现在：

（1）**心理应激引起的心理与生理反应**：在临床上表现为相应的症状和体征，成为人身体的不适、虚弱和精神痛苦的根源及就医寻求帮助的原因。处于急性心理应激状态的人,常常有较强烈的心理与生理反应,由此形成急性焦虑反应(烦躁、过敏、震颤、厌食、腹部不适等)、血管迷走反应(虚弱、头晕、出汗等)、通气过度综合征(呼吸困难、窒息感、心悸等)。处于慢性心理应激状态的典型症状是"神经血管性虚弱",即病人感到易疲劳、胸痛、心悸以至呼吸困难等。

(2)**加重已有的精神和躯体疾病**:大量研究表明,心理应激引起的心理与生理反应,可以加重一个人已有的疾病或造成复发。例如一位冠心病病人在观看紧张的足球比赛后发生心肌梗死,病情已得到控制的哮喘儿童在母亲离开后哮喘发作。

第二节　心身疾病

一、概述

(一) 心身疾病的定义

心身疾病(psychosomatic disease)也称心理生理疾病(psychophysiological disease),是指心理社会因素在疾病发生、发展过程中起重要作用的躯体器质性疾病和功能性障碍。关于心身疾病的定义有广义和狭义两种。广义的心身疾病是由心理社会因素在疾病的发生和发展过程中起重要作用的躯体器质性疾病和躯体功能性障碍。通常将这种心理社会因素在发病、发展和转归过程中起重要作用的躯体功能障碍称为心身障碍(psychosomatic disorder),如偏头痛、神经性呕吐等。狭义的心身疾病则是指心理社会因素在疾病的发生和发展过程中起重要作用的躯体器质性疾病,如原发性高血压、消化性溃疡等。

许多年来,在人们的心目中,疾病有两大类,即一类是躯体疾病,另一类是精神疾病。随着心身关系的深入研究和不断实践,已经确认有些躯体疾病在其疾病的发生中心理社会因素起了重要作用,这类躯体疾病被命名为心身疾病,并作为第三类疾病并列于躯体疾病和精神疾病。

随着人们对心身疾病研究的深入,心身疾病的概念也在不断地变化之中。目前认为,心理社会因素在各种疾病的发生中均有作用。

心身疾病主要有以下特征:①疾病的发生和发展与心理社会因素有关,通过心理中介或生理中介而发病。②必须有明确的器质性病变或躯体功能性障碍的症状,如呕吐、偏头痛等。③心身疾病通常发生在自主神经支配的系统或器官。④遗传和人格特征与心身疾病的发生有一定的关系,不同人格特征的个体对某些心身疾病的易感性不同。⑤同样性质或强度的心理社会因素,对于一般人只引起正常范围内的生理反应,而对于心身疾病易感者则引起明显的病理生理反应。

(二) 心身疾病的分类

亚历山大(Alexander)最早提出七种经典的心身疾病,即溃疡病、原发性高血压、甲状腺功能亢进、溃疡性结肠炎、类风湿关节炎、支气管哮喘和局限性肠炎,并认为这些疾病与特定的心理冲突有关。随着对心身疾病的研究,人们发现心身疾病分布于各个系统,种类甚多。

1. 内科心身疾病　如原发性高血压、冠心病、阵发性心动过速、心动过缓、雷诺病(Raynaud disease)、胃溃疡、十二指肠溃疡、神经性呕吐、溃疡性结肠炎、过敏性结肠炎、贲门痉挛、习惯性便秘、支气管哮喘、通气过度综合征、心源性呼吸困难、神经性咳嗽、紧张性头痛、甲状腺功能亢进、甲状腺功能减退、糖尿病等均属于内科心身疾病。

2. 外科心身疾病　如全身性肌肉痛、书写痉挛、类风湿关节炎等。

3. 妇科心身疾病　如痛经、经前期综合征、功能失调性子宫出血、功能性不孕症、更年期综合征等。

4. 儿科心身疾病　如异食症、夜间遗尿症、尿频等。

5. 眼科心身疾病 如原发性青光眼、视网膜炎、眼睑痉挛等。

6. 口腔科心身疾病 如复发性口腔溃疡、口臭、唾液分泌异常、舌痛症、咀嚼肌痉挛等。

7. 眼耳鼻咽喉科心身疾病 如梅尼埃病(Ménière's disease)、咽喉部异物感、耳鸣、晕车、口吃等。

8. 皮肤科心身疾病 如神经性皮炎、皮肤瘙痒、脱发、多汗症、牛皮癣、白癜风等。

9. 其他心身疾病 如恶性肿瘤、肥胖症等。

(三)心身疾病的发病机制

心身疾病的发病机制比较复杂,目前相关途径主要涉及心理动力学、心理生理学和行为心理学三个主要理论。

1. 心理动力学理论 主要强调潜意识心理冲突在心身疾病发生中的作用,认为个体不同的潜意识特征决定了与某种心理冲突相关的特定心身疾病的种类。心理动力理论认为心身疾病的发病主要取决于三个方面:①个体潜意识中未解决的心理冲突。②身体器官对疾病的脆弱易感性。③自主神经系统功能的过度活动性。

心理冲突多出现于童年时代,常常被压抑在潜意识中。在个体成长的过程中,这些潜意识中的心理冲突可能会因某种刺激而重新出现。如果这些复现的心理冲突找不到恰当的途径疏导,就会通过自主神经系统功能活动的改变,从而引起某些脆弱器官的病变。例如心理冲突在迷走神经功能亢进的基础上可引起哮喘、溃疡病;在交感神经亢进的基础上可引起原发性高血压、甲状腺功能亢进等。因此,该理论认为,只有明确了致病的潜意识心理冲突,才有可能了解心身疾病的发病机制。心理动力理论虽有一定道理,但其缺陷是过分夸大了潜意识的作用。

2. 心理生理学理论 主要研究"哪些心理社会因素通过何种生物学机制作用于何种状态的个体,从而导致某种疾病的发生"。由于心理社会因素对不同的人可能产生不同的生理反应,不同的生理过程又涉及不同的器官组织,因而不同的疾病可能存在不同的心理生理中介途径。

研究表明,心理社会因素通过免疫系统与躯体健康和疾病之间的联系,可能涉及三条途径,即下丘脑-垂体-肾上腺轴、自主神经系统的递质、中枢神经与免疫系统的直接联系。心理生理学也重视研究不同种类的心理社会因素,以及这些因素在不同遗传素质个体上的致病性差异。

3. 行为心理学理论 该理论认为某些社会环境刺激会引发个体的习得性心理和生理反应,如情绪紧张、呼吸加快、血压升高等;由于个体素质的差异,或特殊环境因素的强化,或通过泛化作用,使得这些习得性心理和生理反应被固定下来,从而演变成为症状和疾病。紧张性头痛、通气过度综合征、高血压等心身疾病的形成,均可通过此机制得到解释。有一部分心身疾病的发病机制属于条件反射性学习。

行为心理学理论对心身疾病发病机制的解释,虽然缺乏更多的微观研究证据,但对于指导心身疾病治疗的意义已日益明晰。

(四)心身疾病的诊断原则

按生物-心理-社会医学模式,人类的任何疾病都受到生物因素和心理社会因素的影响,心身疾病的诊断和预防原则,都应该兼顾个体的心理、生理和社会三方面。国内外学者从不同角度对心身疾病的心理社会因素进行的评估,如在疾病诊断过程中的采集病史这一步中,不仅对病人的生理、心理、社会三方面的现状作出评估,还对个体发育过程中的有意义事件及成长经历中的关键阶段、家庭变迁、事(学)业成就、人际关系进行量化研究,特别关心个体的认知评价能力。

目前,学术界对心身疾病的诊断已达成共识:认为在临床上应从躯体、心理及相关社会因素出发进行多方面、多层次、多维度的分析,以进行生物躯体的"器质性疾病"与社会心理的"适应不良"的双向诊断。值得注意的是,这些心理社会因素直接影响躯体疾病的病程、治疗疗效、病情演变及转归。

1. 心身疾病的诊断要点 ①疾病的发生与心理社会因素有关,即躯体症状与心理社会事件或压力有明确的时间关系。②躯体症状必须有明确的器质性病理改变,或存在一定的躯体化障碍,即症状可以通过医学检查或实验室检查得到证实。③必须排除神经症性障碍或精神病的可能性,特别是癔症(躯体症状的意识或控制丧失)、疑病症(过度担心身体健康)、焦虑症等。

2. 心身疾病的诊断程序 心身疾病的躯体诊断与医学诊断相同,下面只介绍心理诊断所涉及的内容:

(1)**病史采集**:①搜集一般资料,如人口学资料、生活状况、婚姻家庭、工作记录、社会交往、娱乐活动、求助者个人内在世界的重要特点(包括认知评价、个性特点等)。②个人成长史资料,如青少年期的个体心理发展状况、个人成长中的重大转化及现在对它的看法。③病人目前精神、身体和社会工作与社会交往状态。

(2)**体格检查**:心身疾病的体检和临床体检相同,但需要特别注意可通过现代技术手段进行脑影像学检查。例如可使用 CT、MRI 了解大脑结构的改变,通过 fMRI、单光子发射计算机体层成像(single photon emission computed tomography,SPECT)、正电子发射体层成像(positron emission tomography,PET)对脑组织的功能水平进行定性甚至定量分析。体检时可以注意观察病人的心理行为反应方式和情绪状态。

在诊断中临床医生必须注意,不能借助于检查尤其是一些先进的技术检查手段试图改善病人的焦虑、抑郁情绪,更不能依赖反复检查和化验向病人证明疾病的性质和严重程度,这样反而会引起病人的疑虑。医生必须根据躯体和心理两个方面的具体情况,作出心身相关的全面诊断。

(3)**心理评估**:对初步怀疑为心身疾病者,应结合病史材料,在行为观察和晤谈的基础上进一步做心理测验或必要的心理生物学检查,对病人的认知评价、个性特征、心理应激源、应对方式、社会支持等作出全面的评估,确定心理社会因素的性质、内容,以明确心理社会因素在疾病发生、发展中所起的作用。

(4)**分析诊断**:根据以上程序中收集的材料,结合心身疾病的基本理论,对是否是心身疾病、是何种心身疾病、有哪些心理社会因素、它们在心身疾病中的作用大小及可能的作用机制等问题进行多层次、多维度的分析,并作出临床诊断。

(五)心身疾病的预防与治疗原则

心身疾病是一组由心理社会因素所引起的躯体器质性障碍和躯体功能性障碍,其治疗要兼顾到病人的生物学和心理社会因素各方面。因此,一方面必须在躯体水平上采取有效的躯体治疗,另一方面又必须在心理和社会水平上进行干预或治疗,即采取心身结合的治疗原则。

1. 心理干预目标

(1)**消除生物学症状**:主要通过药物治疗或心理治疗技术直接改变病人的生物学过程,提高身体素质,促进疾病康复。例如对高血压病人的治疗,除使用降压药和抗焦虑药外,还可采取松弛训练来降低病人的血压。

(2)**消除心理社会刺激因素**:病人不良的情绪影响疾病的发生和发展,通过远离生活事件,鼓励、安慰、暗示等方法缓解不良情绪。

(3)**消除心理学病因**:主要在于使病人在平时的生活中重视自己人格的完善和行为矫正,提高病人的抗应激能力。例如对于冠心病病人,在其病情基本稳定以后,医生要针对病人的人格特征及其他冠心病危险因素进行综合指导和行为矫正,帮助病人完善人格特征,改变认知模式,减少或消除应激源,提高其适应生活和工作环境的能力。

2. 心身疾病的治疗原则 心身疾病应从心身整体的观念出发,采取心身结合的治疗原则。一方面要采用有效的生物医学手段,另一方面必须在心理和社会水平上加以干预或治疗。

对于急性发病且躯体症状严重的病人,应重点治疗躯体症状,辅助给予心理治疗。例如对于急性心肌梗死的病人,给予综合的生物性救助措施是解决问题的关键,同时也可以给予支持疗法、行为疗法等心理治疗,以缓解病人紧张、焦虑的情绪。

对于以心理症状为主或虽然以躯体症状为主但已呈慢性病程的心身疾病,则可在实施常规躯体治疗的同时,重点安排好心理治疗。例如对于慢性消化性溃疡、更年期综合征、神经性皮炎的病人可给予适宜的躯体药物治疗,也可给予抗焦虑药、抗抑郁药以改变病人的心理状况,但应重点给予心理干预和行为诸方面的指导。

针对心身疾病开展心理治疗的目的在于影响病人的应对方式和情绪。支持疗法、松弛疗法、生物反馈疗法、行为矫正等心理治疗方法均可选择使用。

3. 心身疾病的预防 心身疾病是多种心理、社会和生物学因素相互作用的产物。因此,心身疾病的预防不能单纯着眼于生物学因素,要同时兼顾心理、身体两个方面进行综合预防。

应针对某些导致整个人群发病率增加的危险因素,进行心理健康教育。对于那些有明显行为问题的人,如吸烟、酗酒、多食、缺少运动的人进行健康行为指导;针对心身疾病发病的危险性比一般人群要高的人实施预防性干预,如有暴怒、抑郁、孤僻及多疑倾向者应及早通过心理指导健全其人格;对于那些工作和生活环境里存在明显应激源的人,要及时进行适当的调整,减少或消除心理刺激;对筛选出的有轻微心身疾病先兆和体征的人群如血压轻度增高者,则更应注意加强心理预防工作。

二、行为类型与心身疾病

行为类型是一种特异的活动和情感的复合体。有研究表明,行为类型与心身疾病存在一定的关系。

1. A 型行为与冠心病 弗里德曼(Friedman)和罗森曼(Rosenman)把人的行为类型分为 A、B 型。A 型行为类型者的人格特征为持续的进攻性、进取心和紧迫感、急躁、专心致志追求事业目标,并且始终保持着警觉,易冲动,精力充沛等。在行动上常表现出迅速、性急、果断而不沉着等特点。流行病学调查表明,冠心病病人多数具有 A 型行为类型的特点,其所占比例明显高于其他行为类型。

A 型行为类型于 1977 年在国际心肺和血液病学术会议上被确认为冠心病的一个独立的危险因素。TABP 者不仅易患冠心病,而且其临床表现和并发症也比较严重。

有学者认为,在 TABP 者中有明显的家族遗传倾向,TABP 是在某种体质因素或早期环境的影响下发展起来的一种固定的行为方式。这与认为 TABP 是一种危险的生活方式的看法是一致的。

2. C 型行为与恶性肿瘤 C 型行为往往表现为内向、乖僻、小心翼翼、情绪不稳、多愁善感、易冲动,常常过分要求自己,具有克制、压抑的人格特点。许多资料表明,具有 C 型行为的个体患恶性肿瘤的较多。

三、常见的心身疾病

随着医学模式的转变和现代心身医学的发展,心理社会因素在疾病的发生、发展、治疗转归中的作用日益受到重视,心身疾病的范围亦很广,可累及躯体各个系统并涉及临床各科。下文重点介绍一些常见的、典型的心身疾病。

(一)冠心病

冠心病是指冠状动脉粥样硬化使血管腔狭窄或阻塞和/或因冠状动脉痉挛导致心肌缺血、缺氧或坏死而引起的心脏病。冠心病是一种常见的心身疾病,其发生、发展与生物、心理和社会多种因素有关,病情的严重性和病程的长短与紧张等情绪状态密切相关。

1. 心理社会因素在冠心病的发生和发展中的作用

(1)**情绪**:一般冠心病病人会存在情绪障碍,主要表现为焦虑和抑郁,这种负性情绪可激发和加重冠心病,并影响预后。

(2)**A型行为类型**:心身医学认为A型行为类型是冠心病的易患素质。A型行为类型的特征:①有时间紧迫感,行为急促,工作速度快;不仅怕误时,而且总想提前;脾气急躁,缺乏耐心,常因急于考虑做什么事情而彻夜不眠,甚至半夜起床做事情。②争强好胜、暴躁,常常是雄心勃勃,目标远大,措施强硬,行为刚毅、果敢勇猛,只想到奋斗目标,不顾不良后果;有时甚至一意孤行,独断专横;走路、办事匆忙,说话快、急、声音响亮,常带爆破性音调。③充满敌意,总是把周围的人看作自己的竞争对手,把外界环境中不利因素的比重看得大,有很强的控制欲。

(3)**社会心理应激**:有调查发现,在事业中有过4次以上重大挫折者的患病率比未受重大挫折者高4倍。我国学者用社会再适应评定量表调查了40例心肌梗死的病人后发现,病前病人经受的社会生活事件明显高于对照组。

2. 冠心病病人的心理反应 许多病人在不知不觉中患上冠心病,在被诊断为冠心病后,病人的反应与其病前的人格特征、对疾病的认识以及有关事件的影响有关。倾向于悲观归因思维模式的病人常常紧张、焦虑不安,甚至出现惊恐发作,如果近期有因冠心病死亡的事件发生会加重此种焦虑情绪;有些病人出现继发性抑郁,其整个生活方式发生重大改变,疾病行为成为他们生活中的主要行为,这样可加重冠心病,诱发心肌梗死。由于病人恐惧冠心病,希望自己不得这种病,因而常采用"否认"和"合理化"的心理防御机制。例如病人将胸痛称为胃部不适,竭力寻找自己不可能患冠心病的理由,这样病人经常延缓就医或拒绝就诊。

3. 冠心病的心理社会干预 对于冠心病的处理应采取综合性措施,即在给予躯体治疗的同时,辅助以心理咨询和心理治疗。

(1)**积极开展心理咨询**:了解和及时解决病人存在的影响情绪的心理问题,及时疏导,做好针对性的教育指导工作。

(2)**开展心理治疗工作**

1)A型行为类型的矫正对降低患冠心病的风险很重要,主要是采取以认知行为矫正疗法为主的综合矫正模式,包括用分发小册子或集体讲座的方式进行冠心病相关知识和TABP相关知识的教育,进行松弛训练,并要求TABP者将松弛反应泛化到日常生活中,用认知疗法帮助病人进行认知重建和实施自我控制。

2)行为心脏学的观点认为,合理膳食、适量运动、戒烟限酒这三大基石是心脏康复的基础,而心理平衡则是心脏康复的关键,所以病人要逐步改变不良的生活方式,树立良好、稳定的心态。

(3)**药物治疗**:如果病人出现明确的焦虑、抑郁,则需要加用抗焦虑、抗抑郁药物。

(二)原发性高血压

原发性高血压作为人类复杂性疾病,其病因是遗传与环境等多个因素交互作用的结果。这里重点强调与心理社会因素相关的因素。

1. 心理社会因素在高血压发生和发展中的作用

(1)**不良行为因素**:流行病学调查发现高血压的发病率与高盐饮食、肥胖、缺少运动、吸烟及大量饮酒等因素有关。

(2)**情绪因素**:如在医院里测量的病人血压往往要比在家里测得的数值高,原因就是病人因心情紧张而造成了血压的异常变化。

(3)**人格特征**:邓巴(Dunbar)提出的"人格特异理论"认为高血压病人具有追求完美、沉默等的特点,但当与权威发生冲突时,也会出现"火山爆发式"的情感。

2. 高血压病人的心理反应　由于原发性高血压常常隐匿起病,病程较长,早期血压波动在正常和异常之间,病人在刚发现高血压时常紧张、焦虑,随后常见的反应是忽视疾病,这与人们对疾病的认识不足、症状轻、疾病在初期对病人社会功能的影响小和身体对高血压状态的代偿性适应有关。当疾病导致机体代偿能力下降而再次产生症状时,会再度出现紧张、焦虑。

3. 原发性高血压的心理社会干预　在内科使用各种降压药物治疗的同时,采用心理疗法、运动疗法及改变生活习惯等多种方法相结合的综合性干预可获得较理想的治疗效果。

临床实践显示,在给顽固性高血压病人进行降压药物治疗的同时,合并应用抗焦虑药或给予适当抗抑郁药能显著降低病人的血压;松弛训练和生物反馈疗法较常用。运动疗法较适用于轻型高血压病人,耐力性运动训练或有氧训练均有较好的降压作用,如快走、跑步、骑自行车、游泳等。运动训练结合生活习惯的改变,如减轻体重、戒烟和控制饮酒等,会产生更好的降压效果。

(三) 消化性溃疡病

消化性溃疡是一种多发病和常见病,溃疡主要发生于胃和十二指肠部位,故又称为胃、十二指肠溃疡。人群中约有 10% 在其一生中患过此病。其发病涉及幽门螺杆菌、胃酸和胃蛋白酶等因素的侵袭作用与十二指肠、胃黏膜屏障防御之间的平衡失调。心理社会因素造成的应激会刺激胃酸分泌,加剧平衡失调,特别是十二指肠溃疡与心理社会因素的作用关系密切。

1. 心理社会因素在消化性溃疡病发生与发展中的作用

(1) **人格特征**:国外学者过去的研究认为溃疡病人具有工作认真负责,较强的进取心,依赖、顺从、过度自我抑制及不能表达自己的敌对情绪等人格特征,但近年来的研究结果未能发现消化性溃疡病人有何特殊个性。

(2) **情绪**:有学者给一例患十二指肠溃疡 20 余年的中年男性病人胃中安置微型张力及 pH 测量仪。当病人紧张、发怒时,仪器显示胃收缩明显加强甚至痉挛,胃酸分泌增多。病人出现剧烈上腹疼痛。经研究证实,持续强烈的精神刺激通过焦虑、紧张、愤怒、忧伤、抑郁等负性情绪反应,使胃酸分泌增加,诱发或加重消化性溃疡。临床也发现,改善不良情绪反应有助于溃疡的愈合。

(3) **社会心理应激**:国内学者研究发现,亲人的亡故、离异等生活事件是导致消化性溃疡的重要因素。

2. 消化性溃疡病人的心理反应　病人伴抑郁障碍较为常见,但临床上常与其他情绪障碍并存。焦虑自评量表及抑郁自评量表测定表明病人存在明显的焦虑、抑郁情绪障碍。

3. 消化性溃疡的心理社会干预

(1) **积极开展心理咨询工作**:及时解决影响病人情绪的负性生活事件,帮助病人宣泄不良情绪。纠正病人不良的饮食习惯,建立良好的生活习惯,如戒烟、注意保暖及劳逸结合。

(2) **心理治疗**:①给予倾听、支持、建议和保证、指导等支持性心理治疗,培养病人战胜疾病的信心与希望。②生物反馈疗法,30min/次,每天 2 次,10 天为 1 个疗程,后继续进行自我训练,以达到调节、自控的目的。③理性情绪疗法,寻找和纠正病人不合理的信念,改善病人抑郁、焦虑情绪。

(3) **精神药物治疗**:如果病人出现明确的焦虑、抑郁,则需要加用抗焦虑、抗抑郁药物。另外,临床上也有以溃疡病主诉就诊的单纯抑郁症病人,经检查实际上并无躯体疾病,是以躯体主诉来掩盖抑郁,易被长期误诊,值得临床医生注意。

(四) 糖尿病

糖尿病是由多种病因引起以慢性高血糖为特征的代谢紊乱。高血糖是由于胰岛素分泌或作用的缺陷,或者两者同时存在而引起的。除碳水化合物以外,尚有蛋白质、脂肪代谢异常,晚期常伴有感染和酮症酸中毒、昏迷而危及生命。

1. 心理社会因素在糖尿病发生与发展中的作用

（1）**人格特征**：邓巴认为大多数糖尿病病人性格具有被动依赖、常有不安全感等的人格特点。

（2）**心理应激**：各种应激状态，如亲人亡故、社会环境的改变、突发性灾难事件、人际关系复杂、非常难以容忍的挫折等都可造成情绪改变，增强交感神经功能，促进皮质激素分泌，致使血糖升高或诱发糖尿病。心理应激可使正常人显示糖尿病的症状，如血糖升高、尿中糖和酮体含量增多。与糖尿病病人不同的是，正常人在消除应激后很快恢复正常。

（3）**生活事件**：如果细心了解糖尿病病人的病史，常常可以发现糖尿病发作前有灾难性生活事件作为先导。回顾性和前瞻性研究发现，在一定时间内累计的生活变化单位与糖尿病的发作和严重程度有关。

2. 糖尿病病人的心理反应　在得知患病消息的初期，病人常表现为心理上的否认。随着病情的进展，病人易产生紧张、恐惧、忧郁或焦虑情绪。

由于病人需要长期控制饮食，因此担心营养摄入不足或质量得不到保证，这对身体更加不利。有些病人虽控制饮食，但疗效仍不显著，病人容易失去治疗信心、感到沮丧和压抑，从而加重糖尿病病情。糖尿病的并发症多，可严重影响病人的生活质量甚至生命，故可产生强烈的心理反应，如焦虑、多疑、悲观厌世、抑郁情绪。有报道指出在心境恶劣的糖尿病病人中，血糖控制不理想，糖化血红蛋白上升，睡眠差，生活质量下降；伴有抑郁症的糖尿病病人语言表达能力下降，认知缺陷增多，注意力不集中，处理问题速度减慢等。

3. 糖尿病的心理社会干预　糖尿病是一种慢性疾病，治疗的任务是长期的，有赖于病人的密切配合，常常要求病人改变多年来养成的生活习惯和行为模式。在疾病的后期，可能出现多器官的损害，并发症多，病情易波动，有时甚至可发生酮症酸中毒和昏迷，这就需要病人更加密切地与医生合作，严格遵守医嘱。另外，改变病人的情绪反应对糖尿病恢复也有非常重要的作用。

（1）**积极开展心理治疗**：①要让病人及其家属了解糖尿病的基本知识，帮助病人科学地安排生活、饮食和体力劳动，避免并发症的发生。②及时帮助病人疏导不良情绪，加强社会支持，增强病人的抗应激能力。

（2）**抗焦虑和抗抑郁药物的应用**：糖尿病病人的心境不良常导致需要增加降血糖药物的剂量，临床上可用苯二氮䓬类抗焦虑药物和抗抑郁药物改善病人的不良情绪，从而降低降血糖药物的剂量。

（五）支气管哮喘

支气管哮喘是由嗜酸性粒细胞、肥大细胞和 T 淋巴细胞等多种炎症细胞参与的气道慢性炎症。此种炎症使易感者对各种激发因子具有气道高反应性，并引起气道缩窄。

1. 心理社会因素在支气管哮喘发生与发展中的作用　临床实践发现不少哮喘病人的急性发作常伴有心理因素，即对外界的刺激表现为一种高度敏感性。心理因素与其他过敏因素一样在诱发哮喘发作中具有重要意义。焦虑在哮喘这一疾病中起着特别的重要作用。人际关系冲突、社会变动、自然灾害等都可造成焦虑，导致哮喘发作。

2. 支气管哮喘病人的心理反应

（1）**紧张和焦虑**：常见于哮喘初次发作的病人。由于病人发病突然、症状明显，出现极度呼吸困难，甚至睡眠和正常的语言交流受到影响，并且对此病缺乏足够的了解和心理准备，因此病人往往会出现紧张和焦虑情绪。

（2）**烦躁和恐惧**：哮喘持续发作时，支气管舒张剂效果不明显，病人筋疲力尽，有濒死感，极易出现烦躁和恐惧情绪。此外，因哮喘多在夜间发作，病人自觉呼吸困难、被迫坐位、张口呼吸、大量出汗，所以也易出现烦躁和恐惧情绪。

3. 支气管哮喘的心理社会干预　在生物治疗同时，注重对病人的心理疏导和治疗工作。

（1）**心理治疗**：在日常生活中保持健康的心态，减轻焦虑、紧张等不良心理因素，改变应对方式，加强自我保护意识，重视躯体与情绪障碍的双重调节，调整人际关系，放松心身，在一定程度上能预防哮喘发作。给予综合心理治疗，包括哮喘的科普教育，帮助病人养成良好的生活行为习惯、完善自己的人格、学会放松及呼吸技术，病人小组晤谈及集体治疗等，有很好的治疗效果。

（2）**抗焦虑和抗抑郁药物的应用**：对存在焦虑或抑郁的病人，可在实施内科常规治疗的同时，适当加用抗抑郁药，但剂量要低。苯二氮䓬类药物虽是有效的抗焦虑药，但可引起呼吸中枢抑制，要慎用。

（六）慢性疼痛

国际疼痛研究协会（International Association for the Study of Pain，IASP）将疼痛感超过了 3 个月或在创伤痊愈后疼痛仍持续存在称为慢性疼痛。慢性疼痛常伴发持久的苦恼、失眠、易激惹以及丧失工作能力或不能从事其他活动。与其他疾病相比，慢性疼痛更常伴发抑郁。病人的情绪发生改变，身体丧失能力，生活质量受到严重的影响。

对于疼痛的干预，取决于疼痛的原因。对于躯体病变引起的器质性疾病，干预的重点在于治疗躯体疾病，常采用手术、药物等治疗措施。同时，还应针对心理社会因素对疾病的影响而采取心理干预措施。

1. 认知行为方法　认知干预是力图改变可能使疼痛加重的负性思维和自我陈述。认知重构、模仿、想象和注意力分散技术是认知策略中常见的治疗方法。例如向病人及其家属讲授有关疼痛行为的观点及社会强化因素在维持这种行为中所起的作用；教育病人家属忽略病人的疼痛行为，奖励其良好的行为；让病人家属记录下病人的疼痛行为以及伴随这种行为的反应。此外，应指导病人进行有规律的体育锻炼。

2. 生物反馈技术　借助生物反馈仪进行渐进性肌肉松弛训练，可以减轻或控制肌肉的紧张性疼痛。

3. 应激接种训练　①对疼痛的感知成分采用放松和呼吸调节技术进行控制。②对疼痛的情感成分用转移注意、人为想象获得减轻。③对疼痛认知评价成分采用自我指导、训练的方法加以控制。

（七）恶性肿瘤

肿瘤是机体在各种致瘤因素的作用下，局部组织的细胞在基因水平上失去了对其生长的正常调控，导致细胞异常增生而形成的新生物。肿瘤分为良性肿瘤和恶性肿瘤，恶性肿瘤又称为癌症（cancer）。

1. 心理社会因素在恶性肿瘤发生与发展中的作用

（1）**情绪**：大量研究表明长期反复的心理紧张和精神压力过大，会削弱人体的抵抗力从而降低机体的免疫反应，是许多癌症的诱发因素之一，而且不同的精神状态还常会左右癌症的发展速度和治疗效果。

（2）**人格特征**：在 C 型人格特征易患癌的假说中，C 型人格的核心特征包括童年生活不顺利，形成压抑、克制的性格；行为上过分与人合作，理智、协调、姑息、谦虚、谨慎、自信心差，过分忍耐，回避矛盾，屈服于外界权威等；情绪上易于愤怒但不能正确和适当地表达自己的愤怒情绪，易生闷气、焦虑、抑郁等。

有学者曾在临床长期观察病人的人格与肺癌之间的关系，诊断前用艾森克人格问卷对 300 多名病人进行个性评估，发现多数肺癌病人遇事反应较为迟钝、不易宣泄内心感情。国内顾伯文用艾森克人格问卷对 100 名男性癌症病人与同期 100 名健康男性进行测验并比较，结果显示情绪稳定性的差异显著。还有学者曾用明尼苏达多相人格调查表（MMPI）对 200 名成年男性进行测验并观察 10 年后，发现癌症病人多有抑制内心感情的倾向。

（3）**负性生活事件**：有国外学者对 100 例癌症病人进行了心理分析研究,发现这些病人在癌症发生前都发生过负性生活事件,如亲人离别、死亡。这种经历所带来的负性情绪又未能得到及时有效的发泄。姜乾金等人对 86 例癌症病人的病史调查后发现癌症病人经历的负性心理事件,如家庭不幸、劳累过度、人际关系不协调等,明显多于普通病人。总之国内外大量学者通过研究一致认为应激的负性事件通过下丘脑-垂体-肾上腺轴引起血液中糖皮质激素的升高、交感神经系统以及各种肽类物质和细胞活性的改变等,使抵抗癌症的自身免疫系统功能低下,并增加一切致癌因素对某种遗传素质的个体产生作用的可能性,导致某些细胞发生癌变。

2. 恶性肿瘤病人的心理反应　被诊断为肿瘤,尤其是恶性肿瘤,对病人而言是严重的心理应激事件,会对个体的心理、生理和行为产生巨大的影响,从而引发机体功能的进一步紊乱,可出现以下心理反应:

（1）**认知反应**：指强烈的心理应激破坏了个体的认知功能,导致感知觉过敏或歪曲、思维或语言迟钝或混乱、自制力下降、自我评价降低等现象。

（2）**不良情绪反应**：表现为焦虑、恐惧、愤怒和抑郁等多种不良情绪。其中,最常见的情绪反应是焦虑。在获得诊断的初期阶段,病人会极度焦虑,过度的焦虑又可破坏认知能力,使人难以作出理性的判断和决定。

（3）**行为反应**：个体的行为主要表现为"战"或"逃"两种类型,"战"则表现为接近应激源,分析现实,研究问题,寻找解决问题的途径。"逃"则是远离应激源的防御行为。此外,还有一种既不"战"也不"逃"的行为,称为退缩性反应,表现为顺从、依附和讨好。

（4）**自我防御反应**：表现为病人运用各种自我防御机制,以减轻应激所引起的紧张和内心痛苦,但多数自我防御只能暂时减轻焦虑和痛苦。

3. 恶性肿瘤的心理社会干预

（1）**针对病人的心理干预**：患恶性肿瘤后,病人可能会出现一些问题需要精神科医生、心理学家或职业治疗师的共同治疗。①诊断恶性肿瘤后病人的应激反应。②抑郁、焦虑和精神病性症状。③人际关系矛盾。④酒和药物滥用。⑤躯体症状如疼痛、乏力、日常功能障碍、淋巴水肿等导致的痛苦。⑥特殊治疗导致的痛苦。

（2）**对病人家属的心理干预**：恶性肿瘤对于病人及其家属来说是一系列的应激事件,他们要应对治疗及相关的不良反应,处理情感的打击,调节生活来适应长久丧失和改变。这些挑战的复杂和严峻性,取决于恶性肿瘤的复杂性和严重程度、治疗、病人的社会支持系统和其既往与肿瘤抗争的经历,并常常严重影响他的病情发展及其生存的时间和质量。心理应激和肿瘤导致的伤残常常需要心理治疗。

（3）**心理肿瘤学模式**：鉴于肿瘤对于病人及其家属来说是一系列的应激性事件,建立一种心理肿瘤学照料模式是十分必要的。在这个模式中,肿瘤治疗医生和精神科医生、心理学家、职业治疗师等组成治疗小组,对病人进行协同治疗,治疗的原则包括:①所有肿瘤病人均有权得到综合的治疗,包括疾病、心理、社会支持、功能康复等方面。②在治疗过程中应该切实贯彻以病人、家属、照料者为中心的理念。③在肿瘤治疗全过程中要贯彻病人心理社会的安宁获得优先考量。④在整个治疗过程中病人的隐私需要得到有效保护。⑤所有参加治疗的医生都应遵循心理肿瘤学模式的照料,并且为之作出努力,同时影响其他的照料者。⑥病人在此阶段常常经历多种治疗,医生需要对这些治疗进行有效的整合。⑦鼓励在这个领域工作的医生发展行之有效的与病人交流的技巧,并评价病人的心理社会状态。⑧在此领域工作的医生需要做如何进行心理社会支持的训练。⑨在心理社会照料中要将有循证证据的方法和策略,提供给病人及其家属。⑩肿瘤病人要有机会参与到提高肿瘤治疗和照料的服务质量中去并为此作出努力。

与文化相关的治疗方法在肿瘤病人心理社会的照料中应该纳入,但应包括临床监管、干预有效性的临床评估,建立服务目标和服务操作标准。在精神科医生会诊的支持下,积极对病人相关的精神症状进行药物治疗。

本章小结

　　本章的重点是应激的过程,心身疾病的相关概念,心身疾病的理论及诊断和治疗。难点是应激的生理反应过程。掌握了应激源、应激的中介机制、应激反应的相关知识,可为心身疾病的诊断和治疗提供更切实有效的方法。掌握了心身疾病的诊断和治疗方法,对解决临床疑难疾病的治疗起到非常重要的作用。了解了应激的生理反应过程,有助于理解和掌握心身疾病的发病机制。在学习过程中应将两节内容前后对比,找出因果关系,建立系统的应激与心身疾病的知识体系。

（张煜桐）

思考题

　　1.结合日常生活和学习,试找出与自身密切相关的一些应激源。面对这些应激源,你是如何进行调节的?

　　2.试述心身疾病的诊断与治疗原则。

　　3.试述心理社会因素在原发性高血压发生和发展中的作用。

练习题

第六章 ｜ 心理障碍

ER 6-1
教学课件

ER 6-2
思维导图

学习目标

1. 掌握心理障碍的定义和判断标准；常见心理障碍中焦虑与应激相关障碍的诊断。
2. 熟悉其他常见心理障碍的诊断；常用心理障碍的分类方法；有关心理障碍病因的学术观点。
3. 了解相关心理障碍的研究目的；心理障碍的医学心理学观点。
4. 学会分析并诊断常见心理障碍的实际案例。
5. 具备关爱病人的观念，理解心理障碍病人的痛苦，并正确看待心理障碍病人。

情境导入

病人，男性，25 岁，自行前来就诊。病人自述性格内向，追求完美，对自己要求较高，父母对自己要求也极为严格。病人在高中时成绩优秀，其父亲曾节约开支奖励其一块手表，但病人不久便开始担心手表会丢失，后来手表真的丢失了，病人极度内疚、常有意识地寻找，但未能找到，也不敢告诉父母。

病人有一次坐在沙发上看书时，其母亲说怕沙发损坏，不许病人再坐在沙发上看书。从此病人再不敢坐沙发，后来看见椅子也害怕，之后逐渐发展为老想去厕所，但又自觉不该去。该症状持续了 3 年，近来，病人总想着椅子该不该坐，是否上厕所⋯⋯

病人自述家人均身体、心理健康，但病人与其父亲性格相似，有完美主义倾向。

ER 6-3
思路解析

请思考：
1. 你认为该病人可能的诊断是什么？
2. 该病人的发病原因可能是什么？

心理障碍（mental disorder）是心理的特殊表现，指心理异常或行为异常，或是指心理与行为显著的偏离正常。心理障碍包括传统概念中的精神病、神经症、人格障碍和精神发育迟滞，也包括常见的情绪障碍如焦虑障碍和应激相关障碍。针对心理障碍而言，医学心理学的研究领域和目标主要是防治心理障碍，促进心理健康，以及涉及医学领域临床各个学科的心理因素的探索。

第一节　概　述

一、心理障碍的概念

心理障碍，又称精神障碍，是指一类影响个体心理和行为正常功能的疾病或症状。这些障碍可以包括情感、认知和行为方面的异常变化，导致个体在社交、学习和工作等方面的困扰和障碍。心理障碍是在体内外各种有害因素的影响下,人的心理活动出现不同程度的创伤,心理活动的完整性、心理与外界环境的统一性遭到了破坏,心理活动偏离了常态,并且由于心理(精神)功能紊乱,影响了个体的社会功能,使自我感到痛苦的心理异常状态。

有关异常的心理或行为曾有过多种术语,如心理障碍、精神障碍、异常心理和异常行为等,因为含义相互重叠而被混杂使用。这与在历史发展不同阶段的认识以及不同的社会文化背景有关。心理障碍是在实践中形成的较新的概念,更符合医学心理学当今的发展趋势。病理心理学、异常心理学和精神病学都是研究心理障碍的学科。

二、心理障碍的判断标准

心理现象的产生和表现方式是相当复杂的,所以心理正常与否的判断也是相当困难的。首先,异常心理与正常心理之间的差别常常是相对的,两者之间在某些情况下可能有本质的差别,但在更多的情况下又可能只有程度的不同。其次,异常心理的表现受多种因素的影响,诸如生物因素、心理状态、社会环境等,选取的角度不一样,标准也就不一致。最后,单纯的心理问题目前并没有仪器可以检查、化验,完全依靠专业人员的临床经验进行主观判断,而医生本身的思维方法和对这些因素的认识也不同,这就很难有一个绝对统一的标准。

判断一个人心理及行为是否异常,只有把他的心理状态和行为表现置于当时的客观环境和社会文化背景中加以考虑,并和社会认可的行为常模进行比较,才能判断他有无心理与行为障碍。人们在区别正常与异常心理及行为时可以先做以下原则性的区分:

1. 看个体的认识和行为是否符合所处情境 人的心理是人脑对客观世界的主观反映,即人的内心世界对外界环境的反应。所以,正常状态下的心理活动和行为,无论是在形式上还是在内容上都必须和客观的现实环境保持一致。举例来说,一个人的所见所闻应该和客观世界相符合,如果一个人坚信不疑地说他看到或听到了什么,而客观环境中却不存在相应的视觉或听觉刺激物,那么,人们可以断定,这个人产生了幻听或者幻视,因为坚信不疑则无法被客观环境所纠正,则可以认为这个人有精神病性表现,是典型的异常心理。

2. 看个体自身的心理活动是否完整、协调统一 人的心理过程包含认知过程、情绪情感过程和意志过程。一个心理正常的人,他的认知方式、情绪体验和意志努力的水平是完整统一的,也正是这种协调一致性保证了人在反映客观世界过程中的准确和有效。例如,个体在诉说一件快乐的事情的时候伴随有快乐的情绪体验,这时人们说这个人的精神和行为正常。但是,如果个体以极度悲伤的情绪表现来诉说一件本该兴高采烈的事情,人们则可以判断这个人心理异常。

3. 个体的个性特征是否具有相对的稳定性 人的个性具有独特性,但人的个性更具有稳定性,一个人的个性心理特征一旦形成,不会轻易发生变化,除非有重大的负性生活事件刺激。因此,如果一个人个性的相对稳定性出现问题,则需考虑这个人的心理是否出现了异常。例如,一个一贯举止庄重、神情严肃的人突然变得手舞足蹈、谈笑风生,那么极有可能说明这个人的心理活动已经偏离了正常的轨道。

按照这样一个参照原则,一般是能够分辨出心理障碍的。在实际操作中,判别正常与异常心理及行为时,通常按以下四条标准进行判断:

(一) 经验标准

经验标准判断心理正常与否,根据两个方面进行:一是病人的主观体验,即自我评价;二是观察者根据自己的经验所做的判断,即医生的主观评价。

1. 病人的主观体验 有些人自己觉得压抑、焦虑、不愉快或没有明显原因而出现不适感,或自己不能适当地控制自己的行为,因而寻求他人的支持或帮助,就其个人体验感受,个人认为不正常。当然,也有某些相反的情况,某些人虽有不适当的感受和体验却坚决否认,或在某些本应出现一些正常的心理反应时却没有出现，也应考虑其有心理异常。例如在亲人亡故后个体没有一点悲伤或忧郁的反应，只是因为这时其本人可能无法进行正确的主观判断了。

2. 医生的主观评价 医生根据对正常人的了解和临床经验来判断他人的心理是否正常。但这种方法的主观性较大，其经验性标准又因人而异，会有一定差异。不过对于大多数病人来说，有一定经验的医生由于接受过的专业教育和临床实践的经验积累以及临床医学的专业共识，仍可取得较为一致的看法，大致形成了相近的判断标准，仅对少数病人可能有学术上的分歧，甚至截然相反的看法。医生的主观评价法是目前精神科医生最常用的方法之一。

（二）统计学标准

统计学标准的基础是心理测验。测验法是心理学的早期研究方法之一。在人群中，心理特征测验的结果常呈正态分布，居中间的大多数人属于心理正常，而远离中间的两端在该标准中被视为异常。因此决定一个人的心理正常或异常，是以其心理特征是否偏离均值及偏离的幅度来决定的，即偏离均值的幅度越大则越不正常。正常与异常的界限是人为划定的，一般是基于95%的分界线。

统计学标准由于引入了量的概念，结果较为客观，可比性强，操作简便易行，故较易推广。在使用时，要考虑到某些心理特征不一定呈正态分布，同时某些测验内容受社会文化的制约。另外，有些心理特征偏离常态并不一定是心理异常。因此，统计学标准也不是普遍适用的。在使用时务必注意不要把该标准的作用扩大化，既不能把测验结果与临床观察和实验室检查对立起来，也不能把测验结果与其他标准对立起来。

（三）医学标准

医学标准又称病因学和症状学标准，是在临床医学中应用得最多的标准之一，是将心理问题当作躯体疾病一样看待的医学标准，即该标准认为心理障碍者应并存脑部病变，或有脑的功能失调，根据症状及是否存在病理性的病因作为判断依据。对于器质性疾病引起的心理异常，可依据存在的相应病因及并存的脑或躯体疾病症状作出诊断，其心理表现被视为疾病的症状，其产生原因则归结为器质性疾病。由于该诊断标准重视临床医学检验方法、近代影像技术等的应用，以是否可以找到病理解剖或病理生理变化的医学诊断依据为准，因而较为客观。

这种观点认为，即使有些目前未能发现明显病理改变的心理障碍，也可能在不久的将来会在分子水平上发现异常，而这些病理变化的存在才是心理正常与异常区分的可靠依据。这一标准被临床医生们广泛采用，但由于心理障碍的原因不是单一性的，而是由多种因素共同作用的结果，故该法虽然较为理性、客观，但只适用于目前可以确定的医学诊断的小范围之内，对于神经症和人格障碍及其他多型心理障碍的诊断则无能为力。

（四）社会适应性标准

社会适应（social adjustment）是心理学和社会学的共用名词。社会适应标准以社会常模为标准来衡量。当人生活在特定的社会环境中时，会依照社会生活的需要适应环境，并在人与人之间、团体与团体之间、文化与文化之间彼此调整与适应，以达到相互满意的心理过程。由于外界环境经常处于变化之中，这就要求人们必须依照社会生活的需要适时地调整心理活动，以使自己的行为符合社会准则，接受社会向人们提出的文化目标，并在行为上以合法的方式达到其文化目标，根据社会要求和道德规范行事。如不能和社会取得适应，就会产生与周围环境格格不入的心理，久而久之，则会产生心理障碍。

以此法判断时，一定要通过比较的方法，即与社会认可的行为常模进行比较，看个人行为是否能为所处的社会环境中的人所理解，有无明显偏离行为常模或离奇的行为。同时，还应与个人以往一贯的行为模式相比较，看其行为是否发生了显著的改变。这种方法的缺点是人的社会适应行为和能力受不同地区、时间、文化程度、社会习俗和社会地位等多种因素的影响，难以标准化。因此，对同一心理与行为,由于所处的环境不同,其评价结论可能不同。

可见,上述标准对于判断心理正常或异常都有一定的使用价值,但又有一定的缺陷和不足,很难找出一个客观而又一致的标准应用于所有个体。这就要求医生根据具体情况综合使用,互相补充,科学分析,对心理正常与否作出正确的判断。

知识拓展

神 经 症

神经症(neurosis)由卡伦(Cullen)提出,他在神经系统解剖和疾病的研究基础上,提出了关于因神经系统病变而导致的头痛、失眠、谵妄、抑郁及躁狂等的论断。卡伦认为,凡是没有发热、瘫痪和坏死性的局部病变,都是神经症。虽然,这种疾病分类的方式包含了所有神经精神类疾病,与人们今天对于神经症的分类和定义相去甚远,但是他提出的"神经症"引入了神经病理的概念,纠正了当时体液改变为病源的学说。

随着医学心理学和精神病学的发展,现在神经症是一类精神障碍的总称,是指在一定的人格基础上的、起病受明显心理社会因素影响的且无器质性病因的心理障碍,主要有恐惧症、焦虑症、强迫症、躯体形式障碍等。

三、心理障碍的分类

心理障碍的表现千差万别,可以是严重的也可以是轻微的。一般认为,心理障碍是人的心理活动受到不良刺激的影响或轻度创伤而产生的心理异常现象,生活中的感情挫折、不愉快如考试失利、与人争吵等都会产生情绪波动,易激惹,但这还是正常的心理活动中常见的、短暂的、情境性的情况,而医学心理学对心理障碍的研究,则应涵盖从轻微的心理创伤到严重的心理障碍。由于研究目的各异,所以对心理障碍的分类也是不同的。

目前,心理障碍有很多不同的分类方法,为了达到不同的研究目的和表达不同的学术观点,它们之间存在相应的区别。异常心理学沿袭心理学的方法,将心理障碍分为心理过程障碍和人格障碍;精神病学则按照医学分类将其分为精神病、神经症和人格障碍;医学心理学一般按照心理障碍的严重程度分类,将其分为轻度心理异常、重度心理异常以及不同疾病所致心理异常等。

(一)心理学分类

心理学分类也称现象学分类。

1.认知过程障碍

(1)**感觉障碍**:如感觉过敏、感觉减退、内感不适、感觉倒错等。

(2)**知觉障碍**:如错觉、幻觉、感知综合障碍等。

(3)**记忆障碍**:如记忆增强、记忆减退、遗忘症、错构症、虚构症、潜隐记忆等。

(4)**思维障碍**:如联想障碍(思维贫乏、思维奔逸或迟缓、思维散漫、病理性赘述、逻辑倒错性思维)、思维自主性障碍、思维内容障碍(妄想、类妄想、超价观念)等。

(5)**注意障碍**:如注意增强、注意减弱、注意涣散、注意狭窄、注意固定等。

(6)**意识障碍**

1)对周围环境的意识障碍:如以意识清晰度降低为主的意识障碍——嗜睡状态、混浊状态、昏迷状态、昏睡状态;以意识范围改变为主的意识障碍——意识不清、神游症;以意识内容改变为主的意识障碍——谵妄、精神错乱状态、梦幻状态等。

2)自我意识障碍:如人格解体、交替人格、双重人格、人格转换等。

2. 情感过程障碍 如情感高涨、欣快、情感低落、焦虑、情感脆弱、情感爆发、易激惹、情感迟钝、情感淡漠、情感倒错、表情倒错、恐惧、病理性激情、矛盾性情感、病理性心境恶劣等。

3. 意志行为障碍

(1)**意志障碍**：如意志增强、意志减退、意志缺乏、意向倒错、矛盾意向等。

(2)**行为障碍**：如兴奋状态、木僵状态、违拗症、被动性服从、刻板动作、模仿症、矫饰症、离奇行为、持续动作、强制性动作、强迫性动作等。

4. 智能障碍 如智力低下、痴呆等。

5. 自知力障碍 指对其自身精神状态的认识和批判能力缺乏或降低。

(二)医学分类

医学分类即国际、国内疾病分类标准中的分类。目前，国际上影响最大的是 WHO 的国际疾病分类（ICD）。WHO 的《疾病和有关健康问题的国际统计分类》第 10 次修订本简称 ICD-10。ICD-10 中的精神与行为障碍，含有为临床服务的"临床描述与诊断标准"，其最大的特点是除对某一障碍给予临床描述外，还有独特的诊断指南。

我国根据本国的社会文化特点，参考 ICD-10 编写并发布了《中国精神障碍分类与诊断标准》（第 3 版），简称 CCMD-3。CCMD-3 应用多维诊断标准，即症状学标准、病程标准、严重程度标准和社会功能评价标准进行综合判断。CCMD-3 将心理障碍共划分为十大类。其分类条目及与 ICD-10 的比较见表 6-1。

表 6-1 ICD-10 与 CCMD-3 分类的比较

ICD-10	CCMD-3
F00~F09 器质性，包括症状性精神障碍	0 器质性精神障碍
F10~F19 使用精神活性物质所致的精神和行为障碍	1 精神活性物质或非成瘾物质所致精神障碍
F20~F29 精神分裂症、分裂型障碍和妄想型障碍	2 精神分裂症和其他精神病性障碍
F30~F39 心境(情感)障碍	3 心境障碍(情感性精神障碍)
F40~F49 神经症性、应激相关的及躯体形式障碍	4 癔症、应激相关障碍、神经症
F50~F59 伴有生理紊乱及躯体因素的行为综合征	5 心理因素相关生理障碍
F60~F69 成人人格与行为障碍	6 人格障碍、习惯与冲动控制障碍和性心理障碍
F70~F79 精神发育迟滞	7 精神发育迟滞与童年和少年期心理发育障碍
F80~F89 心理发育障碍	8 童年和少年期的多动障碍、品行障碍和情绪障碍
F90~F98 通常起病于少年期的行为与情绪障碍	9 其他精神障碍和心理卫生情况

(三)医学心理学分类

1. 轻度心理异常 一般指人的整体心理活动的某些方面受到损害，机体与周围环境的轻度失调，心理活动的各个过程之间的协调性也受到了影响。例如过分的恐惧、强迫、思虑等，多由于刺激引起的心理敏感反应引起，多有高级神经活动功能失调，虽对客观现实反映有扭曲，但生活一般可自理，能完成日常生活及一般社交活动，有自知力，能够主动求医，寻找解决问题的办法。一般来说，轻度心理异常与精神病学分类中的神经症或介于日常生活中出现的情绪不良反应与神经症之间的某种情况相对应。

2. 重度心理异常 一般指个体出现明显的精神病性症状，即个体的行为严重脱离周围环境，自身心理过程的知、情、意严重不协调。这类病人部分是由于脑器质性疾病所致,部分是由于重度脑功能失调引起,常表现为言语行为失常、对个人心理活动缺乏自知力,正常的社会活动和人际关系处理受到影响。由于病人不能主动求医、寻求治疗和帮助,常可使心理障碍进一步发展,严重者还可能给社会及公众生活造成危害。重度心理异常一般与精神病学分类中的精神分裂症等重度精神疾病相对应。

3. 心身疾病 一般指情绪紧张或内心冲突等心理应激,通过神经-内分泌-免疫中介影响各个器官系统而出现病变。心理因素在这一类疾病的发生、发展过程中起重要作用。这类病人既有躯体异常,也有明显的心理异常,并且症状的表现及演变规律与心理因素有明显的关系。心身疾病包括原发性高血压、支气管哮喘等。

4. 患大脑及躯体疾病时的心理异常 大脑及躯体疾病大多是生物及物理因素直接作用于大脑或躯体各器官而致病,包括大脑器质性损害、大脑发育不全、躯体缺陷等。

5. 行为问题和人格障碍 是指个体在社会化过程中,个别行为偏离常态或人格某部分偏离常态。这些人心理活动的完整性和统一性没有明显损害,但其中某些部分明显不能适应社会,甚至违反社会伦理道德或法律。本人虽然明知社会对其的要求和评价,但仍不能靠自己的意志去把握自己,一般自知力保持完好。行为问题和人格障碍主要包括人格障碍和性心理障碍,以及某些不良行为,如烟草依赖、酒精依赖等。对其矫正除了强制性处罚之外,适当的心理或行为矫治也有效。

6. 特殊条件下的心理异常 包括在某些药物和精神活性物质的作用下,在催眠状态以及梦境、人格偏离(如癔症)所致的某些特殊意识状态下的心理异常表现。

对心理障碍的每一种分类都是人们在一定时刻、在特定环境下观察异常心理的一种方式,也是人们认识程度和水平的反映。当前的分类并不一定符合心理障碍的客观实际,还有很多需要进一步改进的地方。尽管如此,目前所使用的分类仍然给人们的交流和研究,以及临床应用提供了很大的帮助。

第二节 常见的心理障碍

一、焦虑障碍

焦虑作为一种情感表现,是一种内心紧张不安、预感到似乎将要发生某种重大的情况而难于应付的不愉快的情绪体验。在人们的日常生活中,焦虑经常会出现在某些客观需求与个人心理能力不平衡时,或者出现在某种心理需求对个体形成心理压力时。例如参加某一重大的活动或重要的考试、比赛,都可能将一般的心理紧张上升为焦虑。另外,一些高敏感或内省力强的人,其焦虑也可能不是由外在的环境因素所引起的,而是由于其意识到自身某个方面的欠缺或未能达到潜在的生命状态所引起的焦虑,以上所列的焦虑均在正常心理范围之内,不属于心理障碍。

焦虑障碍(anxiety disorder)是以焦虑综合征为主要表现的一组精神障碍。焦虑综合征表现为精神症状和躯体症状。精神症状是指一种提心吊胆、恐惧和忧虑的内心体验,伴有紧张不安;躯体症状是在精神症状的基础上伴发自主神经系统功能亢进症状,如心慌、胸闷、气短、口干、肌紧张性震颤、颤抖、颜面潮红或苍白等。焦虑障碍作为心理障碍之一,在恐惧症、强迫症、疑病症、心理应激相关障碍以及更年期精神障碍中均有表现,主要为焦虑程度的异常。在医学心理学范畴的心理障碍中焦虑障碍主要是指焦虑症。在临床上这一类焦虑障碍也较为常见。

(一)焦虑障碍的类型

焦虑障碍的焦虑为原发性焦虑,主要指病人焦虑产生的原因或背景没有明确的客观对象,也没有相对应的处境和焦虑的具体内容。焦虑突然无缘由地出现常常令病人也感到困惑,但经过临床观察发现,敏感、易紧张、多虑的个性心理特征,常常是焦虑症病人的易感因素。

1. 惊恐障碍 是一类急性严重焦虑发作,基本特征是严重焦虑(惊恐)的反复发作,焦虑不局限于任何特定的情境或某一类环境,因而具有不可预测性。病人在发作时常有明显的心血管和呼吸系统症状,如心悸、胸闷、气急等,严重者可有濒死体验或者担心失控、发疯或死亡,临床上常容易误诊为心脏病等。惊恐障碍多持续1~20分钟,个别病人可历时较长,达1~2小时,病人可感到极度恐慌、害怕。

(1)**惊恐障碍的临床表现**:反复的、有时为不可预测的发作性焦虑、紧张或恐惧。发作突如其来,让人极端痛苦,持续几分钟或更久。在惊恐发作中,发作不限于特定的可预料的情境中,可在任何情境中。发作频率和病程都有相当大的变异性。处于惊恐发作中的病人常体验到害怕和自主神经症状的不断加重。惊恐发作后病人会持续担心再次发作。

(2)**惊恐障碍的诊断**:应在1个月之内发生几次严重的发作。①发作出现在没有客观危险的环境中。②发作不局限于已知的或可预测的情境。③发作间期基本没有焦虑症状(尽管预期性焦虑较常见)。惊恐障碍包含惊恐发作和惊恐状态。

2. 广泛性焦虑障碍 又称慢性焦虑。广泛性焦虑障碍(generalized anxiety disorder, GAD)的主要临床特征是对多种境遇的过分焦虑和担忧,同时伴有不安、肌肉紧张和行为的改变。严重的焦虑病人常具有特征性的外貌,如面肌扭曲、眉头紧锁、姿势紧张,并且坐立不安甚至有颤抖;皮肤苍白,手心、脚心以及腋窝汗水淋漓。广泛性焦虑障碍病人容易悲伤、哭泣,但不一定是由于心境的低落,可能为焦虑不安的反应。

(1)**广泛性焦虑障碍的临床表现**:泛化且持续的焦虑,不局限于任何特定的外部环境。病人常主诉感到神经紧张、发抖、肌肉紧张、出汗、头重脚轻、心悸、头晕、上腹不适。一般是由过度的担忧所引起的。例如,病人担心自己或亲戚患病或发生意外,异常地担心经济状况,过分地担心工作或社会能力。一般来说,广泛性焦虑障碍病人的焦虑症状是多变的,可出现一系列的生理和心理症状。其躯体症状来源于交感神经系统的过度活动和骨骼肌的紧张性增加。值得注意的是,病人常以躯体症状为主诉而非焦虑,但这些躯体症状同样也可由躯体疾病引起,需注意鉴别。

(2)**广泛性焦虑障碍的诊断**:一次发作中,病人必须在至少数周(通常为数月)内的大多数时间存在焦虑的原发症状,这些症状通常应包含以下表现:

1)恐慌:为将来的不幸烦恼,感到忐忑不安,注意集中困难等。

2)运动性紧张:坐立不宁、紧张性头痛、颤抖、无法放松。

3)自主神经活动亢进:头重脚轻、出汗、心动过速或呼吸急促、上腹不适、头晕、口干等。儿童突出的表现可能是经常需要抚慰和一再出现躯体主诉。

如果出现短暂的(一次持续几天)其他症状,特别是抑郁,并不能排除广泛性焦虑障碍。

继发性焦虑虽然也是临床医学中常见的一类焦虑,但由于焦虑继发于高血压、冠心病、甲状腺功能亢进等躯体疾病,故不诊断为焦虑障碍,而是在原发疾病的诊断基础上诊断为"焦虑综合征"。

(二)焦虑障碍的原因及治疗

1. 焦虑障碍产生的原因 经研究发现焦虑障碍的产生与遗传有明显的关系,尤其以惊恐障碍更为明显。个性因素和心理社会因素是发病的次要病因和非特异性的诱发因素。在心理社会因素中,对于健康的关注和担心尤其突出。经济发展产生的心理压力及紧张性生活事件的频率增加,对焦虑障碍的增多有明显的影响。广泛性焦虑障碍病人的紧张性生活事件明显多于惊恐障碍者。病理生理和神经生理的研究发现,多种神经递质的变化,如5-羟色胺(5-HT)、γ-氨基丁酸(GABA)、去甲肾上腺素(NE)等都对焦虑障碍的发生起重要作用,其中尤以蓝斑-去甲肾上腺素能系统的作用对焦虑障碍的发病有重要影响。

2. 焦虑障碍的治疗　惊恐障碍的治疗常始于内科的紧急处置,病人经心电图、血液学检查等排除冠心病的发作等情况后,经观察一般会给予苯二氮䓬类药物。其他一些常用的抗焦虑药物和抗抑郁药物,对惊恐障碍和广泛性焦虑障碍的临床治疗都会有效。

近些年心理治疗在焦虑障碍的治疗中起着越来越大的作用,很多心理治疗家尝试应用认知心理治疗或行为疗法帮助病人,无论是从减少发作的次数还是减轻焦虑的程度上,都取得了很好的治疗效果。

二、心境障碍

心境障碍(mood disorder)是指一种显著而持久的以心境改变为主要特征的精神障碍,是一种较为常见且近年来患病率有增加倾向的一种精神障碍。心境障碍在临床上主要表现为情感的高涨或低落,同时有相应的思维和意志行为改变,表现明显者可伴有精神症状,大多数均有反复发作,最终有部分病人会转为慢性或遗留残留症状。

近年来大量研究资料提示,心境障碍与遗传因素、神经生化因素尤其是心理社会因素关系密切,其中病人的心理卫生状况和对于心理应激的心理承受能力的强弱,与心境障碍的发生有直接的关系。

(一)心境障碍的类型

根据 ICD-10 的分类标准,心境障碍包括躁狂发作、双相情感障碍、抑郁发作等几个类型,每个类型根据症状又分为若干个亚型,所有类型都主要是以心境或情感的改变为主要特征。心境改变一般伴有整体活动水平的改变,通常表现为情绪低落(伴有或不伴有焦虑)或高涨。

1. 躁狂发作　可分为轻躁狂、躁狂不伴有精神病性症状、躁狂伴有精神病性症状三种亚型。躁狂共有的特征是心境高涨,身体和精神活动的量和速度均增加,具体表现为情感高涨,思维活跃,言语、动作增多。病人的兴奋、愉快急速发展,但又没有相应的环境相对应。在程度上病人常常表现为从轻度的愉快到明显的兴高采烈,而且是持续的情感高涨,自我感觉良好。此类病人常常思维活跃、有灵感、有主见,但又主意多变、见异思迁、虎头蛇尾、难以善终;在经济上不计钱财,慷慨大方,好提一些不切实际的建议,很快又对此漠不关心;注意力涣散,随境转移;情感不稳定,会突然发怒,甚至冲动毁物,也会转怒为喜,赔礼道歉;大多数时间都忙碌不停,行为轻浮随意,睡眠明显减少。

2. 双相情感障碍　以反复(至少两次)出现心境和活动水平明显紊乱的发作为特点,发作时有时表现为心境高涨、精力和活动增加(躁狂或轻躁狂),有时表现为心境低落、精力降低、活动减少(抑郁)。这两类发作通常在遭受应激性生活事件或其他精神创伤之后出现,但应激的存在并非必要的诊断条件。随着年龄的增加,尤其是中年之后,抑郁发作更为常见,并且持续时间更长。在临床医学上,根据有无精神症状及躯体症状等,将双相障碍又分为若干亚型,以便于指导临床治疗。

3. 抑郁发作　该症的主要临床表现是情感低落、兴趣及愉快感丧失,劳累感增加、活动减少和精力降低;思维迟缓,言语、动作减少。低落的心境几乎每天都一样,且一般不随环境而改变。该症多为缓慢起病,常常从失眠、疲乏开始。病人的心境低落,而没有相应的具体的困难处境或悲伤事件;情感一般从轻度的闷闷不乐到明显的悲痛欲绝。病人自我感觉烦闷、悲观、抑郁、伤感的表现逐步加重,精力不足,思维困难直至感到大脑思维极其艰难;自罪自责,自我评价过低,认为自己什么事情都做不好,活着没有价值。病人的兴趣明显下降,对过去自己非常喜爱的事物也慢慢变得失去兴趣,不愿意去做任何事情,包括自己的生活自理;注意力下降,思考问题困难。日常生活中的普通事情也会使病人感到沉重或痛苦。

抑郁障碍严重的病人可有晨重夜轻的特点,寡言少语,或有焦虑、烦躁、紧张、易怒的行为表现。睡眠障碍会成为早期开始就伴随并一直延续伴随的症状。有些病人还有消化系统、心血管系统等的不适症状,腰背疼痛或莫名不适。由于相应内分泌系统的变化,性欲下降及月经紊乱、闭经也很常见。

(二) 心境障碍的病因

心境障碍的病因目前还不是很确切,但各种研究的结果提示心境障碍的病因与遗传因素、神经生化因素以及心理社会因素的关系较为密切。

1. **遗传因素**　对双生子的研究资料显示,心境障碍的患病遗传因素甚至高于精神分裂症,其概率可达一般人群的 10~30 倍,而且血缘关系越近,患病率越高。

2. **神经生化变化**　目前主要集中在神经递质的研究方面,主要有 5-羟色胺(5-HT)假说、多巴胺(DA)假说、去甲肾上腺素(NE)假说、γ-氨基丁酸(GABA)假说等,对于抑郁症病人的研究发现,抑郁情绪与 5-羟色胺的功能降低有关。同时,5-羟色胺与失眠、食欲缺乏、焦虑不安、内分泌紊乱、性功能障碍等也密切相关。神经化学和精神药理学研究发现,抑郁症脑内多巴胺的功能降低,躁狂症脑内多巴胺的功能增高。很多精神药物对控制兴奋性症状有效,其药理作用也主要是减少脑内多巴胺的含量。

3. **神经内分泌功能改变**　临床试验证实,抑郁症病人在服用定量的地塞米松后,有半数以上病人没有出现正常人应具有的血浆皮质醇抑制现象,即地塞米松抑制试验(DST)阳性;给予抑郁症病人试验剂量的促甲状腺释放激素,发现其中有部分病人出现了血浆促甲状腺激素反应迟钝或消失。以此说明,抑郁症病人存在下丘脑-垂体-肾上腺轴的功能障碍,其神经内分泌功能的变化可能与下丘脑、间脑的生物胺神经递质调节障碍有关。

4. **心理社会因素**　研究发现,多数心境障碍病人的发病受生活事件的影响,尤其是抑郁发作病人在首次发病前大多有负性生活事件发生。社会经济的发展,一方面凸显了心理社会因素对于抑郁发作的发生有着明显的影响;另一方面,也体现了人们对于心理卫生知识有了更明显需求。

5. **躯体因素**　一些人在躯体状况改变等因素的作用下易发生心境障碍,如产后抑郁症。

三、人格障碍

(一) 概念

人格障碍(personality disorder)是指在没有认知过程或智力障碍的情况下,人格显著偏离正常,表现为根深蒂固和持续不变的适应不良行为模式,明显地影响个体的职业和社交能力。

人格障碍常开始于幼年,于青年期定型,持续至成年期或者终身。原来的人格发育正常,到成年以后由于心理社会因素造成的人格异常,一般称为人格改变。人格障碍不同于人格改变,两者在发生的时间及方式上有所不同。人格障碍是在人的发育过程中造成的,多在儿童期或青春期出现,延续到成年。人格障碍尽管有时与其他障碍并存,但并非继发于其他疾病。人格改变是获得性的,通常出现在成年期并具有特定的前因,如严重或持久的应激、极度的环境剥夺、严重的精神疾病、脑部疾病或颅脑外伤等。儿童期、青少年期的行为异常或成年后的人格特征偏离在尚不影响其社会功能时,暂不诊断为人格障碍。

人格障碍在人格的某个方面或多个方面常有显著异常,从而导致严重的个人痛苦和社会功能障碍。人格障碍具体可以表现为以下特征:

1. 人格严重偏离常态,不协调或有明显欠缺。病人的情绪不稳,常对他人冷漠无情,法纪观念差。病人的行为目的不明确,常受偶然动机和本能欲望支配,极易冲动,自制力差。病人经常与周围的人甚至亲属发生冲突,做出不符合社会道德规范甚至违法的事情。其行为结果常伤害别人,造成他人的痛苦,自己却泰然自若,不觉得后悔,反为自己的行为辩护,故难以与人相处。

2. 对自身人格障碍缺乏自省力和控制力,导致与社会不相容,以致本人痛苦。病人做人、做事不注意后果,常与外界发生冲突,虽深受其害,却不能吸取教训,以致害人害己,故难以适应周围环境,痛苦万分。

3. 智能正常,认知能力完整。病人有正常的智力,对事物的辨别能力正常,能理解自己行为的后果及社会对这些行为的评价标准,因而一般能正确处理自己的日常生活和工作。

4. 人格障碍在幼年即逐步形成,其发生却没有明显的起病日期。

5. 人格障碍一旦形成之后,一般难以矫正,可能持续终身,具有相对稳定性。药物治疗、环境影响和教育措施对这类人往往收效甚微。只有少数人在中年以后,由于经验、教训、精力不足等原因而自动缓解。

(二) 形成因素

人格障碍的形成一般认为是在遗传素质的基础上受环境因素的影响,多种因素共同作用的结果,即包括生物学、心理和社会文化等因素。

1. 生物学因素　一些研究和临床证据提示人格障碍的发生可能与生物学因素有关。家系调查资料提示先证者亲属中人格障碍的发生率与血缘关系的远近成正比,血缘关系越近,发生率越高。双生子与寄养子的调查结果都提示遗传有重要影响。同时也有研究表明,情绪不稳定型人格障碍的人有较多的神经系统体征,神经心理测验也提示轻微脑功能损害。人格障碍者的脑电图有40%~50%显示与年龄不相称的不成熟型,与儿童脑电图相似,且多表现在前颞区。在反社会型人格障碍的人中,脑电图也显示有较大量的皮层电活动异常。

2. 心理因素　儿童早期的生活体验和家庭环境在人格发育中起重要作用。多数学者认为,儿童被父母遗弃和受到忽视是人格障碍形成的首要原因。一方面,父母对儿童在情感上冷淡,保持远距离;另一方面父母的行为及对儿童的要求缺乏同一性,如表现反复无常,好恶、赏罚没有定则,常使儿童无所适从,因而难以发展明确的自我认同。儿童在3岁内缺乏与母亲接触的机会或至少3个月被隔离等早期母爱被剥夺,易于形成缺乏感情的性格特征,往往表现为对社会很冷淡、易冲动和反社会行为。不合理的教养可导致人格的病态发展,父母等溺爱儿童,会使儿童形成被动依赖的脆弱性格。过于严厉的父母则易使儿童形成焦虑或胆怯的性格。父母对子女的遗弃、虐待,以及父母有酗酒、吸毒、打架斗殴、偷盗或精神病、人格障碍等,均易使儿童形成人格障碍。

3. 社会文化因素　恶劣的社会环境和不合理的社会制度均可影响儿童的心身健康,与人格障碍的发生有一定的关系。儿童和青少年极易通过观察、模仿、教唆而习得不良性格与行为;同时,他们还具有情绪波动大、行为自制力差、伦理道德尚未形成等特点,易于出现越轨行为。有研究发现成人人格障碍者在儿童时期的预兆性特征有逃学、闲荡、懒散、偷盗、撒谎、缺乏内疚感、违抗父母及老师等。

总之,人格障碍的形成原因是综合性的,先天性遗传因素是人格形成的素质基础,而起决定性作用的是后天环境的习得性因素。但人格障碍确切的形成机制仍有待进一步研究。

(三) 诊断

人格障碍的一般性诊断要点包括:

1. 明显不协调的态度和行为,通常涉及几个方面的功能,如情感唤起、冲动控制、知觉与思维方式、与他人交往的方式等。

2. 特殊行为模式的异常偏离是持久的、固定的、泛化的,并不局限于精神疾患的发作期,与个人及社会的多种场合不相适应,使病人或其他人(如病人家属)感到痛苦或社会适应不良。

3. 病人通常伴有严重的职业及社交问题,在病程后期往往感受到巨大的痛苦。

4. 上述表现均于儿童期和青少年期出现,延续至成年。

5. 人格特征的异常偏离不是由广泛性大脑损伤或病变以及其他精神障碍所直接引起的。

（四）常见类型与诊断标准

由于人格结构的复杂性，明确划分人格的标准缺乏，所以至今没有人格障碍分类的一致意见。ICD-10 中将人格障碍分为 10 类。现将几种主要类型的人格障碍及诊断标准介绍如下：

1. 偏执型人格障碍　在社会生活中占有一定的比例。病人往往对自己的能力估计过高，对挫折和拒绝过分敏感，常感到怀才不遇，惯于把失败归咎于别人，常固执己见，对自己的偏执行为持否定态度，多疑，常难以与人相处。

偏执型人格障碍以猜疑和偏执为特点，始于成年早期，男性多于女性。其临床表现为：①对挫折和拒绝过度敏感。②容易记仇，即不肯原谅侮辱、伤害或轻视。③猜疑以及将体验歪曲的一种普遍倾向，即把他人无意的或友好的行为误解为敌意或轻蔑。④与现实环境不相称的好斗及顽固地维护个人的权利。⑤极易猜疑，毫无根据地怀疑配偶或性伴侣的忠诚。⑥具有将自己看得过分重要的倾向，表现为持续的自我援引态度。⑦将与自己直接有关的事件以及世间的形形色色都解释为"阴谋"的无根据的先占观念。

偏执型人格障碍的诊断标准：①符合人格障碍的诊断标准。②以猜疑和偏执为特点，并至少有上述临床表现中的三项。

2. 分裂样人格障碍　比较常见，约占所有人格障碍类型的近 1/3。

分裂样人格障碍以观念、行为和外貌装饰的奇特、情感冷漠及人际关系明显缺陷为特点，男性略多于女性。其临床表现为：①几乎没有可体验到愉快的活动。②情感冷淡。③对他人表达温情、体贴或愤怒情绪的能力有限。④无论对批评或表扬都无动于衷。⑤对与他人发生性接触毫无兴趣（要考虑年龄）。⑥几乎总是偏爱单独行动。⑦过分沉湎于幻想和内省。⑧没有亲密朋友，不与人建立相互信任的关系（或者只有一位），也不想建立这种关系。⑨明显地无视公认的社会常规及习俗。

分裂样人格障碍的诊断标准：①符合人格障碍的诊断标准。②以观念、行为和外貌装饰的奇特、情感冷漠及人际关系明显缺陷为特点，并至少有上述临床表现中的三项。

3. 社交紊乱型人格障碍　包含悖德型、反社会型、非社交型、精神病态与社会病态型人格障碍，以行为不符合社会规范，经常违法乱纪，对人冷酷无情为特点，男性多于女性。病人可在儿童年或青少年期（18 岁前）就出现品行问题。成年后（18 岁后）习性不改，主要表现行为不符合社会规范，甚至违法乱纪。

社交紊乱型人格障碍的特征为：①对他人的感受漠不关心。②全面、持久地缺乏责任感，无视社会规范与义务。③建立人际关系并无困难，但不能长久地保持。④对挫折的耐受性极低，微小刺激便可引起攻击，甚至暴力行为。⑤无内疚感，不能从经历中特别是从惩罚中吸取教训。⑥很容易责怪他人，或者当与社会相冲突时对行为作似是而非的合理化解释。

社交紊乱型人格障碍病人常在 18 岁前有品行障碍的证据：①反复违反家规或校规。②反复说谎（不是为了躲避体罚）。③习惯性吸烟、喝酒。④虐待动物或弱小同伴。⑤反复偷窃。⑥经常逃学。⑦至少有两次未向家人说明而外出过夜。⑧过早发生性行为。⑨多次参与破坏公共财物的活动。⑩反复挑起或参与斗殴；被学校开除过，或因行为不轨而至少被停学一次；被拘留或被公安机关管教过。

社交紊乱型人格障碍的诊断标准：①符合人格障碍的诊断标准。②至少含有上述临床表现中的三项。

4. 情绪不稳型人格障碍　是一种青少年期常见的人格障碍，男性明显多于女性。此类人格障碍以行为冲动、不计后果为主要特征，伴有情感不稳定，事先进行计划的能力很差，强烈的愤怒爆发常导致暴力；当冲动行为被人批评或阻止时，极易诱发上述表现。该类型的人格障碍包含冲动型和边缘型两个特定的亚型，两者都以冲动性及缺乏自我控制为突出表现。

冲动型人格障碍的主要特征为情绪不稳定及缺乏冲动控制。暴力或威胁性行为的暴发较为常见，在其他人加以批评时尤为如此。

边缘型人格障碍存在一些情感不稳定的特征，除此之外，病人的自我形象、目的及内心的偏好常常是模糊不清或扭曲的。他们通常有持续的空虚感。病人由于容易卷入强烈及不稳定的人际关系中去，所以可能会导致连续的情感危机，也可能会竭力避免被人遗弃，并可能伴有一连串的自杀威胁或自伤行为（这些情况也可能在没有任何明显促发因素的情况下发生）。

情绪不稳型人格障碍的诊断标准：①符合人格障碍的诊断标准。②以情感爆发和明显的行为冲动为主要表现，并符合上述表现。

5. 表演型人格障碍　包含癔症型及心理幼稚型人格障碍，以 25 岁以下的女性多见。其典型表现为心理发育的不成熟性，特别是情感过程的不成熟性。

表演型人格障碍以过分的感情用事或夸张言行来吸引他人的注意为特点，具体表现为：①自我戏剧化，做戏性，夸张的情绪表达。②暗示性，易受他人或环境影响。③肤浅和易变的情感。④不停地追求刺激、被他人赞赏及以自己为注意中心的活动。⑤外表及行为显出不恰当的挑逗性。⑥对自己的外观、容貌过分计较。

其他特征还包括自我放任，感情易受伤害，为满足自己的需要总是不择手段。

表演型人格障碍的诊断标准：①符合人格障碍的诊断标准。②以过分的感情用事或夸张言行来吸引他人的注意为特点，并至少有上述表现中的三项。

6. 强迫型人格障碍　常形成于幼年期，约占心理障碍的 5%，常与父母的管教过分严厉、苛刻、要求严格、循规蹈矩等有关。一般来说，道德观念强的人比温和、灵活性强的人易于发生强迫型人格障碍。这种病人的心里总笼罩着一种不安全感，如门锁上后还要反复检查，担心门是否锁好；写完信后反复检查邮票是否已贴好，地址是否正确等。

强迫型人格障碍以过分的谨小慎微、严格要求与完美主义及内心的不安全感为特征，男性约为女性的两倍，约 70% 强迫症病人有强迫型人格障碍。强迫型人格障碍的临床表现为：①过分疑虑及谨慎。②对细节、规则、条目、秩序、组织或表格过分关注。③完美主义，以至影响了工作的完成。④道德感过强，谨小慎微，过分看重工作成效而不顾乐趣和人际关系。⑤过分迂腐，拘泥于社会习俗。⑥刻板和固执。⑦不合情理地坚持他人必须严格按自己的方式行事，或即使允许他人行事也极不情愿。⑧有强加的，令人讨厌的思想或冲动闯入。

强迫型人格障碍的诊断标准：①符合人格障碍的诊断标准。②以过分的谨小慎微、严格要求与完美主义及内心的不安全感为特征，并至少有上述表现中的三项。

7. 回避型人格障碍　又称逃避型或焦虑型人格障碍，其最大特点是持续和泛化的紧张感与忧虑，自幼胆小、行为退缩、心理自卑，面对挑战多采取回避态度或无力应对。

回避型人格障碍以一贯感到紧张、提心吊胆、不安全及自卑为特征，总是需要被人喜欢和接纳，对拒绝和批评过分敏感，因习惯性地夸大日常处境中的潜在危险，而有回避某些活动的倾向。回避型人格障碍的临床表现为：①持续和泛化的紧张感与忧虑。②相信自己在社交上笨拙，没有吸引力或不如别人。③在社交场合总过分担心被人指责或拒绝。④除非肯定会受人欢迎，否则不肯与他人打交道。⑤出于维护躯体安全感的需要，在生活风格上有许多限制。⑥由于担心批评、指责或拒绝，回避那些与人密切交往的社交或职业活动。

回避型人格障碍的诊断标准：①符合人格障碍的诊断标准。②以持续和泛化的紧张感与忧虑为特征，并至少含上述表现中的三项。

8. 依赖型人格障碍　常源于个体发育的早期。在儿童的心目中，保护他、养育他的父母是万能的，他们总是依赖父母。这时，如果父母对子女溺爱，鼓励子女依赖父母，久而久之会在子女心目中逐渐产生对父母的依赖心理。

依赖型人格对亲近与归属有过分的苛求,这种苛求是强迫的、盲目的、非理性的,与真实感情无关。他们宁愿放弃自己的个人兴趣、人生观,只要时刻得到别人的温情就心满意足了。当需要自己拿主意时,他们往往感到一筹莫展。他们常常理所当然地认为别人比自己优秀,无意识地倾向于以别人的看法来评价自己。

依赖型人格障碍的临床特征为:①请求或同意他人为自己生活中大多数重要事情做决定。②将自己的需要附属于所依赖的人,过分地服从他人的意志。③不愿意对所依赖的人提出即使是合理的要求。④由于过分害怕不能照顾自己,在独处时总感到不舒服或无助。⑤沉陷于被关系亲密的人所抛弃的恐惧之中,害怕只剩下他一个人来照顾自己。⑥没有别人过分的建议和保证时做出日常决定的能力很有限。

其他特征还包括总认为自己是无依无靠的、无能的、缺乏精力的。

依赖型人格障碍的诊断标准:①符合人格障碍的诊断标准。②以过分依赖为特征,并至少有上述表现中的三项。

9. 其他或待分类的人格障碍 包括混合型人格障碍和烦扰型人格改变。

临床上可以见到一些脑部疾病,如脑炎、脑外伤后可能遗留人格改变,常常表现为情绪不稳、易于冲动,出现攻击行为。他们在发生时间与方式上与人格障碍不同,且伴有其他临床表现,可与人格障碍相鉴别。另有一些病人表现为自我意识障碍,即不能确认自身的人格特点,如双重人格、人格转换、人格破裂、人格解体,多为精神疾病或脑部疾病的表现之一。

(五)防治

人格障碍一旦形成,其矫正的难度是很大的,所以应该强调预防。由于人格障碍是从幼年就开始形成的,因而早期教育对于预防极为重要。父母、幼儿园和学校老师及其他相关社会成员如能给予及时、良好的教育,及时发现和纠正不良行为,对预防人格障碍具有重要的意义。同时,应实现家庭和睦,消除家庭暴力,避免家庭破裂,在幼儿园和学校教育中提倡团结互助,力争创造一个和谐、友爱、融洽的生活、学习和成长环境。

对于已患人格障碍者,目前尚无较好的治疗方法,但应持积极的态度进行矫治。应着力于重建他们的心理和社会环境。周围的人不应歧视他们,而是要热情地关怀、体贴他们,帮助他们,指导他们尊重自己及他人。

药物治疗尽管不能改善人格结构,但作为改善某些症状的对症治疗是有益的。例如焦虑症状明显者可选用苯二氮䓬类抗焦虑药,碳酸锂对有冲动或攻击行为者有效。

心理治疗比较困难,可以试用。其基本要点是稳定病人的心态,促进人格障碍的改变。医生应与病人建立良好的信任关系,帮助其分析和认识自己的人格缺陷,强调人格是可以改变的,帮助病人树立坚定的信心,启发他们自我认同、改造自己的性格、改善与他人的关系。在经过一段时间的稳定后,病人逐渐检讨自己的性格缺陷,寻找改善的途径。自我控制疗法及自我松弛训练的合理应用对人格障碍确有一定疗效。在精神支持性治疗基础上的行为治疗,或通过参加治疗性团体(又称治疗性社会)组织的活动,能创造一种良好的学习和生活环境,以控制和改善其偏离的行为。

四、应激相关障碍

目前在临床医学领域中,应激相关障碍,特别是社会心理应激因素所致的应激相关障碍有所增加,已成为临床医学研究的主要对象,也成为医学心理学研究的主要类型。

应激反应是机体对应激的一种动态反应。应激源主要来自外部物质环境、个体的内环境、心理社会环境三个方面。当机体经认知评价而察觉到应激源的威胁后,通过中介机制的作用而产生相应的心理和生理反应,称为应激反应。

应激反应并不一定都是应激障碍,适度的应激可以使个体及时调整自身与环境的关系,有利于促进人的全面发展。只有当应激反应超出一定强度和/或长期处于应激状态,并影响个体的社会功能和人际交往时,才形成应激障碍。应激相关障碍(stress-related disorder),也称反应性精神障碍或心因性精神障碍,是一组由心理、社会、环境因素引起的异常心理反应。它的发生、发展、病程及临床表现受以下因素影响:①生活事件和生活处境,如剧烈的、超强的精神创伤或生活事件、持续的困难处境,均可成为直接病因。②社会文化背景。③人格特点、教育程度、智力水平、生活态度和信念等。

应激相关障碍不包括神经症、心理因素所致生理障碍及各种非心因性精神病性障碍。

(一)急性应激障碍

急性应激障碍(acute stress disorder)指由急剧、严重的精神刺激、生活事件或持续困境引发的精神障碍。剧烈的精神创伤或重大的生活事件及持续存在的困难、处境等因素是本病发生的直接原因。病人在受刺激后数分钟或数小时之内突然发病,严重程度与个体的易感性、教育程度、认知水平、应对方式、当时的身体健康状态等密切相关,还与社会文化背景有关。

1. 临床表现 急性应激障碍病人最初出现"茫然"状态,表现为意识范围局限、注意狭窄、不能领会外在刺激、定向错误。随后表现出对周围环境的退缩(甚至达到分离性木僵的程度),或者是激越性活动过多(逃跑反应或神游)。常存在惊恐性焦虑的自主神经症状,如心动过速、出汗、面赤。症状一般在受到应激性刺激或事件的影响后几分钟内出现,并在2~3天内消失(多数人在几小时内消失)。对于发作可有部分或完全的遗忘。

急性应激障碍还有一种临床亚型,称为"急性应激性精神病",是由强烈并持续一定时间的心理创伤性事件直接引起的精神病性障碍。以妄想、严重情感障碍为主,症状内容与应激源密切相关、较易被人理解,而与个人素质因素关系较小。急性或亚急性起病,一般病程时间不超过1个月。经适当治疗,预后良好,恢复后精神正常,一般无人格缺陷。

2. 诊断标准 症状的出现与急剧或严重的应激源之间必须有明确的时间上的联系。症状即使没有立刻出现,一般也在几分钟之内出现。此外,症状还应:①表现为混合性且经常变化的临床相,除了初始阶段的"茫然"状态外,还可有抑郁、焦虑、愤怒、绝望、活动过度、退缩等症状,且没有任何一类症状持续占优势。②如果应激性环境消除,症状迅速缓解;如果应激持续存在或具有不可逆转性,症状一般在24~48小时内开始减轻,并且大约在3天后变得十分轻微。

3. 治疗 在去除应激性生活事件的基础上,让病人尽快摆脱创伤环境,并在避免进一步的刺激和更大伤害的基础上进行心理治疗。可指导病人正确对待应激,给予心理和社会支持。药物主要是对症治疗,对焦虑、烦躁不安者给予适当的药物可以使病人的症状较快地缓解,便于开展心理治疗。

(二)创伤后应激障碍

创伤后应激障碍(post-traumatic stress disorder,PTSD)是由于受到异乎寻常的突发性、威胁性或灾难性心理创伤,导致延迟出现和长期持续的精神障碍。病人的精神障碍在创伤后数天至半年内出现,一般在1年内恢复正常,少数病人可持续多年,甚至终身不愈。临床表现以再度体验创伤情境为特征,并伴有情绪的易激惹和回避行为。创伤后应激障碍可为生活和工作中的重大事件如地震、遇到恐怖行为等所引发。

1. 临床表现 在重大创伤性事件发生后,病人有各种形式的反复发生闯入性的创伤性体验重现,反复出现错觉、幻觉甚至幻想;频繁出现内容清晰的、与创伤性事件关联的梦境或噩梦;回避与创伤有关的事物,包括具体的场景,有关的想法、感受和话题;还可有"选择性失忆",害怕和避免想起遭受创伤的心情,把相关事件从自己的记忆中"抹去"。病人也可表现为淡漠、与人疏远、不愿意与人交流,对任何事物不感兴趣,甚至产生消极念头,严重的则采取自杀行为。此外,有些病人表现为睡眠障碍、易激惹、易受惊吓等症状。

2. 诊断标准 本障碍的诊断不宜过宽,必须有证据表明症状发生在极其严重的创伤性事件后6个月内。如果临床表现典型,又无其他适宜的诊断(如焦虑或抑郁),即使事件与起病的间隔超过6个月,也可给予"可能为创伤后应激障碍"的诊断。该障碍除必须存在严重创伤外,还必须包含在白天的想象里或睡梦中反复出现的、闯入性的回忆或重演。常伴有明显的情感疏远、麻木感,以及回避可能唤起创伤回忆的刺激。

3. 治疗 主要采用危机干预的方法,为病人争取最大的社会和心理支持,提高病人的心理应对能力,表达和宣泄病人相关的情感。抗抑郁药物是治疗 PTSD 最常见的选择,还可对症选用抗焦虑药物、镇静剂、锂盐等。心理治疗结合药物治疗优于两种方法的单独使用。

(三) 适应障碍

适应障碍(adjustment disorder)是指在易感个性的基础上,遭遇到明显的生活改变或环境变化时,产生短期、轻度的烦恼状态和情绪失调,常有一定程度的行为变化,可出现社会功能受损,但并不出现精神病性症状。典型的生活事件有丧偶、离异、失业、迁居、转学、患重病、经济危机、退休等。发病通常在遭遇生活事件后 1 个月内,病程大多不超过 6 个月。在事过境迁后,随着刺激的消除或者经过调整形成了新的适应,精神障碍随之缓解。

1. 临床表现 多种多样,主要表现为情绪障碍,包括抑郁心境、焦虑或烦恼,无能力感、对当前的生活不知所措、胆小害怕、失眠;有应激相关的躯体功能障碍,如头痛、腹部不适、胸闷、心慌;可出现不良行为而影响到日常活动,使社会功能或工作受到损害。有少数病人可能出现暴力行为。儿童则表现为尿床、吸吮手指等退化行为。

2. 临床类型

(1) 以情绪障碍为主的适应障碍:主要包括短暂性抑郁性反应、长期的抑郁性反应、混合性焦虑和抑郁性反应及以其他情绪紊乱为主的适应障碍。抑郁者多常见,表现为情绪低落、沮丧、对日常生活丧失兴趣、失望、自责,伴有睡眠障碍、食欲变化和体重减轻;也可见以焦虑情绪为主者,表现为焦虑不安、心烦意乱、心悸、呼吸急促、有窒息感等;也可出现混合情绪表现的适应障碍,病人表现为抑郁和焦虑心境共存及其他情绪异常。

(2) 以品行障碍为主的适应障碍:多见于青少年,表现为侵犯他人的权益或违反社会道德规范,或蔑视社会准则和规章制度,如逃学、斗殴、破坏公物、说谎、盗窃、离家出走等。

(3) 以混合性情绪和品行障碍为主的适应障碍:这种类型的适应障碍主要表现为情绪方面的症状与品行障碍的症状同样突出。

(4) 以其他特定症状为主的适应障碍

1) 以躯体不适为突出表现的适应障碍:病人主诉为乏力,头、腰背或其他部位疼痛以及恶心、呕吐、便秘、腹泻等胃肠道症状,或其他不适,而临床和实验室检查不能发现器质性疾病。

2) 以工作、学习能力下降为突出表现的适应障碍:病人的工作能力改变,原来工作、学习能力良好者出现工作能力下降、学习困难。病人在情绪上并无抑郁或焦虑症状,亦无恐惧症状。

3) 以社会退缩为主要表现的适应障碍:病人以社会性退缩为主要表现,但不伴抑郁或焦虑症状,如不愿参加社交活动、不愿上学或上班、常闭门在家。儿童适应障碍主要表现为退行性行为,如尿床、吸吮手指。

3. 诊断标准 该疾病的诊断有赖于三个方面的评估。①症状的形式、内容、严重程度。②既往病史和人格。③应激性事件、处境或生活危机。必须清楚地确定应激性事件、处境或生活危机的存在,并有强有力的证据(尽管可能带有推测性)表明症状的出现与这些应激源密切相关。如果没有应激源的存在不应作出适应障碍的诊断。如果应激源较弱,或者不能证实与发病在时间上的联系(不到 2 个月),则应根据其呈现的特征在他处归类。

4.治疗　适应障碍的病程一般为 1~6 个月，也就是说，随着时间的推移，适应障碍能够自行缓解，或者转化为更为特定的、更为严重的其他精神障碍。因此，应采用以心理治疗为主的治疗方法，如支持性心理治疗、行为治疗、认知疗法，也可用精神疏泄疗法等，必要时定期进行心理咨询。对抑郁、焦虑明显者可酌情加用抗抑郁药或抗焦虑药物，以低剂量、短疗程为宜。

本章小结

　　本章的学习要点是心理障碍的概念及诊断，正常与异常心理的区分和诊断标准。学习难点是心理障碍的特征和心理障碍的分类标准。心理障碍的分类是在诊断各种心理障碍时必须掌握并经常应用的内容，掌握和熟悉心理障碍的分类体系，有利于对心理障碍的概念、基本概貌、具体表现的理解和把握。掌握和熟悉心理障碍的分类，深入地认识和把握医学心理学与临床医学的关系，对于临床实践与相关研究尤为重要。

（刘传新）

思考题

　　1. 判别正常与异常心理及行为的标准有哪些？
　　2. 在自然灾害发生后，在救治伤员的同时，还应及时对伤员宣传心理卫生知识，尽量避免创伤后应激障碍（PTSD）的产生。试述各类心理应激相关障碍的特征。

ER 6-4

练习题

第七章 | 心理评估

教学课件

思维导图

学习目标

1.掌握心理评估的概念、常用方法;标准化心理测验的主要技术指标;与各年龄、教育水平、职业性质、社会地位的人以及患各种疾病的人交往的经验与技巧。

2.熟悉心理测验的类型;心理测验的正确使用;常用心理测验及评定量表的分值与临床意义。

3.了解心理测验在临床工作中的应用。

4.学会熟练操作常用心理测验及评定量表;在临床工作中对病人进行心理评估。

5.具备接纳和共情的能力,能与当事人建立和谐的关系;树立正确的测验观,严肃认真、客观慎重地对待心理评估工作,确保其科学性与公正性;养成良好的临床心理评估素养,尊重被评估者的人格,保护其隐私。

情境导入

病人,女性,35 岁,因"情绪低落、无故哭泣伴头晕半年"就诊。病人在怀孕 7 个月孕检时发现胎儿脐带绕颈两周后,突然晕倒,此后常暗自哭泣。近半个月病人情绪低落,晚间睡眠差,总感觉周围的世界不真实。在孩子出生后,病人不愿看到孩子,也不抱孩子,整日以泪洗面,不思饮食。

病人既往体健,无重大躯体疾病史,性格内向、话少、易生闷气。病人否认两系三代中有精神疾病史,否认躯体疾病遗传史。

思路解析

请思考:

1.应如何为该病人制订切实可行的访谈提纲?

2.如果在心理评估时需要为病人做心理测验,该选取哪种评定量表?

心理评估是医学心理学研究与临床实践的重要方法之一,其目的是对各种正常或异常的心理现象进行客观分析及量化描述,在当今医学领域中配合疾病的诊疗及在科研上发挥着越来越大的作用。心理评估也是精神障碍的辅助诊断工具,有利于更全面、准确地对临床精神病理现象进行描述,提高精神障碍诊断的正确性。

第一节 概　述

一、心理评估的概念

心理评估(psychological assessment)是指运用心理学的方法收集当事人或病人的某种心理现象的有关信息,并进行评价和鉴定的过程。通过评定当事人或病人的认知水平、情绪活动、人格特征和社会功能状况等,为制订临床治疗方案、实施心理治疗和心理咨询、评价心理治疗效果提供重要依据。

目前,心理评估已被广泛地应用于心理学、医学、教育、人力资源等多个领域。将心理评估应用于临床医学时,则称为临床心理评估(clinical psychological assessment)。在我国,临床心理评估主要应用于病人心理资料的收集、心理或医学诊断、心理障碍防治措施的制订、疗效判断等方面。根据当事人的情况,心理评估主要有以下目的:①进行医学和心理学研究。②在进行临床干预前为医生和临床心理学家提供基础信息。③单独或协同作出心理方面的评估(一般由医生、临床心理学家或当事人本人提出)。④预测当事人未来的成就。⑤对当事人的责任能力作出鉴定或司法鉴定等。

二、心理评估的基本程序

心理评估是根据评估的目的,采取多种方法收集资料,对所得资料和信息进行分析判断的过程。在临床工作中,心理评估的过程与疾病诊断的过程相似,包括以下几个方面:

1. 确定评估目的　首先要确定病人目前首要的问题是什么,然后确定评估目的,评估病人有无心理障碍或异常行为。

2. 收集资料　了解病人就医的主诉、现病史、既往史、家族史及是否有心理问题,是否需要心理方面的帮助。

3. 分析问题　对发现的重点问题、特殊问题进行详细、深入的了解和评估。在掌握一般情况的基础上,对有心理问题的病人的具体问题进行深入的了解和评估,可借助于各种方法,如焦点问题访谈、心理测验、作品分析等。

4. 得出结论　对已获得的资料进行系统的整理、分析,写出评估报告,得出初步结论,对病人或家属及有关人员进行解释,以确定进一步的问题处理方案。

三、心理评估的常用方法

常用的心理评估方法通常包括观察法(observational method)、调查法(survey method)、晤谈法(interview method)和心理测验法(psychological test method)等。在临床工作中,可以根据服务对象的特点选择适宜的方法,或将上述方法综合使用、取长补短,以获得全面、准确的信息。

(一)观察法

观察法是科学研究中最为古老、应用最为广泛的一种方法,是指研究者通过对研究对象进行科学、有目的的直接观察和分析,研究个体或团体的行为活动,了解事实、发现问题,从而探讨心理行为变化规律的一种方法。观察法通常分为自然观察法和控制观察法两种类型。此外,还有主观观察和客观观察、日常观察和临床观察、直接观察和间接观察等。

1. 自然观察法　是在不加任何人为干涉的自然情境中对研究对象进行观察、记录和分析,从而解释某种行为变化规律的方法。优点是简便,可以避免被观察者产生紧张等反应,材料来源贴近生活实际;缺点是费时、费力,得到的结果具有偶然性。

2. 控制观察法　是指在预先设置的观察情境和条件下进行观察的方法,其结果带有一定的规律性和必然性。优点是快速,所得资料易于进行横向的比较分析;缺点是易对被观察者产生影响,有时不易获得真实情况。

进行观察时应当注意结果的客观性和代表性。为了避免观察活动对被观察者行为的影响,原则上不宜让被观察者发现自己被人观察。

观察法的优点是可以取得被观察者不愿意或者不能够报告的行为数据;缺点是观察的质量在很大程度上依赖于观察者的能力,另外,观察活动本身也可能影响被观察者的行为表现,使结果失真。

（二）调查法

调查法包括对现状调查和历史调查,目的是从当事人的现状和历史中了解其心理状况的特殊性。现状调查是围绕与当前问题有关的内容向当事人和周围的知情者进行调查。历史调查是通过当事人有关的档案资料进行的和向知情者了解当事人过去经历的调查。调查时可采用询问和调查表等方式来进行。

（三）晤谈法

晤谈法也叫会谈法,其基本形式是晤谈者(interviewer)与被晤谈者(interviewee)面对面地进行语言交流,是心理评估中最常用的一种基本方法,旨在了解被晤谈者有关心理属性、特征方面的资料。晤谈法的效果取决于问题的性质与研究者本身的知识水平和会谈技巧。这种方法的特殊之处在于谈话时有很强的目的性,访谈内容及方法都是围绕目标组织设计的,故它不同于一般的日常交谈,而是一种专门的技术,是医学心理学工作者与当事人沟通感情、建立信任、收集资料、诊断、评估和实施治疗所必备的技能,在心理咨询和治疗、临床评估等许多工作中经常被用到。

晤谈法在具体应用中虽然因目的不同而有差异,但在谈话时应当把握的原则是一致的:①真诚地、专心致志地聆听当事人的叙述,领会其思想、感情和意图比说更重要。②必须做到价值中立,保持一种不加任何是非评判的诚恳态度,因为只有如此才能使当事人敞开心扉、无所顾忌地把内心世界摆在你面前,从而获得更全面、更真实的信息。③在晤谈中要注意使用技巧来控制话题的方向和当事人的情感,随机应变,以达到谈话的目的。④在当事人对某一事物进行反应时,要注意区别其情绪状态和真实行为是否一致,力求获得真实的资料,帮助当事人正确认识和对待自己。

（四）心理测验法

心理测验法是在标准情境下,对个人行为样本进行客观分析和描述的一种方法。这是一种定量分析的方法,通常采用严格标准化和信效度好的测量工具。在心理评估中,心理测验法占有十分重要的地位。观察法和晤谈法都难免受评估者主观意识的影响,而心理测验法采用标准化、数量化的原则,所得结果又可参照常模进行比较,从而克服了观察法和晤谈法的缺陷。

1. 心理测验的分类　心理测验的数量很多,根据不同的分类标准,心理测验可有不同的分类。

（1）按测验的目的分类

1) 能力测验:主要用来确定受试者的某种心理特征在群体中所居位置,包括智力测验、心理发展量表、适应行为量表和特殊能力测验等。

2) 人格测验:主要用来评定受试者的性格、气质、情绪、动机、兴趣、态度和价值观等人格特点。人格测验因测试内容不同又分为不同的量表,有的用于测查一般人群的人格特征,如卡特尔16项人格因素问卷和艾森克人格问卷;有的用于测试个体病理性的人格特征,如明尼苏达多相人格调查表。

3) 神经心理测验:主要用于评估正常人和脑损伤病人的脑功能状态。临床上,神经心理测验在脑损伤的定位诊断、脑功能的诊断及脑损伤的康复与疗效评估方面发挥着重要的作用。

4) 临床评定量表:是对自己主观感受和他人行为的客观观察进行量化描述的量表。此类测验种类和数目众多。

5) 职业咨询测验:主要包括职业兴趣问卷等。为使评估结果更为全面,也常将职业咨询测验与人格和智力测验联用。

（2）按测验材料的性质分类

1) 文字测验:又称言语测验或纸笔测验,其测验项目以文字或语言作为测验材料,受试者必须用文字符号或语言作出反应。文字测验适用于有一定言语能力的受试者。大多数心理测验都属于此类。其优点是比较方便、易测,应用广泛,能够测量高层次的心理品质;缺点是易受受试者文化程度的影响。

2)非文字测验:又称非言语测验或操作测验,其测验内容以图画、仪器、模型、工具、实物为材料,受试者用操作或手势回答。其优点是不受文化程度的限制,适用于有言语功能障碍或不懂得测验语言材料的受试者;缺点是只能个别操作,时间上不经济。

(3)按测验的方法分类

1)问卷法:多采用结构式的提问方式,让受试者以"是"或"否"或在有限的几种选择上作出回答。一些人格测验如明尼苏达多相人格调查表、艾森克人格问卷及评定量表等都是采用问卷法的形式。其优点是测验的操作技术容易被掌握,测验的结果容易被分析;缺点是测验的目的明显,在回答涉及社会评价类的问题时,可能因掩饰而失真。

2)作业法:该法的测验形式是非文字的,让受试者进行实际操作,多用于测量感知和运动等操作能力。对于婴幼儿及受文化教育因素限制的受试者(如文盲、语言不通的人或者有语言残障的人)等进行心理测验时,主要采用这种形式。

3)投射法:该法的测验材料意义含糊,回答无限制,无严格的评分标准。投射法多用于测量人格,如罗夏墨迹测验、主题统觉测验等,也有用于异常思维的发现,如自由联想测验、填词测验等。其优点是测验目的隐蔽,回答难以掩饰,结果比较真实;缺点是测验结果分析起来比较困难,主试者必须有丰富的使用该测验的经验,因而对主试者的要求较高。

(4)按测验的组织方式分类

1)个别测验:是在某一时间内一个主试者对一个受试者面对面地进行施测。个别测验的优点在于主试者对受试者的观察仔细,提供的相关信息准确;缺点是测验手续复杂,无法在短时间内收集到大量资料,费时、不经济,要求主试者有良好的训练与较高的素养。临床上主要采用此种测验。

2)团体测验:是在同一时间内由一位或几位主试者同时测量多名受试者。其优点是适用于群体心理的研究,可以在较短的时间内获得比较丰富的信息资料,省时、经济,适合科学研究;缺点是受试者的行为不易受控制,易产生误差。

2. 标准化心理测验的主要技术指标 标准化是心理测验最基本的要求。并非所有的心理测验都是标准化测验,只有通过一套标准程序建立测验内容、制订评分标准、固定实施程序,具备主要的心理测验技术指标,并达到了国际上公认水平的心理测验,才能称为标准化心理测验。标准化心理测验应具备以下主要技术指标:

(1)样本(sample):即标准化常模样本。为了保证常模样本的代表性,一般而言,取样时要考虑到影响测验结果的各种主要因素,如样本的年龄范围、性别、受教育程度、民族、地区、职业等,再根据人口资料中这些因素的构成比状况,采用随机抽样的方式获得常模样本。如果样本是代表全国的,可制订全国常模;如果样本是代表某一地区的,则制订区域性常模。区域性常模虽然适用范围有限,但对相同区域内的受试者来说比全国常模更准确。如果是临床评定量表,在常模样本取样时还应考虑疾病诊断、病程及治疗等情况。

(2)常模(norm):是指某种心理测验在某一人群中测查结果的标准量数,即可以用来作比较的标准。常模是解释测验分数的依据,只有将受试者心理测验的结果与这一标准相比较,才能确定其测验结果的实际意义。而这一结果是否准确,则在很大程度上取决于常模样本的代表性。只有在代表性好的样本基础上才能制订出有效的常模。

常模的形式有多种,可以定量的有均数常模、标准分常模等;可以定性的有划界分常模,此外还有百分位常模。按常模样本的代表性来分有全国常模和区域性常模,还有年龄常模、年级常模等。

(3)信度(reliability):是指一个测验的测量结果的可靠性或一致性。这里的一致性包括在时间上的一致性、内容上的一致性、不同评分者之间的一致性。一致性越高,说明该测验的信度越高。信度的高低取决于测验的条目用语表述是否明确;指导语是否讲明了方法,而且未给予受试者正性或负性的暗示;记分标准是否明确等。一般说来,一个测验在标准化时样本数较大,只要其信度系数在 0.8 以上,就可认为该测验是一个相当可靠的测验。通常智力测验的信度系数要求在 0.8 以上,人格测验的信度系数要求在 0.7 以上。

(4)**效度**(validity):是指一个测验可以测量到所要测量的对象品质的程度,即该测验结果的有效性和正确性。效度高时信度也高,但信度高时效度不一定高。

3. 应用心理测验的一般原则　心理测验的优越性能否得到充分的发挥,取决于测验能否得到正确的使用。如果心理测验使用不当,不但起不到其应有的积极作用,相反还可能导致判断错误,造成不同程度的不良后果。因此,在实施心理测验时,要注坚持下述原则:

(1)**标准化原则**:测量需采用公认的标准化工具,施测方法要严格根据测验指导手册的规定执行。计分标准、解释方法、施测环境及常模均需保持一致。

(2)**保密原则**:是心理测验的一条道德标准,测验的内容、答案及记分方法均应严格保密,只有做此项工作的有关人员才能掌握,绝不允许随意扩散,更不允许在出版物上公开发表,否则必然会影响测验结果的真实性。保密原则的另一个方面是对受试者测验结果的保护。有关工作人员应尊重受试者的利益。

(3)**客观性原则**:对心理测验的结果作出评价时要遵循客观性原则,也就是要"实事求是",对结果的解释要符合受试者的实际情况。下结论时不要草率行事,在做结果评价时应结合受试者的生活经历、家庭、社会环境以及通过会谈、观察法所获得的各种资料全面考虑。

4. 心理测验的注意事项

(1)防止滥用,只有在确实需要时才可进行心理测验,并根据评估的目的(临床或科研)选择相应的测验种类,或组合多种测验以满足不同要求。

(2)选择好实施测验的时机,尽可能与受试者建立信任、和谐的合作关系,保持测验情境友好;在尚未建立良好协调的关系时,暂时不宜进行测试。

(3)心理测验的使用者及阅读测验报告者均需掌握一定的心理学基础知识,并经过专业培训。

(4)在施测过程中应注意标准化,严格按照测验的操作规定实施测验,包括正确安排测验材料,给予指导语和提问,记录回答和记分,并及时观察受试者在测验过程中的行为,准确书写测验报告等。

(5)综合分析并动态看待心理测验结果,从而作出符合实际情况的判断,反对仅根据测验分数就为受试者贴标签的做法。

四、对心理评估者的要求

由于心理评估的对象是具有复杂心理活动的人,因此要做好心理评估,对心理评估者的业务素质、心理素质与职业道德的要求都比较高。

1. 业务素质要求　掌握评估目标(如智力、记忆、情绪、人格等)的规律和表现形式及与疾病和健康的关系等有关知识;熟练掌握心理评估的理论和施测技术;掌握与各种年龄、教育水平、职业性质、社会地位的人及患各种疾病的人交往的经验与技巧。

2. 心理素质与职业道德的要求　人格健全,善于与人交往,乐于助人,尊重当事人,耐心细致,有接纳和共情的能力;能与当事人建立良好的协调关系,使心理评估能够顺利实施;管理好用于心理评估的工具;严肃认真、客观慎重地对待心理评估工作,确保其科学性与公正性;保护当事人或病人的利益,尊重其人格,保护其隐私(如果会对其自身或第三者构成危害,应采取适当措施加以干预),杜绝因其他不必要的原因增加当事人或病人的痛苦和损失。

五、心理评估在临床工作中的应用

1. 心理咨询　在心理咨询门诊中,医生多采用心理测验来了解就诊对象的某些心理特点及潜在的心理困扰,以便提供一些有针对性的指导。

2. 临床诊断　应用于精神疾病及脑功能障碍的辅助诊断,如婴幼儿的发展是否迟缓、老年人功能衰退的情况等,均可采用心理测验协助诊断。

心理测验还可用于理论研究,主要用于搜集资料,建立或检验假说。心理学中的许多理论都是建立在测验资料的基础上,并且通过测验来进行检验的。例如卡特尔提出的16项人格因素、吉尔福特的智力结构理论等,都是靠心理测验得到充实与发展的。

第二节　智力测验

智力测验(intelligence test)是评估个人一般能力的方法,根据有关智力的概念和理论经标准化过程编制而成。智力测验在临床上用途广泛,不仅用于研究智力水平,还可用于研究其他病理情况(如神经心理方面)。临床上多采用个别智力测验,教育界和某些研究也用团体智力测验。

一、智力及智商

智力商数简称智商(intelligence quotient,IQ),在智力测验中常用IQ作为衡量智力水平的尺度。IQ是智力测验结果的量化单位,是用于衡量个体智力发展水平的一项指标。IQ又分为比率IQ和离差IQ。

1. 比率智商(ratio intelligence quotient)　计算公式是IQ=MA/CA×100。公式中MA为智龄(mental age),指智力所达到的年龄水平,即在智力测验中取得的成绩;CA为实际年龄(chronological age)。设定MA与CA相等时IQ为100。例如,某儿童智力测验的MA为10,而他的CA为8,那么他的IQ为125,说明该儿童比同龄儿童的平均IQ高。

比率IQ虽然可以对不同年龄者的智力水平进行相互比较,也可以表示一个人的聪明程度,但也有一定的局限性,它建立在智力水平与年龄成正比的基础上,所以只适用于一定的年龄范围。实际上智力发展到一定年龄后就稳定在一定水平上,此后随着年龄增加,智力还会逐渐下降。因此,比率IQ适用的最高实际年龄限制在15岁或16岁。

2. 离差智商(deviation intelligence quotient)　为了解决比率智商的不足,韦克斯勒提出了离差智商的概念,用于表示受试者的成绩偏离同年龄组平均成绩的距离(以标准差为单位)。离差智商克服了比率智商计算受年龄限制的缺点,现已成为通用的智商计算方法。

ER 7-4

智力测验
与分级

3. 智力分类和分级　目前国际常用的分级方法为IQ分级法。

二、常用智力量表

评估智力水平多采用智力测验和发展量表(developmental scale)。一般0~3岁多采用发展量表,因为在4岁以前,婴幼儿智力的发展与生理发展分化尚不完全,测验方法难以清晰地区分。4岁以后多采用智力测验和适应行为量表。另有研究表明,3岁以上受试者的IQ才与成年后的IQ有较高水平的相关。

智力测验的形式多种多样,有的采用单一测验形式,测查某一智力功能,其结果不能用IQ表示,如绘人测验、瑞文推理测验等;有的则采用成套测验形式,测查多种智力功能,结果用IQ表示,称为IQ测验,目前这类智力测验使用得较多,国际通用的有韦氏智力量表(Wechsler intelligence scale)、斯坦福-比奈智力量表（Stanford-Binet intelligence scale）和考夫曼儿童成套评价测验（Kaufman assessment battery for children，K-ABC）等。在临床中用得最多的是韦氏智力量表。

1. 比奈智力量表 1905 年，比奈和西蒙编制世界上第一个智力量表，称为比奈-西蒙智力量表。特尔曼对该量表进行了修订并制成了斯坦福-比奈智力量表。斯坦福-比奈智力量表共有 15 个分测验，组成四个领域，即词语推理、数量推理、抽象/视觉推理和短时记忆。对正常人群、发育迟滞人群和天才人群都提供了准确的 IQ 估计。

我国陆志韦修订过斯坦福-比奈智力量表，后来吴天敏根据陆志伟的修订本作了再次修订，形成了中国比奈智力量表。

2. 韦氏智力量表 由韦克斯勒编制，是与比奈智力量表类型不同的著名智力量表，在临床应用非常广泛。

韦克斯勒在积累了大量测验经验的基础上，编制了韦氏成人智力量表（Wechsler adult intelligence scale，WAIS）、韦氏儿童智力量表（Wechsler intelligence scale for children，WISC）和韦氏学龄前儿童智力量表（Wechsler preschool and primary scale of intelligence，WPPSI）。

韦克斯勒在编制智力测验量表时，除了考虑年龄因素在内容上有所区别外，还将题目按其性质分成几个分测验，分别计分并测量各种智力。韦氏智力量表分为两大类：一类是言语测验量表，计算出言语智商（VIQ）；另一类是操作测验量表，计算出操作智商（PIQ）。两个量表合称为全量表，计算出总智商（FIQ），FIQ 代表受试者的总智力水平。这种分别计算言语智商、操作智商和总智商的方法，在临床上对于大脑损伤、精神失常和情绪困扰的诊断有很大的帮助。

以下以我国修订的韦氏成人智力量表（Wechsler intelligence scale for adult-Chinese revised，WAIS-RC）为例加以说明。

WAIS-RC 全量表含 11 个分测验，其中 6 个分测验组成言语量表，5 个分测验组成操作量表。各分测验的主要内容及其功能如下：

(1) 言语量表的分测验及其主要功能

1) 知识（I）：由一些常识（涉及历史、天文、地理、文学、自然等）问题组成，主要测量人们的知识、兴趣范围及长时记忆等能力。

2) 领悟（C）：由一些有关社会价值观念、社会习俗和法规理由等问题组成，主要测量对社会的适应程度，尤其是对伦理道德的判断能力。

3) 算术（A）：由一些心算题组成，可测量对数的概念和操作能力（加、减、乘、除），同时可测量注意力及解决问题的能力。

4) 相似性（S）：找出两物（名词）的共同性，并用适当的语言加以表述；主要测量抽象和概括能力。

5) 数字广度（D）：分为顺背和倒背数字两种。根据背的数字长度来测量注意力和瞬时记忆或短时记忆能力。

6) 词汇（V）：对呈现的词汇下定义，可测量受试者的词汇理解和表达能力，同时还能测量理解和掌握知识的广度。词汇测验被认为是全量表中测量智商最好的单项指标。

(2) 操作量表的分测验及其主要功能

1) 数字符号（DS）：在 1~9 个数字下面分别规定一个特别符号，要求受试者在规定时间内按样例用与数字相对应的符号填写在每一个数字下面的空白处。该测验主要测量手眼协调、注意集中能力和操作速度。

2) 填图（PC）：有一系列图片，每幅图画都缺少一个最重要的部分，要求受试者指出缺失部位和名称。该测验主要测量视觉辨认能力、对组成物体要素的认识能力，以及扫视后迅速抓住缺点的能力。

3) 木块图案（积木图案）（BD）：用红、白两色的立方体木块复制平面图案。该测验主要测量空间知觉、视觉分析综合能力。

4）图片排列（PA）：将一些无序、散乱的图片，按照图片内容的事件顺序，在规定的时间内排列正确，使之成为一个有意义的故事。该测验主要测量逻辑联想、部分与整体关系能力。

5）图形拼凑（OA）：将一个图形的各个部分，在规定的时间内拼成完整而正确的图形。该测验主要测量想象力、抓住事物线索的能力以及手眼协调能力。

韦氏智力量表的实施方法按手册规定，将各项分测验项目逐一进行，各项分测验记分方法按手册规定进行。完成全部项目的测试后，将各分测验中的项目得分相加，获得分测验原始分，然后根据各分测验的换算表，即可获得各分测验量表分及三个智商。对受试者的智力进行分析时，不仅要看三种 IQ 的水平，还要比较 VIQ 与 PIQ 的关系，以及分析各分测验成绩分布的剖面图形等。

韦氏智力量表的优点包括：①没有采用年龄量表分类的方法，而是采用了项目分类测验，每个测验可以单独计分，也可以合并计算，从而能够评估智力的各个侧面，综合后所得分数就是一般智力水平。②引入了标准分数和离差智商的概念。③测验智力的范围广，可了解不同的能力状况。总分表明个体差异，各个分测验可表明个体内部不同能力的差异。在临床诊断中，韦氏智力量表不仅用作智力评估的依据，还可根据各个分测验的分数曲线和相互关系，作为诊断智力操作或其他病理状态的依据。

然而，韦氏智力量表也存在一些不足之处，主要表现为三套量表的难度衔接不太理想，难以追踪测量；对于智力极高或极低者不太适用；测验用时较长等。

3. 适应行为量表　适应行为也称社会适应能力，是指个人独立处理日常生活与承担社会责任的能力达到他的年龄和所处社会文化条件所期望的程度，即个体适应自然和环境的有效性。从人生的早期到成人至老年，在不同年龄阶段有不同的适应行为特点，所以有各种适应行为评定量表。适应行为主要是个体在后天环境下的获得性行为技能，适应行为量表则用于评估个体适应行为的发展水平和特征，广泛应用于精神发育迟滞（mental retardation，MR）的诊断、分类、训练及特殊教育等领域。对于一些婴幼儿、老年人、智力障碍者和重症病人，进行适应行为评定有时具有特殊的重要意义。

我国有姚树桥、龚耀先编制的儿童适应行为评定量表，适用于 3~12 岁智力正常或低下儿童的适应行为发展水平和特征的评估，该量表用适应能力商数表示儿童适应行为发展的总体水平，为智力低下儿童的诊断性工具之一。龚耀先等编制的"成人智力残疾评定量表"对成年智力残疾者的生活自理能力、学习与工作能力、社会交往能力以及定向能力进行了评定和程度的划分。

第三节　人格测验

人格最突出地体现了人与人之间心理的差异。每一种人格理论都假定个体差异的存在及差异的可测量性，并根据本学派的理论采用不同的方法评估人格。人格评估就是对人格进行全面系统的描述，在心理诊断、心理治疗和咨询、人事选拔及人格研究等多个领域有广泛的用途。评估个体人格的技术和方法很多，其中使用最多的就是人格测验（personality test）。常用的人格测验通常分为两大类：一类是结构明确的问卷或调查表，如艾森克人格问卷、明尼苏达多相人格调查表、卡特尔 16 项人格因素问卷等；另一类是结构不明确的投射测验，其刺激材料为意义不明确的各种图形或墨迹，如罗夏墨迹测验（Rorschach inkblot test，RIT）、主题统觉测验（thematic apperception test，TAT）、绘人测验等。

一、结构测验

（一）艾森克人格问卷

艾森克人格问卷（Eysenck personality questionnaire，EPQ）是由艾森克（Eysenck）根据其人格三

维度理论编制而成,目前在国际上应用非常广泛。EPQ 有适用于测查 16 岁以上的问卷和适用于 7~15 岁的儿童问卷两种。

EPQ 包括 4 个分量表,由三个人格维度和一个效度量表组成,各量表意义如下:

1. **内外向维度(E 量表)** 测查内向和外向人格特征。高分反映个性外向,其特征为喜好交际,渴望刺激和冒险,热情,冲动;低分表示人格内向,其特征为喜好安静,稳重、不善言谈,对一般人冷淡,不喜欢刺激,喜欢有秩序的生活。

2. **神经质维度(N 量表)** 测查情绪的稳定性。高分者的特征为情绪不稳定、易焦虑、抑郁,有强烈的情绪反应,甚至出现不够理智的行为;低分者的特征为情绪稳定,情绪反应缓慢而轻微,容易恢复平静,性情温和,善于自我控制,不易焦虑。

3. **精神质维度(P 量表)** 测查一些与精神病理有关的人格特征。高分者可能具有孤独、缺乏同情心、感觉迟钝、不关心他人、难以适应外部环境、好攻击、与他人关系不友好等特征;也可能具有与众不同的人格特征。若为儿童,则表现为常对人仇视、缺乏是非感、无社会化概念。低分者的特征为能与人友好相处,较好地适应环境,态度温和,善解人意。

4. **掩饰(L 量表)** 测量受试者的掩饰,或者朴实、遵从社会习俗及道德规范等特征,以识别受试者回答问题时的诚实程度。得分过高提示此次测量结果的可靠性存在问题。另有研究表明,此项分数的高低与年龄、性别等多种因素有关。

EPQ 结果采用标准 T 分表示,根据各维度 T 分的高低来判断人格的倾向和特征。艾森克还将神经质维度和内外向维度组合,进一步分出外向稳定(多血质)、外向不稳定(胆汁质)、内向稳定(黏液质)、内向不稳定(抑郁质)四种典型气质,各型之间还有中间型。

EPQ 实施简便,人格维度概念清楚,容易解释,在医疗、教育、科研和人事等诸多方面均有广泛的用途。缺点是条目较少,反映的信息相对较少,因而所反映的人格特征类型有限。

(二)明尼苏达多相人格调查表

明尼苏达多相人格调查表(Minnesota multiphasic personality inventory,MMPI)由美国明尼苏达大学哈萨威和麦金利编制而成。该量表偏重病理人格方面的测量,选择内容比较广泛,包括健康、心身症状、神经病学障碍、运动障碍、性问题、宗教、政治、社会态度、教育、职业、家庭、婚姻问题、常见神经症或精神病行为表现等。1980 年初,我国宋维真等完成了 MMPI 中文版的修订工作,并制订了全国常模。

1989 年,布契尔等对 MMPI 进行了修订,称 MMPI-2。我国张建新、宋维真教授等于 20 世纪 90 年代对 MMPI-2 进行了标准化工作、制订了中国常模,并于 2003 年完成了手册编制及计算机化操作。MMPI-2 更适应现代人的心理特征,应用范围更为广泛,主要适用于精神疾病的辅助临床诊断、心理治疗和心理咨询、人才选拔、社会问题及跨文化心理研究等,且其适用范围还在不断地扩展之中。

MMPI-2 的测验形式有纸笔测验和计算机化测验,共有 567 个项目。MMPI-2 除保留 MMPI 的 10 个临床量表和 4 个效度量表外,还增加了 3 个效度量表。现将各量表简要介绍如下:

1. **效度量表**

(1)**未答项目数(Q)**:可用 "?" 表示受试者不能回答的题目数。可能由于受试者不理解题意而不能选择答案。未回答虽然不是故意行为,但也能反映受试者想回避承认自己所不希望的事情。一般来说,"?"只用原始分数,它是检验结果效度的一个简单指标,反映受试者对心理测验的合作态度。如果分数大于或等于 30,则表示测验结果无效。

(2)**掩饰量表(L)**:是追求过分的尽善尽美的回答。测量受试者是否愿意合作、是否愿意坦诚地承认自己存在的缺点和不足。高 L 分提示受试者对症状汇报不真实,因而使测验的效度不可靠,但也表示一定的人格特征;低分则反映受试者过分天真、缺乏心计,思维不灵活,自我认识不现实,具有神经症样自我防卫特点。

（3）**伪装量表（F）**：测量任意回答的倾向。如果测验有效，F量表是精神病程度的良好指标，其得分越高暗示着精神病程度越重。正常人如分数高则表示在受试时不认真、理解错误，表现出一组互相无关的症状，或在伪装疾病。

（4）**校正量表（K）**：也称修正量表，是对测验态度的一种衡量。高分表示受试者对测验持有较强的自我防御态度，不愿意认真讨论个人的问题；低分则是坦率的表现。正常人群中回答"是"或"否"的概率约为1∶1，只有在故意装好或装坏时才会出现偏向。因此，需要通过加K分来校正，以增加临床量表的可靠性。

（5）**后F量表（Fb）**：主要用于测查MMPI-2后半部分项目的效度。

（6）**同向答题量表（TRIN）**：考查受试者是否不按项目内容回答，而是以某种与项目内容无关的方式来选择答案。如倾向于选择"肯定"答案，或倾向于选择"否定"答案。高分表明受试者不加区别地随机对测验项目给予"肯定"回答的倾向；低分则相反，是给予"否定"回答的倾向。

（7）**逆向答题量表（VRIN）**：与TRIN一样，VRIN也是MMPI-2新增的效度量表，用以考察受试者以随机的、不一致的方式选择项目答案的倾向。高分表明受试者不加区别、随机地回答测验项目。

2. 临床量表

（1）**疑病量表（Hs）**：测量受试者的疑病倾向及对身体功能的异常关心。得分高者即使身体无病，也总是觉得身体欠佳，表现为疑病倾向。量表Hs得分高的精神科病人，往往有疑病症、神经衰弱、抑郁等临床诊断。

（2）**抑郁量表（D）**：测量受试者的情绪低落、焦虑问题。高分表示受试者情绪低落，缺乏自信，无望，有自杀观念，有轻度焦虑和激动。得分高者常被诊断为抑郁性神经症或抑郁症。

（3）**癔症量表（Hy）**：测量受试者对心身症状的关注和敏感、以自我为中心等特点。高分反应受试者以自我为中心，自大、自私，期待别人给予更多的注意，与他人的关系肤浅、幼稚。若是精神科病人，往往被诊断为癔症。

（4）**精神病态性偏倚量表（Pd）**：测量受试者的社会行为偏离特征。高分反映受试者脱离一般的社会道德规范、无视社会习俗，社会适应差，常有复仇攻击观念，并不能从惩罚中吸取教训。在精神科的病人中，多被诊断为人格异常，包括反社会人格和被动攻击性人格。

（5）**男性化或女性化量表（Mf）**：测量男子女性化、女子男性化的倾向。男性高分反映敏感、被动等倾向；女性高分反映粗鲁、好攻击、自信、缺乏情感、不敏感等倾向。

（6）**偏执型人格量表（Pa）**：测量受试者是否具有病理性思维。高分提示受试者常表现多疑、孤独、烦恼及过分敏感，甚至有妄想存在；平时的思维方式是容易指责别人而很少内疚，有时可表现强词夺理、敌意、愤怒，甚至侵犯他人。极端的高分者极可能被诊断为偏执型精神分裂症和偏执型精神病。

（7）**精神衰弱量表（Pt）**：测量精神衰弱、强迫、恐怖或焦虑等神经症特征。高分提示有强迫观念、严重焦虑、高度紧张、恐怖以及内疚感等反应。

（8）**精神分裂型人格量表（Sc）**：测量思维异常和行为古怪等精神分裂症的一些临床特点。高分提示受试者行为退缩，思维怪异，可能存在幻觉、妄想，情感不稳。

（9）**躁狂症量表（Ma）**：测量受试者情绪激动、过度兴奋、夸大、易激惹等轻躁狂症的特点。高分反映受试者联想过多过快、活动过多、精力过分充沛、乐观、无拘束、观念飘忽、情绪高昂、情感多变等特点。极高分数者，可能表现出情绪紊乱、反复无常、行为冲动，也可能有妄想。

（10）**社会内向量表（Si）**：测量社会化倾向。高分提示受试者性格内向，胆小退缩，不善于社交活动，过分自我控制等；低分反映受试者性格外向、爱交际、健谈、冲动、不受拘束等。

通过单个或组合效度量表的分析,能够初步判断测验结果是否有效。如果判断测验结果有效,下一步即评定及分析受试者在10个临床量表上获得的分数。MMPI-2临床量表均采用T分形式,每个量表T分数分布的平均数为50分,标准差为10分。常模的区分点为60分,凡高于或等于60分的量表T分应考虑临床意义。

(三)卡特尔16项人格因素问卷

卡特尔16项人格因素问卷(Cattell sixteen personality factors questionnaire,16PF)是卡特尔(Cattell)根据人格特质学说,采用因素分析法于1949年编制而成的一套精确可靠的人格测验。卡特尔认为,特质是构成人格的最小单位,人格由许多特质构成,特质在一个人身上的不同组合,构成了一个人不同于他人的独特人格特征。经过多年研究,他从个体的行为"表面特性"中抽出了16项"根源特质"。卡特尔认为这16个根源特质是构成人格的内在基础因素,测量某人的这16个根源特质就可了解其人格特征,并据此编制了16项人格因素的测验量表。其主要目的是确定和测量正常人的基本人格特征,并进一步评估某些次级人格因素。20世纪70年代,该量表被引入中国,现有修订版本及中国常模,并被广泛应用于心理咨询、人才选拔和职业咨询等多个领域。

卡特尔16项人格因素问卷有A、B、C、D、E式五种复本。A、B式为全本,各有187项;C、D式为缩减本,各有105项。这四种复本适用于16岁以上并有小学以上文化程度者。E式有128项,专为阅读水平低的人而设计。16PF属于团体施测的量表,但也可以个别施测。

现常用的中国修订版本将A式和B式合并,共有187个项目。每个题目都备有"是的""不是的""介于两者之间"三种答案可供选择。每12~13个题目又组成一个分量表,测量某一方面的人格因素。每个因素用一个字母命名,根据得分高低又分为两极,高分和低分表现出不同的特征。各因素、名称及特征见表7-1。

表7-1 16PF各因素、名称及特征

因素	名称	低分特征	高分特征
A	乐群性	缄默、孤独、冷淡	外向、热情、乐群
B	聪慧性	思想迟钝、学识浅薄、抽象思维能力弱	聪明、富有才识、善于抽象思维
C	稳定性	情绪激动、易烦恼	情绪稳定而成熟、能面对现实
E	恃强性	谦逊、顺从、通融、恭顺	好强、固执、独立、积极
F	兴奋性	严肃、审慎、冷静、寡言	轻松、兴奋、随遇而安
G	有恒性	苟且、敷衍、缺乏奉公守法的精神	有恒、负责、做事尽职
H	敢为性	畏怯退缩、缺乏自信	冒险敢为、少有顾虑
I	敏感性	理智、重现实、自恃其力	敏感、感情用事
L	怀疑性	依赖、随和、易相处	怀疑、刚愎、固执己见
M	幻想性	现实、合乎成规、力求妥善合理	幻想、狂放、任性
N	世故性	坦白、直率、天真	精明能干、世故
O	忧虑性	安详、沉着、自信	忧虑、抑郁、烦恼、自扰
Q1	实验性	保守、尊重传统观念与行为标准	自由、批评激进、不拘泥于现实
Q2	独立性	依赖、随声附和	自立自强、当机立断
Q3	自律性	矛盾冲突、不顾大体	知己知彼、自律严谨
Q4	紧张性	心平气和、闲散宁静	紧张困扰、激动挣扎

二、无结构测验

投射一词源于精神分析理论,从这一理论出发,认为通过某种无确定意义的刺激情境可以引导人们将隐藏在内心深处的欲望、要求、动机冲突等内容不自觉地投射出来,通过分析可以了解一个人的真实人格特征。投射测验(projective test)正是依据这一理论,采用含糊、模棱两可的无结构刺激材料,让受试者根据自己的认知和体验进行解释、说明和联想,使主试者得以了解受试者的人格特征和心理冲突,从而将其心理活动从内心深处暴露或投射出来的一种测验。此类测验的特点包括测验材料无结构;测验方法间接;回答自由;可按多个变量对回答作出解释。目前,最常用的投射测验是罗夏墨迹测验和主题统觉测验。

1. 罗夏墨迹测验   是现代心理测验中最主要的投射测验,也是研究人格的一种重要方法。罗夏(Rorschach)于1921年设计并出版了该测验。该测验的目的是临床诊断、鉴别精神分裂症与其他精神病,也用于研究感知觉和想象能力。后来,罗夏墨迹测验才作为人格测验在临床上得到了广泛的应用。1990年,龚耀先完成了该测验的修订工作,现已有我国正常人的常模。

罗夏墨迹测验的材料由10张结构模棱两可的墨迹图组成,其中5张为全黑色,2张为黑色和灰色图外加红色墨迹,另3张为全彩色(图7-1)。测试分3个阶段实施:

(1)首先是自由联想阶段,主试将10张图片按顺序一张一张地交给受试者,要求受试者说出在图中看到了什么,不限时间,也不限制回答数目,让受试者尽可能多地说出来,一直到受试者停止回答时再换另一张,每张均如此进行。

(2)其次进行询问阶段,再从头对每一个回答询问一遍,询问受试者看到的是整幅图还是图中的一部分,并询问为什么说这些部位像他所说的内容,将所指的部位和回答的原因逐一记录下来。

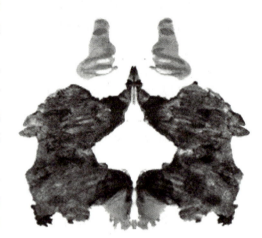

图 7-1   罗夏墨迹测验

(3)最后是极限试探阶段,确定受试者能否从图片中看到某种具体的事物,以使受试者表露自己的生活经验、情感和个性倾向等,综合进行结果分析和评分。

埃克斯纳(Exner)于1974年建立了罗夏墨迹测验结果综合分析系统,目前常用于正常和病理人格的理论和临床研究。

罗夏墨迹测验的结果主要反映了个体的人格特征,其精神病理指标对临床诊断和治疗有重要意义。这些精神病理指标主要包括抑郁指数、精神分裂症指数、自杀指数、应对缺陷指数及强迫方式指数等。这些病理指数虽然都是经验性的,但在临床诊断上很有作用。例如,抑郁指数有助于诊断成年人抑郁症,精神分裂症指数则对精神分裂症的诊断很有帮助。

2. 主题统觉测验   是投射测验中与罗夏墨迹测验齐名的一种测验工具,由默瑞(Murray)和摩根(Morgan)等于20世纪30年代编制而成。该测验把图片作为刺激材料,通过受试者对各画面的想象及心理投射所编辑的故事,反映出他们潜在的人格结构和人格内容。主题统觉测验适用于各种年龄、不同种族的个体。

主题统觉测验由30张黑白图片组成,其中按受试者的性别和年龄分为成人男、女,儿童男、女。每次测验选取其中的20张,图片内容多为一个或数个人物处于某种模糊的场景中,要求受试者根据图片讲故事(图7-2)。测验分两次进行,两次测验要间隔一天或一周完成。一般来说,第二次测验的10张图片比较奇特,容易引发受试者的自由想象。

对主题统觉测验的结果进行分析时,要同时考虑到故事的内容(情节、心理背景等)和形式(长度和种类等)。但是,有关主题统觉测验的解释,至今没有一个统一的原则。有的学者从精神分析学角度进行解释,他们根据主题统觉测验中的故事,从过去、现在和未来受试者所想和所涉及的欲望进行解释,并且在解释中还要考虑到有关欲求、压力或潜意识层中的内容。有的学者从人格或现象学着眼进行解释,如在主题统觉测验中的故事描绘中,有些部分能直接反映出受试者的妄想体验;某些被歪曲的故事部分与强迫性焦虑有关;在故事中表现手法是幼儿性的言语表达,则可解释为具有歇斯底里的退行表现等。

主题统觉测验是人格测验,在临床上不能作为诊断测验,但是可以为精神障碍的诊断作参考。不同精神障碍的人,在此测验中有不同的特征性表现和人格方面的变化特点。

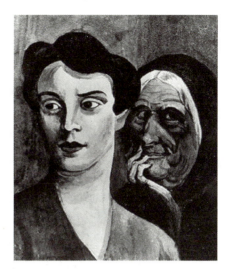

图 7-2　主题统觉测验

第四节　临床评定量表

评定量表是临床心理评估和研究的常用方法,与心理测验相比,是一种更偏重观察、晤谈的临床方法。评定量表具有数量化、客观、可比较和简便易用等特点,具有一定信度和效度,但也存在一定的误差。

评定量表的应用范围非常广泛,涉及从心理学到精神病学乃至临床医学和社会学等多个领域。目前,评定量表主要包括反映心理健康状况的症状评定量表、与心理应激有关的生活事件量表、社会支持量表等。

一、症状自评量表

1. 90 项症状自评量表(symptom checklist 90,SCL-90)　该量表由德若伽提斯(Derogatis)于1975 年编制而成,于 20 世纪 80 年代引入我国。该量表由 90 个项目组成,涵盖了较广泛的精神疾病症状学内容,如感觉、思维、意识、情感、行为、人际关系、生活习惯等方面的异常表现,能较准确地评估病人的自觉症状,反映病人的病情及严重程度。目前,该量表被广泛地应用于精神科和心理咨询门诊,也可用于综合性医院,以了解躯体疾病病人的精神症状。该量表的 10 个因子及含义如下:

(1)躯体化:包括 12 个项目,主要反映主观的躯体不适感,包括心血管、呼吸道、胃肠道系统主诉的不适,以及头痛、背痛、肌肉酸痛和焦虑等躯体症状。

(2)强迫症状:包括 10 个项目,主要反映强迫思维和行为,主要指那些明知没有必要,但又无法摆脱、无意义的思想、冲动和行为。

(3)人际敏感:包括 9 个项目,主要反映个体的自卑感和与他人交往的不自在感,以及对人际关系的估价。

(4)抑郁:包括 13 个项目,主要反映与抑郁有关的心境和认知障碍,包括对生活的兴趣减退、缺乏动力、丧失活力,以及失望、悲观、与抑郁有关的感知和躯体方面的问题。

(5)焦虑:包括 10 个项目,主要反映与焦虑有关的精神和躯体性焦虑,包括烦躁、坐立不安、神经过敏、紧张及由此产生的躯体症状,如震颤等。

(6)敌对:包括 6 个项目,主要从敌意观念、敌意心境及敌意行为三个方面来反映病人的敌对表现,包括厌烦的感觉、摔物、争论不休直至不可抑制的冲动爆发等。

(7)恐怖:包括 7 个项目,主要反映与恐怖有关的症状。恐惧的对象包括出门旅行、空旷的场地、人群、公共场所、交通工具及社交等。

(8)**偏执**：包括6个项目，主要反映偏执型思维的基本特征，包括投射性思维、敌对、猜疑、牵连观念、被害妄想及夸大等。

(9)**精神病性**：包括10个项目，主要反映各式各样的精神分裂症症状，包括幻听、思维播散、被控制感、思维被插入等内容。

(10)**附加项**：包括7个项目，未归入任何因子，作为第10个因子来处理，主要反映睡眠及饮食情况。

SCL-90的项目均采用5级（1~5或0~4）评分制，分别为"没有、很轻、中等、偏重、严重"。评定时间范围为"现在"或是"最近一周"，由受试者根据自己最近的情况和感受对各项目进行恰当的评分。一次评定一般需要20分钟。

SCL-90有多个统计指标，最常用的指标如下：

总分：90个项目所得分数之和。

总均分（症状指数）：总均分=总分/90。

阳性项目数：表示受试者有"症状（=2分）"的项目数。

阳性症状均分=（总分−阴性项目数）/阳性项目数，这一指标反映了该病人自觉不适的程度介于哪个范围。

因子分：因子分=组成某一因子的各项目总分/组成某一因子的项目数。通过因子分可了解病人症状分布的特点。

根据总分、阳性项目数、因子分等评分结果情况，可判断是否有阳性症状、心理障碍或是否需要进一步检查。按全国常模，以下划界分为筛查阳性的标准：总分超过160分；阳性项目数超过43项；因子分超过2分。需要注意的是，筛选阳性只说明受试者可能有心理问题，但并不能说明受试者一定患有心理疾病。如果要作出诊断，则必须进行面谈并参照相应的疾病诊断标准来进行诊断。

2. 抑郁自评量表（self-rating depression scale，SDS） 由宗氏（Zung）于1965年编制而成，用于衡量抑郁状态的轻重程度及其在治疗中的变化。评定时间的跨度为最近一周。该量表由20个与抑郁症状有关的条目组成，反映抑郁状态的四组特异性症状：①精神性情感症状，包括抑郁心境和哭泣。②躯体性障碍，包括情绪的日间差异、睡眠障碍、食欲缺乏、性欲减退、体重减轻、便秘、心动过速和易疲劳。③精神运动性障碍，包括精神运动性迟滞和激越。④抑郁的心理障碍，包括思维混乱、无望感、易激惹、犹豫不决、自我贬低、空虚感、反复思考自杀和不满足。

评分：每一个条目均采用4级评分制。1=从无或偶尔有该项症状；2=有时有该项症状；3=大部分时间有该项症状；4=绝大部分时间有该项症状。在20个条目中有10项（第2、5、6、11、12、14、16、17、18、20项）用反序计分，其他10项按上述1~4顺序评分。

统计指标与结果分析：SDS的分析方法较简单，统计指标为总粗分和标准分。总粗分即将所有项目的评分相加；标准分为总粗分乘以1.25后，取其整数部分，即为标准分。按照我国常模，SDS总粗分的分界值为41分，标准分为53分，也就是说当总粗分大于41分，标准分大于53分时，可认为有抑郁症状，且超过得越多，抑郁症状越严重，需要进一步的检查。SDS的结果评定也可以通过抑郁严重度指数来判断。抑郁严重度指数=总粗分/80。指数范围为0.25~1.0，指数在0.50以下为无抑郁；0.50~0.59为轻微至轻度抑郁；0.60~0.69为中至重度抑郁；0.70以上为极重度抑郁。指数越高，反映抑郁程度越重。

国内外研究表明，SDS具有较好的信度和判别功能。SDS的评定在10分钟内即可完成，操作方便，易于掌握，能有效地反映抑郁状态的有关症状及其严重程度的变化，特别适用于去发现抑郁症病人，也可用于流行病学调查。

3. 焦虑自评量表（self-rating anxiety scale，SAS） 由宗氏于1971年编制而成，用于评价有无

焦虑症状及其严重程度。该量表由 20 个与焦虑症状相关的条目组成,从量表结构到具体评定方法,均与其编制的 SDS 十分相似,能有效地反映焦虑病人的主观感受。近年来 SAS 在心理咨询门诊中被广泛地应用,SAS 既可作为了解焦虑症状的一种自评工具,也可采用其总分的变化来判断心理治疗和药物治疗的效果。该量表适用于有焦虑症状的成年人,主要用于疗效评估,也可用于流行病学调查,但不能用于诊断。

量表内容和评定方法:与 SDS 一样,SAS 也有 20 个项目,包括焦虑、害怕、惊恐、手足颤抖等与焦虑情绪密切相关的问题。大多数项目为负性提问,只有第 5、9、13、17、19 项为正性提问,正性提问项目应反向记分,即按 4~1 计分。每一个条目均采用 4 级评分制。1=从无或偶尔有该项症状;2=有时有该项症状;3=大部分时间有该项症状;4=绝大部分时间有该项症状。

统计指标与结果分析:SAS 的主要统计指标为量表总分。将 20 个项目的各个得分相加,即得总粗分。用总粗分乘以 1.25 以后取整数部分,就得到标准分。根据我国常模,SAS 总粗分的分界值是 40 分,标准分是 50 分,即总粗分高于 40 分,标准分高于 50 分就可考虑筛查阳性,即可能有焦虑存在,需要进一步的检查。分值越高,反映焦虑程度越严重。

二、应激相关评定量表

1. A 型行为类型量表(type A behavior pattern scale) 有许多种,这里主要介绍张伯源主持修订的、适合我国的 A 型行为类型量表。

该量表由 60 个条目组成,包括 3 个部分:

(1)"TH"(time hurry):包括 25 道题,反映时间匆忙感、时间紧迫感和做事快等特征。

(2)"CH"(competitive hostility):包括 25 道题,反映争强好胜、敌意和缺乏耐性等特征。

(3)"L"(lie):包括 10 道题,为测谎题。

由受试者根据自己的实际情况填写量表。在每个问题后,符合时答"是",不符合时回答"否"。在评估时首先应注意用以考验受试者回答真实性的 L 量表得分是否过高,若 L 量表得分大于等于 7 分则应考虑测验无效。至于 A 型行为类型的评定则是根据行为总分,即 TH 量表得分加 CH 量表得分的多少计算的,并以常人得分的平均分数(27 分)为极端中间型;36 分及以上者为典型 A 型;18 分及以下者为典型 B 型;28 分~35 分者为中间偏 A 型;19 分~26 分者为中间偏 B 型。

2. 生活事件量表(life events scale, LES) 国内外有多种生活事件量表,国内应用较多的是由杨德森、张亚林编制的生活事件量表,该量表由 48 条我国较常见的生活事件组成,包括 3 个方面:

(1)**家庭生活方面**:包括恋爱或订婚、恋爱失败、婚姻破裂、结婚、自己(爱人)怀孕、自己(爱人)流产、与爱人或父母不和等 28 条生活事件。

(2)**工作学习方面**:包括待业、无业、开始就业、高考失败、扣发奖金或罚款、对现职工作不满意、与上级关系紧张等 13 条生活事件。

(3)**社交及其他方面**:包括好友重病或重伤,死亡,被人诬告,发生意外事故、自然灾害等 7 条生活事件。

另有两条空白项目,受试者可填写自己经历过而表中并未列出的某些事件。

LES 是自评量表,可用于对精神刺激进行定性和定量的评估,适用于 16 岁以上的正常人,神经症、心身疾病、各种躯体疾病及自知力已恢复的重度精神疾病病人。施测时要求填写者根据自身的实际感受而不是按常理或伦理观念去判断那些经历过的事件对本人来说是好事或是坏事,影响程度如何,影响持续的时间有多久。一次性的事件如流产、失窃要记录发生次数;长期性事件如住房拥挤、夫妻分居等不到半年记为 1 次,超过半年记为 2 次。影响程度分为 5 级,从毫无影响到影响极重分别记 0、1、2、3、4 分。影响持续时间分 3 个月内、半年内、1 年内、1 年以上共 4 个等级,分别记 1、2、3、4 分。

统计指标为生活事件刺激量,计算方法如下:

(1)单项事件刺激量=该事件影响程度记分×该事件持续时间记分×该事件发生次数。

(2)正性事件刺激量=全部好事刺激量之和。

(3)负性事件刺激量=全部坏事刺激量之和。

(4)生活事件刺激量=正性事件刺激量+负性事件刺激量。

生活事件刺激量越高反映个体承受的精神压力越大。95%的正常人1年内的LES总分不超过20分,99%的不超过32分。负性事件刺激量的分值越高,个体心身健康所受的影响越大;正性事件的意义尚待进一步的研究。

3. 领悟社会支持量表（perceived social support scale, PSSS） 社会支持是决定心理应激与健康关系的重要中介因素之一。领悟社会支持量表是自评量表,具有简单、易用的特点。该量表由12条反映个体对社会支持感受的条目组成,测定个体领悟到的来自各种社会支持源如家庭、朋友和其他人的支持程度,并以总分反映个体感受到的社会支持总程度。

每个项目均采用7级评分制,由受试者根据自己的感受填写:1=极不同意;2=很不同意;3=稍不同意;4=中立;5=稍同意;6=很同意;7=极同意。统计指标为社会支持总分,即所有条目的评分相加。社会支持总分越高,反映受试者拥有或感受到的社会支持越多。

第五节 神经心理测验

神经心理测验是在现代心理测验的基础上发展起来的,用于脑功能评估的一类心理测验方法,是神经心理学研究与临床实践的重要手段之一。神经心理测验评估的心理或行为的范围极广,涉及脑功能的各个方面,包括感知觉、运动、言语、注意、记忆、思维、情绪和人格等,可用于正常人,更常用于脑损伤病人的临床诊断和严重程度评估。

神经心理测验的用途非常广泛,主要具有以下作用:

(1)**临床诊断**:最初主要用于脑损伤的定位诊断,现在多用于了解在不同的脑损伤时,有哪些行为的改变和功能障碍,哪些功能依然完好,从而作出脑功能状况、行为与各脑区之间的相互关系的判断。

(2)**疾病预测**:有助于预测心理功能可能改善的程度和质量。

(3)**神经康复**:为制订脑损伤的治疗和康复计划提供参考。

(4)**疗效评定**:能较敏感地测出脑损伤病人神经心理功能的变化。

(5)**认知神经科学研究**:可用于研究正常人脑与行为之间的关系,以及各种脑损伤对人的心理或行为的影响。

临床上,常把神经心理测验分为神经心理筛选测验和成套神经心理测验。

一、神经心理筛选测验

1. 本德视觉动作格式塔测验（Bender visual motor Gestalt test, BVMGT） 该测验由本德（Bender）于1938年编制而成,主要测查空间能力。该测验要求受试者临摹一张纸上的9个几何图形,根据临摹错误的多少和错误的特征来判断测验结果。目前此测验常作为简单的空间能力测查和有无脑损伤的初步筛查工具。我国已有该测验的较大样本常模。

2. 威斯康星卡片分类测验（Wisconsin card sorting test, WCST） 该测验的检查工具由4张模板（分别为1个红三角形、2个绿五角星、3个黄十字形和4个蓝圆形）和128张不同形状(三角形、五角星、十字形、圆形)、不同颜色(红、黄、绿、蓝)、不同数量(1、2、3、4)的卡片构成。该测验要求受试者根据4张模板对128张卡片进行分类,测试时不告诉受试者分类的原则,只说出每一次测试是否正确。该测验测查受试者根据以往经验进行分类、概括、工作记忆和认知转移等方面的能力,用于检测抽象思维能力。目前该测验已在我国广泛应用。

3. 本顿视觉保持测验(Benton visual retention test,BVRT) 由本顿(Benton)于1955年编制,主要用于脑损伤后视知觉、视觉记忆、视觉空间结构能力的评估。该测验有3种不同形式的测验图(C、D、E式),适用年龄为8岁以上。我国唐秋萍、龚耀先于1991年对该测验进行了修订。

4. 快速神经学甄别测验(Quick neurological screening test,QNST) 由马蒂(Mutti)等编制,主要用于测量与学习有关的综合神经功能。该测验主要测量运动发展,控制粗大与精细肌肉运动的技巧,运动和计划的顺序性,速度和节奏感,空间组织,视知觉和听觉技巧,平衡和小脑前庭功能,学习相关功能等。

二、成套神经心理测验

成套神经心理测验一般含有多个分测验,每个分测验的形式不同,分别测量一种或多种神经心理功能,从而可以对神经心理功能作出较全面的评估。

成套神经心理测验的种类较多,常用的为霍尔斯特德-瑞坦神经心理成套测验(Halstead-Reitan neuropsychological test battery,HRB)。它包括三套测验,即成人式、儿童式和幼儿式测验。每套测验都包含10个分测验,用于测查多方面的心理功能或能力状况,包括感知觉、运动能力、记忆力、注意力、抽象思维和概念的形成能力、言语能力等。该测验从简单的感觉运动测验,到复杂的抽象思维测验,较全面地测评了各方面的心理能力。对大脑损伤的测定、定位诊断敏感可靠,而且该测验经过标准化,记分客观、定量,有正常值作对照,目前被广泛地应用于临床。缺点是完成整套测验耗时太长,需要5~10小时,对有些病人难以适用。我国龚耀先等对该测验进行了修订并建立了常模。其中,中国修订的成人式HRB具体介绍如下:

1. 范畴测验 要求受试者通过尝试错误发现一系列图片中隐含的数字规律,并在反应仪上作出应答。该测验主要测查受试者的分析、概括和推理等能力,有助于反映额叶功能。

2. 触摸操作测验 要求受试者在蒙着双眼的情况下,凭感知觉将不同形状的木块放入相应的木槽中;分利手、非利手和双手3次操作;最后要求受试者回忆这些木块的形状和位置。该测验主要测查受试者触知觉、运动觉、记忆和手的协同与灵活性,比较左右侧的操作成绩有助于反映大脑左右两半球功能的差异。

3. 节律测验 要求受试者听30对音乐节律录音,辨别每对节律是否相同。该测验主要测查注意力、瞬间记忆力和节律辨别能力,有助于了解大脑右半球的功能。

4. 手指敲击测验 要求受试者分别用左右手示指快速敲击计算器的按键,测查精细运动能力。比较左右手敲击快慢的差异有助于反映大脑左右半球精细运动控制功能的差异。

5. 失语症筛选测验 要求受试者回答问题、复述问题、临摹图形和执行简单的命令,测查言语接受功能、言语表达功能及有无失语。

6. 语音知觉测验 共有30个(对)词,要求受试者在听到一个单词或一对单词的发音(录音)后,从4个备选词中找出相应的词。该测验主要测查受试者的注意力和语音知觉能力。

7. 侧性优势检查 通过对受试者写字、投球、拿东西等动作的询问和观察,判断其利手或利侧,进一步判断言语功能优势的大脑半球。

8. 握力检查 要求受试者尽其最大力量,分别用左右手紧握握力计,以检查运动功能。比较左右握力有助于了解大脑左右两半球功能和运动功能的差异。

9. 连线测验 分甲、乙两种形式,甲式要求受试者将一张16开纸上散在的25个阿拉伯数字按顺序连接;乙式除数字系列外,还有英文字母系列,要求受试者按顺序交替连接阿拉伯数字和英文字母。该测验主要测查空间知觉、手眼协调、思维灵活性等能力。

10. 感知觉障碍检查　包括听觉检查、视野检测、脸手触觉辨认、手指符号辨认和形状辨认等方面,检查有无周边视野缺损、听觉障碍、触觉和知觉障碍,以及了解大脑左右两半球功能的差别。

每一项分测验都有不同的划界常模,即区分有无病理的临界分。根据划入病理范围的分测验分数可计算出损伤指数,即病理的测验分数除以总测验分数。临床上可依据损伤指数的大小辅助判断脑损伤的严重程度。HRB 常与其他测验联用,以使脑功能的评估更为全面。

本章小结

本章的重点是心理评估的概念与常用方法,标准化心理测验具备的主要技术指标。本章的难点是心理测验的正确使用,常用心理测验及评定量表的分值与临床意义。心理评估是运用心理学的方法收集当事人或病人的某种心理现象的有关信息,并进行评价和鉴定的过程。通过评定当事人或病人的认知水平、情绪活动、人格特征和社会功能状况等,为制订临床治疗方案、实施心理治疗和心理咨询、评价心理治疗效果提供重要依据。心理评估是医学心理学研究与临床实践的重要方法之一,在当今医学领域中配合疾病的诊疗以及科研上发挥着越来越大的作用。

(付　佳)

思考题

1. 简述心理评估的概念及常用的方法。
2. 简述标准化心理测验的主要技术指标。
3. 简述常用临床评定测验量表的分值与临床意义。

ER 7-5

练习题

第八章 | 心理咨询与心理治疗

教学课件

思维导图

学习目标

1. 掌握心理咨询与心理治疗的概念;心理咨询的工作原则;心理咨询的基本技术;精神分析疗法、行为疗法、人本主义疗法、认知疗法和焦点解决短期心理治疗的常用技术与方法。

2. 熟悉精神分析疗法、行为疗法、以人为中心治疗、认知疗法和焦点解决短期心理治疗的基本原理;危机干预;生物反馈疗法、催眠疗法、森田疗法及团体心理治疗的治疗过程。

3. 了解心理咨询的分类;心理治疗与心理咨询的关系;各种心理治疗方法的应用。

4. 学会几种常用的心理治疗方法,为临床实践打下坚实的基础。

5. 具备用生物-心理-社会医学模式观点看待健康与疾病的能力;充分理解心理咨询与心理治疗在临床医学治疗中的重要地位。

情境导入

张某,女性,21岁。在张某年幼时的某个雨夜,雷声将其吵醒,此时张某的父母因事外出,将其反锁在家里,年幼的张某找不到父母、非常害怕并大哭。自此以后,张某对雷雨天气感到害怕,如遇雷雨天气且身边还没有人时,她便浑身发抖,手脚冰凉、出汗,不敢独处。

思路解析

请思考:

1. 根据张某的表现,心理治疗师可以采用哪种方法帮助她?
2. 在对病人进行心理治疗时,心理治疗师应注意哪些原则?

社会的发展,科技的进步,疾病谱和死亡顺位结构的变化,促进了医学模式的转变,生物-心理-社会医学模式认为疾病的发生不仅与遗传基因、理化因素及微生物有关,而且与社会文化背景、人格特征、情绪状态等社会、心理因素密切相关。心理因素不仅可以导致心源性疾病,有时还可以诱发器质性病变。此外,疾病过程中病人所产生的各种心理反应,对其疾病治疗及预后有着重要的影响。因此,医务人员不仅要为病人提供生理治疗还要提供心理干预,心理干预同药物、手术和理疗一样,具有良好的治疗作用。

第一节 概　述

一、心理咨询概述

(一)心理咨询的定义

心理咨询(psychological consultation)是一个内涵广泛的概念,涉及职业指导、教育辅导、心理健康咨询、婚姻家庭咨询等诸多方面。罗杰斯（Rogers）认为心理咨询是一个过程，在此过程中咨询师能给予来访者一种安全感，使其可以从容地开放自己，甚至可以正视自己过去曾经被否认的经验，然后将这些经验与已经转变了的自己整合。陈仲庚认为，心理咨询就是帮助人们去探索和研究问题，使他们能决定自己应做些什么。心理咨询应明确三个问题，分别为待解决问题的性质、咨询师的技术、所要达到的目标。

尽管对心理咨询的定义各不相同，但在国内外心理学家的努力下，心理咨询的定义基本上趋于全面和完善。在此，人们认为心理咨询（又称心理辅导）是指心理咨询师运用心理学的理论与技术，通过专业的咨访关系，帮助合适的来访者依靠个人的自我探索来解决其心理问题，以增进心身健康，提高适应能力，促进个人的成长与发展及潜能的发挥。

（二）心理咨询的分类

1. 心理咨询按照咨询的性质可以划分为发展咨询和健康咨询。

（1）**发展咨询**：在成长的各个阶段，每个人都可能或多或少地产生一些困惑。在人生发展的重要阶段，心理咨询可以帮助个体更好地调整和发展。

（2）**健康咨询**：个体因各类刺激引起焦虑、紧张、恐惧、抑郁等情绪问题或行为问题，影响了生活和学习，这时需要的心理咨询就是健康咨询。

2. 心理咨询按照咨询的规模可以划分为个体咨询和团体咨询。

（1）**个体咨询**：是心理咨询最常见的形式，是咨询师与来访者建立一对一的咨询关系。其特点是保密性好，针对性强。

（2）**团体咨询**：亦称集体咨询、小组咨询，是咨询师在团体情境中，向若干来访者提供心理帮助和指导。团体咨询是一种多向性的交流，在咨询过程中来访者可以借助团体中的人际互动，来促进自我调整和自我发展。团体咨询效率高，成本低。

3. 心理咨询按照咨询的时程可以划分为短程心理咨询、中程心理咨询、长期心理咨询。

（1）**短程心理咨询**：在相对短的时间内（1~3周以内）完成咨询，资料的收集和分析集中在心理问题的关键点上，追求近期疗效，对中远期疗效不强求。

（2）**中程心理咨询**：在1~3个月内完成咨询，主要涉及较严重的心理问题，要求有标准化的咨询程序，追求中期以上疗效。

（3）**长期心理咨询**：咨询时间长达3个月以上，使用标准化的咨询程序，追求中期以上疗效，并要求巩固措施。

4. 心理咨询按照咨询的形式可以划分为门诊咨询、信函咨询、专栏咨询、电话咨询和网络咨询。

（1）**门诊咨询**：是心理咨询中最常见、最主要的形式，是指咨询师在医院、社区、高校等机构设立的心理门诊中，对来访者进行一对一的直接咨询。在门诊咨询中咨询师可以对来访者的情况进行全面、深入的了解，不仅能够收集到言语信息，而且还能够随时观察来访者的非言语信息，及时发现问题并进行解释疏导。

（2）**信函咨询**：是一种通过书信交流进行心理帮助的咨询方式。这种咨询方式不受地域限制，容易被一些有心理问题但又羞于面见咨询师的来访者接受，但是这种咨询方式不利于咨询师深入了解来访者的情况。

（3）**专栏咨询**：是指通过报刊、广播、电视等大众传媒，对一些较为普遍的、公众较为关心的心理问题进行专题讨论、答疑和现场访谈。一个好的专栏或节目往往受到成千上万人的关注，具有帮助与预防并生的功能。

（4）**电话咨询和网络咨询**：是通过电话通话或网络通信的交流方式对来访者进行心理问题的解答、解释、支持、鼓励和提供建议。这种咨询形式适合于受躯体状况、地理环境等限制而不能直接寻求心理咨询师，以及由于个人生活风格或生活习惯而不愿意面对心理咨询师的来访者。

（三）心理咨询的基本技术

1. 建立咨询关系的技术

（1）**尊重**：是心理咨询师在价值、尊严、人格等方面与来访者平等，把来访者作为有思想感情、内心体验、生活追求、独特性与自主性的活生生的人去看待。罗杰斯提出心理咨询师应该"无条件尊重"来访者，并将其列为使来访者人格产生建设性改变的关键条件之一。咨询师的尊重为来访者创造了一个安全、温暖的氛围，使其敞开心扉、最大限度地表达自己，也使咨询师可以完整把握、体验来访者的内心世界。尊重既是建立良好咨询关系的基础，也是建立良好咨询关系的重要内容。

（2）**热情**：应该是心理咨询师助人愿望的真诚流露。如果咨询师尊重来访者但不热情，咨询师与来访者之间就显得公事公办，只有将两者结合，才能情理交融，感人至深。心理咨询师热情、耐心、周到、细致的态度能使来访者感受到咨询师的关心、温暖，感到自己得到了友好的接待。这些对建立良好的咨询关系是非常重要的。

（3）**真诚**：是指咨询师对来访者的态度真诚，以"真实的我"来帮助来访者，不把自己隐藏在专家的角色下，真实可信地置身于与来访者的关系中。表达真诚应遵循既对来访者负责，又有利于来访者成长的原则。

（4）**共情**：又称同理心、同感、感情移入、共感，是指聆听来访者的叙述，深入来访者的内心世界，以感同身受的方式体验来访者的主观的想法和情绪，把关切的理解传递给来访者；也就是说要从来访者的角度，而不是咨询师自己的参考框架去理解来访者的能力。共情可以帮助咨询师与来访者建立起融洽的咨访关系，引导来访者讲出自己的问题。

2. 发展咨询关系的技术

（1）**倾听**：是心理咨询的关键技术之一。倾听有参与、专心、注意之意，是指借助言语或非言语的方法和手段，使来访者能详细叙述其所遇到的问题，充分反映其所体验的情感，完全表达其所持有的观念，以便咨询师对其有充分、全面的了解和准确把握的过程。倾听不只是单纯地听，还包含着更多的反应。咨询师要借助言语的引导，不但要真正地"听"出，还要真正地"感悟"到来访者所讲述的事实、体验的情感和持有的观念等。

（2）**提问**：包括开放式提问和封闭式提问两种。

1）开放式提问：咨询师提出没有预设答案的问题，来访者也不能简单地用一两个字，或一两句话来回答。通常使用"什么""如何""为什么"等形式发问。一般来说，咨询开始或转换话题时大都采用开放性提问。

2）封闭式提问：咨询师提出的问题带有预设的答案，来访者的回答不需要展开，从而使咨询师可以明确某些问题。封闭式提问通常以"是不是""要不要""有没有"开头。当会谈内容较为深入，需要进一步澄清事实、缩小讨论范围或集中探讨某些特定问题时，可以适当地采用封闭式提问。

（3）**鼓励**：指咨询师运用言语或非言语的方式使来访者介绍更多的信息。此技巧包括点头，运用"嗯"等肯定性语言，以及重复来访者叙述中的关键性词语，这样能够使来访者感觉咨询师在关注自己的叙述，感受自己的问题，从而更加放松地表达自己。

（4）**内容反应**：也称"释义"或"说明"，是指咨询师把来访者陈述的主要内容经过概括、综合与整理，用自己的话反馈给来访者，以达到加强理解、促进沟通的目的。咨询师选择来访者陈述的实质性内容，经过概括、整理后，用自己的语言将其表达出来，最好是引用来访者最有代表性、最敏感、最重要的词语。

（5）**情感反应**：是咨询师把来访者所陈述有关情绪、情感的主要内容经过概括、综合与整理，用自己的话反馈给来访者，从而使来访者对这些内隐的情绪有明确和清晰的认识。咨询师在进行情感反应时需谨慎，避免自己的情感投射，即武断地将自己的情绪反应看作是来访者的情绪。

3. 促进来访者改变的技术

（1）**面质**：又称质疑、对质、正视现实等，指咨询师运用言语反应指出来访者的感受、想法和行为中存在的明显差异、冲突矛盾和含糊的信息。来访者常见的矛盾有言行不一致、理想与现实不一致、前后言语不一致、咨询意见不一致。面质的意义不在于否定对方、贬低对方、教训对方，而在于促进来访者进行更深刻的自我认识和更积极的行为。

（2）**解释**：指运用心理学理论来描述来访者的思想、情感、行为的原因和实质，或对某些抽象的心理现象、过程等进行说明。解释是面谈技巧中最复杂的一种，与内容反应的区别在于，内容反应是在来访者的内容框架中说明实质性内容，而解释则是出自咨询师的知识系统。咨询师在进行解释时要了解情况，有准备、有把握，对于理论知识要懂得灵活运用，不可强加给来访者，需要与其进行适当的"匹配"，即用来访者能够理解、接受的语言进行解释。

（3）**指导**：指咨询师直接地指示来访者做某件事、说某些话或以某种方式行动。指导是影响力最为明显的一种技巧。在使用指导性技术时，咨询师应十分明确自己对来访者指导些什么以及效果怎么样，叙述应该清楚，要让来访者真正理解指导的内容。同时不能以权威的身份出现，强迫来访者执行。若来访者不理解、不接受，效果就差，甚至无效，还会引起反感。指导时的言语与非言语行为会同时对来访者产生影响。

（4）**情感表达**：指咨询师将自己的情绪、情感活动状况告诉来访者。与情感反应的区别在于，情感反应是咨询师反馈来访者所叙述的情感内容，而情感表达是咨询师表述自己的情感内容。情感表达能体现咨询师对来访者设身处地的反应，同时也可达到一定的示范作用，促进来访者的自我表达。

（5）**自我开放**：又称自我暴露、自我表露，指咨询师将自己的情感、思想、经验与来访者共享，与情感表达和内容表达相似，是两者的一种特殊组合。自我开放有两种形式：一种形式是咨询师把自己对来访者的体验感受告诉对方；另一种形式是咨询师暴露与来访者所谈内容相关的个人经验，以表明理解来访者并促进来访者更多地自我开放。

二、心理治疗概述

（一）心理治疗的定义

心理治疗（psychotherapy）又称精神治疗，是治疗者以医学心理学理论为指导，以良好的医患关系为桥梁，应用各种心理学技术或通过某些辅助手段（如仪器），按照一定的程序，改善病人的心理状态，达到消除心身症状、重新获得身体与环境平衡的过程。

根据以上定义，心理治疗基本包括五个方面的基本要素：

（1）治疗者必须具备一定的心理学的理论和技术，这是成功实施心理治疗的基本条件。非专业人员通过其良好的态度对病人进行的安慰和劝告，虽然也可以使病人的症状有所减轻，但这并不是心理治疗。

（2）建立良好的医患关系，这是心理治疗成功的保障。

（3）心理治疗要按一定的程序进行，是一个过程。

（4）接受心理治疗的对象是具有一定生理、心理或行为问题的人。

（5）治疗的目的是通过改善病人的心理功能，最终消除或缓解其可能存在的各种心身症状，恢复其健全的心理、生理和社会功能。

此外，心理治疗具有以下性质：

（1）**自主性**：心理治疗的关键是帮助病人自己改变自己。与传统的医患关系不同，心理治疗过程中的医患之间是一种伙伴或同盟的关系，是一种合作关系，病人在一开始就应发挥其主动作用。

（2）**学习性**：整个心理治疗过程就是一个学习的过程。通过心理学工作者的帮助，病人改变以往错误的认知结构,建立新的观念。

(3) **实效性**:心理治疗工作非常注重实事求是,要求一切从病人的实际情况出发,强调治疗结果是有效的、有益的,治疗过程是人道的。

从广义上来说,心理治疗在医学临床实践中不仅适用于精神科,在综合医院的其他科和预防医学中也起着重要作用,甚至还可应用于一般正常人的心理行为问题。例如,人生活在社会上,需要与周围的人群交往,但部分人缺少人际交往的技巧,如果他们参加团体心理治疗,可以互相讨论,学习如何与人相处,提高交往的能力,有助于适应社会生活。

从狭义上来说,任何精神疾病和心身疾病都可以将心理治疗作为主要或辅助治疗手段。由于一种疾病可以采用多种心理治疗方法,如焦虑症既可用认知行为治疗,也可用支持疗法或行为治疗等方法,而一种心理治疗方法又可以治疗多种疾病,因此,人们还必须根据不同的心理障碍和治疗对象的条件,选择最佳的心理治疗方法。

(二) 心理治疗的基本过程

心理治疗如同临床医疗一样,也需要按照一定的程序进行。根据心理学原理不同,各种心理治疗技术的实际操作过程也有差异,但基本过程大致相同。下面简单介绍心理治疗的基本过程。

1. 初始阶段 该阶段的主要任务是建立良好的医患关系。应全面了解病人心理行为问题的表现、成因及其相关的影响因素,同时要了解病人心理治疗的愿望,巩固其求助动机,树立其对心理治疗的信心。通过对病人心理问题的测量和分析,作出心理诊断,明确严重程度。

2. 中期阶段 在这一阶段,治疗师要在完成心理诊断的基础上,与病人共同制订治疗目标,并选择与病人心理问题相匹配的心理治疗方法,实施心理治疗。在治疗过程中,治疗师要与病人不断地进行沟通交流,要注意病人对交谈信息的反馈,允许病人提出问题并及时作出进一步的解释,以便提高病人对问题的认识程度及参与治疗的意识,使各种治疗方案得到贯彻与执行。

经过一段时间的治疗后,应对治疗的效果进行总的分析和评价,并根据病人的改善情况,有针对性地修改治疗策略与方法。

3. 结束阶段 心理行为问题很容易复发。因此,在取得疗效后继续巩固,是心理治疗程序中最重要的环节。最好确定继续训练的目标,通过定期复诊来实施维持期的治疗,对今后的生活进行指导,鼓励病人将所学的方法不断付诸实践。随着疗效的不断巩固,复诊间期可逐渐延长,直至终止。例如,用松弛训练技术治疗头痛病人,当病人的症状缓解直至消失后,还须在1~2年的时间内继续进行松弛训练才能避免症状复发。

治疗师必须事先与病人共同制订巩固疗效的治疗计划,耐心解释其必要性,并要求病人严格按计划实施,而不能等复发后再来考虑这个问题。

(三) 心理治疗的工作原则

心理治疗是通过密切的医患关系来进行的,所以必须始终保持医患关系处于良好的状态中。为此,不论进行何种心理治疗,治疗者均应遵守以下的原则:

1. 信任原则 治疗者与病人能否建立和谐的治疗关系,是心理治疗能否成功的关键。因为良好、和谐的医患关系是心理治疗的一个重要的前提条件。在心理治疗的过程中,治疗者对病人保持尊重、同情、关心、支持的态度,才能使病人对治疗者建立起信任感,逐步建立治疗动机,毫无保留地吐露个人心理问题的细节,接受治疗者提供的各种信息及行动指导,为正确的诊断和治疗的顺利进行提供保障。

心理治疗中的人际关系不同于生活中的人际关系,其主要特点表现在:

(1) **单向性**:心理治疗关注的是病人的问题,一切工作都是围绕病人的利益进行的,因此,它不同于双向互利的一般人际关系。

(2) **局限性**:治疗者的责任就是为病人提供心理的帮助,不能超出这个范围。

（3）**时限性**：心理治疗的目的达到后，这种关系便告结束，如果以后出现新的问题，则重新开始新的治疗关系。

2. 保密原则　心理治疗往往涉及病人的隐私，为保证材料的真实，保证病人得到正确、及时的指导，同时也为了维护心理治疗本身的声誉和权威性，必须在心理治疗工作中坚持保密的原则，包括治疗者不得将病人的具体材料公布于众，或在公共场合作为谈话的内容等。

3. 计划原则　无论实施何种心理治疗，都应根据事先收集到的病人的具体资料，设计治疗的程序，包括采用的手段、时间、作业、疗程、目标等，并预测在治疗的过程中可能出现的各种变化，提前准备对策。在治疗的过程中，应详细记录各种变化，形成完整的病案资料。

4. 针对性原则　每种心理治疗的技术都有一定的适应证，治疗者应根据病人存在的具体问题（如心理问题、心身问题、行为问题或社会适应问题）的性质、程度，以及治疗者本人心理治疗技术的熟练程度、设备条件等情况，有针对性地选择治疗技术。此外，还应考虑到病人的年龄、文化水平、职业、民族、性格以及与社会环境的关系等因素。针对性是取得治疗效果的保证，它来源于正确的分析和诊断。

5. 灵活性原则　在心理治疗的过程中，治疗者应密切观察病人的心身变化，随时准备根据新的情况灵活地变更治疗程序。

6. 中立性原则　心理治疗的最终目标是帮助病人自我完善与成长。因此，在心理治疗的过程中，治疗者要始终保持中立的态度，帮助病人自己解决问题，助人自助，而不是代替病人作出选择或决定。

7. 综合性原则　人类的疾病是各种生物、心理、社会因素相互作用的结果。因此，在对某一疾病实施治疗时，应综合考虑运用多种方法相结合的形式进行治疗。例如对于焦虑程度比较严重的病人，在进行心理治疗的同时，可考虑使用一定的抗焦虑药物。

8. 回避性原则　心理治疗中往往涉及个人隐私，病人在熟人面前很难完全自我暴露，这给治疗者的诊断和治疗方案的制定设置了障碍，难以保证治疗效果。同时，治疗者也会遭遇角色冲突的尴尬，在治疗过程中难以保持中立的态度。因此，在一般情况下应回避为亲友和熟人进行心理治疗。

此外，心理治疗的实施，需要一个安静、适宜、不受外界干扰的环境条件，以保证治疗工作顺利进行。

三、心理咨询与心理治疗的关系

从心理咨询与心理治疗的定义来看，两者有很多相同的地方，但也有一定的区别。

（一）心理咨询与心理治疗的不同点

1. 对象不同　心理咨询的对象是有心理困扰的正常人，而心理治疗的对象是心理异常的病人。例如，人会有情绪低落的时候，但情绪低落、郁闷与抑郁症不一样。抑郁症需要通过心理评估和诊断才能被确定。

2. 内容不同　心理咨询主要解决正常人的一般性心理问题，如学习问题、工作问题、婚姻问题、家庭问题和人际关系问题等；而心理治疗主要矫治某些病人的异常心理，如神经症、人格障碍、行为障碍以及心身疾病等。

3. 目标不同　心理咨询的目标在于促进心理健康发展，即通过心理咨询使来访者摆脱心理困扰，充分开发潜能，提高心理发展水平；而心理治疗的目标在于纠正异常心理，即通过心理治疗消除或缓解病理症状，使病人恢复正常的生活。

4. 工作人员不同　心理咨询的工作人员主要是各类心理学工作者和社会工作者，而心理治疗的工作人员主要是治疗师和临床心理学家。心理治疗人员的培训时间一般要长一些，课程内容上也偏重心理诊断、心理病理学以及主要的心理疾病的诊断与治疗方面。心理咨询因为更注重一个人全面的发展和成长，所以在培训上，除了基础的心理评估测量和心理病理学内容以外，还有职业发展和发展心理学的内容。心理咨询人员不得从事心理治疗活动。

（二）心理咨询与心理治疗的相同点

1. 两者所采用的理论是一样的　例如，心理咨询人员与心理治疗人员在工作过程中采用的认知疗法在理论上和方法上完全相同。

2. 两者都注重建立良好的人际关系　良好的人际关系贯穿咨询过程和治疗过程的始终，是心理咨询和心理治疗顺利进行的保障。

3. 两者所用的评估工具和评估手段有很多是相同的。

总而言之，心理咨询有三个目的，即预防、干预和纠正，心理治疗更偏重后两个目的。了解心理咨询与心理治疗的联系与区别，有助于更有效地帮助病人。

第二节　心理治疗各论

随着心理学的发展，心理治疗方法和技术不断地涌现出来。精神分析学派、行为学派、认知学派和人本主义学派是当代心理治疗理论体系中的四大经典学派。

一、精神分析疗法

（一）理论基础

精神分析疗法（psychoanalysis therapy）又称心理分析疗法，是以精神分析理论为基础的心理治疗方法，由弗洛伊德于19世纪末创立，并在此基础上，衍生出近代多种精神动力治疗理论。精神分析疗法曾在西方心理治疗领域占有重要的地位。

传统的生物医学模式强调疾病的生物、理化的致病原因，力图找到机体上的器质性病变，主要在于治疗躯体疾病。弗洛伊德提出了精神创伤是引起精神疾病的主要原因，主张用精神分析方法来发掘病人被压抑到潜意识内的心理矛盾，以治愈病人。这就突破了过去纯粹靠医药、手术和物理方法的生物医学模式的束缚，开创了一条重视心理治疗的现代医学模式的新途径。

精神分析理论强调潜意识中幼年时期的心理冲突，在一定条件下（如精神刺激、环境变化等）可转化为各种神经症症状及心身转换症状（如癔症、焦虑症、心身疾病等）。因此，治疗者帮助病人将压抑在潜意识中的各种心理冲突带入意识中，转变为个体可以认知的内容进行再认识，使病人重新认识自己，消除症状，改变原有的行为模式，达到治疗的目的。精神分析疗法的目的不是单纯地消除病人的症状，而是注重人格的重建、思维模式和态度的转变，以及解决早年的心理冲突，消除无意识心理冲突的影响，启发和扩展病人的自我意识。

（二）基本技术

1. 自由联想（free association）　是精神分析的基本治疗手段，是将病人带入无意识的路径之一。在治疗开始时，病人躺在沙发上，身体放松。治疗者鼓励病人毫无保留地说出他想到的一切，包括近况、家庭、工作、童年记忆、随想、对事物的态度、个人成就和困扰、思想和情感等，甚至是一些荒谬或奇怪的想法。

这项技术的理论假设是，人们在生活中学会了将那些不好的或荒谬的想法排斥在意识之外，而自由联想可以让病人从一个念头迅速地转向另一个念头，在这个过程中，一个个越来越接近潜意识的想法和冲动便随之产生。治疗者鼓励病人尽量回忆从童年起所遭受的一切挫折或精神创伤，使病人绕过平时的防御机制，逐渐进入无意识的世界，这样无意识里的心理冲突可逐渐被带入意识领域，使病人对此有所领悟，在意识清醒的状态下，用成人的观念、态度进行重新认识、批判和调整，疾病自然就痊愈了。自由联想几乎贯穿整个精神分析治疗的始终。

2. 阻抗分析（resistance analysis） 阻抗是病人所做的与治疗进程对立的任何事情。早期的精神分析师将自由联想比喻成电路中的电流，所以无论病人做什么阻碍了电流，那就是阻抗。任何事情都可能成为阻抗，比如沉默、隐藏的感受、一味点头称是、漏掉面谈等，甚至包括治疗进展太顺利，也要考虑是否出现了阻抗，比如治疗师希望听到病人讲梦，病人在以后的治疗中只呈现梦。

阻抗可以是有意识的，也可以是无意识的；可以通过言语表现，也可以通过行为表现。看待阻抗的一种方式是将之视为治疗中显现的防御机制。阻抗之于治疗师就像病痛之于医生——帮助人们知道"哪里受伤了"。病人的阻抗指出了他对治疗师无意识感受的方向，理解这些感受，毫无疑问将帮助治疗师更好地理解病人。

阻抗的产生是潜意识中本能地阻止被压抑的心理冲突重新进入意识的倾向。当自由联想接近潜意识的"心理症结"时，来自潜意识的阻抗就自然发生作用。精神分析理论认为，当病人出现阻抗时，自由联想的内容往往已经触及或即将触及病人心理症结之所在。因此，治疗者的任务就是在整个治疗过程中不断辨认并帮助病人克服各种形式的阻抗，将压抑在潜意识中的情感释放出来。如果潜意识的所有阻抗都被逐一战胜，病人实际上已在意识层面上重新认识了自己，分析治疗也就接近成功。

在实际的治疗中，来自治疗师的阻抗也值得考虑，它同样是影响治疗成功的重要因素。常常遇到的一种情况是，来自治疗师的阻抗是拒绝对病人情感的接纳，即便病人已经能够界定情感的界限。

3. 移情分析（analysis of transference） 是精神分析疗法很重要的内容，所谓移情就是病人将过去对其有重要影响的人物的情绪在与治疗者的关系里重现出来。梅宁杰（Menninger）和霍尔兹曼（Holzman）简洁地概括了移情的三个特点：①在当前的情境中显现过去。②显现熟悉而亲近的人。③拒绝接纳新的信息。

移情可以是正移情也可以是负移情。正移情是病人爱恋情感的转移，即把治疗者当成喜欢的、热爱的、思念的对象。负移情是病人将过去生活中体验到的攻击、愤怒、痛苦、羞辱等情感投射到治疗者身上。面对病人的移情，治疗者应作出恰当的反应，以适当的节制和真诚的态度对待病人讲述的内容。通过对移情的分析，可以了解病人心理上的某些本质问题，引导病人讲述出痛苦的经历，揭示移情的意义，帮助病人进一步认识自己的态度与行为，并给予恰当的疏导，使移情成为治疗的动力。

与移情的产生原理一样，治疗者在与病人交流时也会产生情感反应，即反移情（countertransference）。经典的精神分析认为，反移情是治疗者对病人的情感转移，是病人在治疗者心中所激发的全部情绪。反移情对治疗产生积极或是消极影响，主要取决于治疗者能否对自己的反移情保持警觉和进行妥当的处理。不当的反移情是被禁止的。

4. 梦的分析（dream interpretation） 梦在精神分析治疗中具有重要的意义，它是通向潜意识的捷径。精神分析理论认为，梦代表着愿望的达成。弗洛伊德将梦的内容分为梦的显意和梦的隐意。显意指的是梦的实际内容，而隐意指的是显意所象征的意义。组成梦隐意的内容都是意识里难以接受的想法或导致精神痛苦的想法，这些想法储存在潜意识中，通过伪装作用得以在梦境中表达。将梦的隐意转变成梦的显意的过程就是梦的加工，它发生在潜意识水平上，使人们能够表达在意识层面无法接受的愿望和感情，以释放紧张和焦虑，具有一定的自我保护作用。在梦的分析中，梦的显意是病人唯一能意识到的内容，也为治疗者揭示梦的隐意提供资料。

精神分析理论认为梦的内容与被压抑在潜意识中的内容存在某种联系。病人有关梦的报告可以作为自由联想的补充和扩展，人们认为有关梦境的分析结果更接近于病人的真正动机和欲求。但是梦境仅是潜意识心理冲突与自我监察力量对抗的一种妥协，并不直接反映现实情况。这就需要治疗者对梦境作出特殊的解释，要求病人把梦中不同的内容进行自由联想，以便揭示梦境的真正含义。例如,有一个女大学生经常在梦中看到自己,而自己在梦中的变化和表现,总是不能让自己满意。做梦者对自己的表现不满,说明她在某些方面产生了自卑,而梦境中自己形象的不断变化,则说明做梦者正在努力寻找自我的优越目标。在精神分析治疗中,不能将一次梦孤立地分离出来进行分析,而应当结合治疗过程中病人的其他资料加以分析和解释。

知识拓展

梦的功能

学术界对梦的成因与目的仍无定论,普遍认为梦是脑在进行资讯处理与巩固长期记忆时所释出的一些神经脉冲,被意识脑解读成光怪陆离的视、听觉所造成的。1977年,精神病学家霍布森和麦卡利首次提出了活化-合成模型,认为梦是前脑对脑干随机输出的反应,是大脑试图理解快速眼动睡眠期间发生的神经活动的副产物。霍布森认为梦的功能正是源于这种随机性——梦是"最具创造性的意识状态"。在这种状态下,混乱的认知元素经自发重组产生了新的信息配置"。梦中自由发散的思维展现出无限的潜能,不受现实世界中条条框框的约束,可促使做梦者建立新的联系,激发创新的想法。许多人确实成功地从梦中汲取灵感,并在现实世界中成功应用。

5. 解释(interpretation) 是治疗者在精神分析治疗过程中,对病人的一些心理实质问题,如潜意识的含义等进行解释或引导,帮助病人将潜意识冲突的内容导入意识层面加以理解。解释是一个逐步深入的过程,根据每次谈话的内容,在病人自由联想及梦境内容的表达基础上,用病人能够理解的语言让他认识到心理症结之所在。解释能够帮助病人逐步重新认识自己,认识自己与他人的关系,使被压抑在潜意识的内容不断通过自由联想和梦的分析暴露出来,从而达到治疗的目的。解释应在对病人充分分析的基础上,在治疗的适当时机,用病人能够理解的语言才能起到治疗的作用。

(三)治疗过程

一般在正式开始精神分析前,需进行2周左右的试验性分析和联想,以进一步明确诊断并排除不适于进行心理分析治疗的对象。

1. 治疗的设置 精神分析治疗应在较为严格的治疗设置中进行,治疗设置包括治疗室的布置、固定的治疗场所、频率及治疗的时间(一般每周2~3次,40~50min/次),还包括预约和付费的方式。这些相对标准化的治疗设置有助于治疗者更好地处理分析过程中的治疗关系、移情等问题,更敏锐地发现病人潜意识中的心理症结。经典的精神分析治疗需要时间较长,约50min/次,每周3次,一般需要300~500次。因此,治疗过程少则半年,长则2~4年。治疗者需要受过严格的精神分析专门训练。

2. 治疗的开始 病人在安静的环境里,躺在舒适的沙发椅上,将身体放松,自由而随意地联想、回忆。治疗者坐在病人头顶的方向,避免病人看见治疗者的面部而引起情绪反应,但治疗者又能够随时倾听和观察病人。治疗者认真倾听病人的自由联想谈话,仅偶尔提些问题或作必要的解释。当病人无话可谈时,治疗者应适当地进行引导,使之继续下去,直至约定的时间。

3. 治疗的深入 以阻抗和移情的出现为特点。治疗者在倾听病人的自由联想时,往往需要耐心,不是被动地仅听取病人的故事,而是应高度集中注意力,跟随病人的联想走进病人的潜意识世界,和病人一起在其潜意识世界中观察,跟随病人的体验和感受,努力发现阻抗之所在及有意义的个人资料,观察和体验来自病人的移情反应,对病人的移情反应采取接纳、节制的态度。治疗者在治疗中需不断反思自己潜意识的反应,发现、处理自己的反移情,并努力维护治疗性关系,从大量的自由联想和梦的分析中进行精神分析的诊断。

4. 结束前的分析 在精神分析诊断的基础上,通过分析病人的阻抗、移情及梦的内容,形成干预的思路,重点是对移情的修通和解释。处理移情和阻抗、解释的技巧及把握解释的时机在此阶段具有重要的作用。最后,病人能以现实的态度接受自己的过去和现在,更客观、理性地重新认识自己,恢复来自内在的安全感、自尊、自信,接受治疗的结束,并将治疗中的建设性因素带到未来的生活中,使症状得以消除、人格得以成长。

(四)应用

精神分析疗法是在治疗癔症、强迫症的临床实践中总结出来的,多应用于各种神经症,主要有癔症、强迫症、恐怖症等,以及某些心身疾病、人格障碍、心源性的躯体障碍。

一般来说,精神分析疗法成功的病例通常是青年和中年人。年龄越大的病人,其潜意识里的抗拒程度可能越高,使分析难度增加。这种方法也不适用于儿童或已呈精神错乱症状的各种精神病病人。由于它耗时长、效率低、费用开支大,现在很少有人应用。但这一经典治疗方法的影响不可低估,其基本原理和经典的心理分析技术仍在各种改良的心理分析疗法中应用。

二、行为疗法

行为疗法(behavior therapy,BT)是建立在行为学习理论基础上,主要通过对个体进行训练,达到矫正适应性不良行为的一种心理治疗技术。行为疗法认为人类的所有行为都是学习而来的,异常行为也是学习所得,要改变异常行为必须根据学习理论,通过观察、模仿、强化等学习方式来获得新的适应良好的行为。因此,行为疗法的目的就是要消除那些习得的不良行为和习惯。这一方法渊源于行为学习理论和条件反射原理。下面将介绍行为疗法的常用方法。

(一)放松疗法

放松疗法(relaxation therapy)又称松弛疗法、放松训练,是通过机体的主动放松使人体验到心身的舒适,以调节因紧张反应所造成的心理生理功能紊乱的一种行为疗法。放松训练具有良好的抗应激效果。在进入放松状态时,交感神经活动功能降低,表现为全身骨骼肌张力下降,即肌肉放松、呼吸频率和心率减慢,血压下降,并有四肢温暖、头脑清醒、心情轻松愉快、全身舒适的感觉。同时加强了副交感神经系统的活动功能,促进合成代谢及有关激素的分泌。经过放松训练,通过神经、内分泌及自主神经系统功能的调节,可影响机体各方面的功能,从而达到增进心身健康和防病治病的目的。

放松训练已发展为五大类型,即渐进性肌肉放松、生物反馈辅助下的放松、自主训练、自我催眠、静默或冥想,后三类兼具有自我催眠的成分。气功、瑜伽术、坐禅、自生训练、渐进松弛训练、超然沉思等,都是以放松为主要目的的自我控制训练。

下面以临床上常用的渐进性放松训练(progressive relaxation training)和自生训练(autogenic training)为例对放松疗法的步骤进行介绍:

1. 渐进性放松训练 又称渐进性肌肉松弛疗法,是由雅各布森(Jacobson)创立的一种由局部到全身、由紧张到松弛的肌肉放松训练。

做放松训练时应注意肌肉由紧张到放松要保持适当的节奏,与呼吸相协调。每一组肌肉的练习之间应有一个短暂的停顿,每次练习应从头至尾完整地完成。刚开始练习的时候可能并不容易使肌肉达到深度放松,需要持之以恒,才会见到成效。一般可以每天练习 1~2 次,20~30min/次。

2. 自生训练 又称自律训练,是指练习者按照自己的意愿,使自身产生某种生理变化的一种训练。它是在催眠术的启发之下,广为流传的一种自我调节的方法。

自生训练有六种标准程序,即沉重感(伴肌肉放松)、温暖感(伴血管扩张)、缓慢

ER 8-4

放松训练:
蝴蝶拍

的呼吸、心脏慢而有规律的跳动、腹部的温暖感、前额的清凉感。自生训练在安静的环境中进行,病人坐在靠背椅上或仰卧于床上,闭上眼睛,静听或默诵带有暗示性的指导语,缓慢地呼吸,由头到足逐个部位体验沉重、温暖的感觉,既可达到全身放松,也可以根据病情选做某一部位的训练及某一程序。例如对高血压病人做前额清凉感的训练,对心动过速者做心脏训练,对胃肠不适者做腹部温暖感的训练(溃疡病活动期例外)。

自生训练要在指导语的暗示下缓慢地进行。常用的指导语有:①"我的呼吸很慢、很深"。②"我感到很安静"。③"我感到很放松"。④"暖流流进了我的双脚,我的双脚是温暖的"。⑤"我的全身感到安宁、舒适和放松,我感到一种内部的平静"。⑥(临近结束时,深吸一口气,慢慢地睁开眼睛)"我感到力量流遍了全身,感到从来没有过的轻松并充满活力"。

放松疗法常与其他疗法结合使用,同时也可单独使用,可用于治疗各种焦虑性神经症、恐怖症,且对各系统的心身疾病都有较好的疗效。

(二)系统脱敏疗法

系统脱敏疗法(systematic desensitization)又称交互抑制法,是利用对抗性条件反射原理,循序渐进地克服或消除神经症性反应的治疗方法。系统脱敏疗法认为,人在放松和焦虑的时候肌肉处于拮抗状态。因此,治疗者可以帮助病人掌握放松的技术来对抗焦虑,达到治疗的目的。

1. 治疗步骤

(1)放松训练:放松可以产生与焦虑反应相反的生理和心理效果,如心率减慢、外周血流增加、呼吸平缓、神经肌肉松弛以及心境平静。肌肉放松的方法有很多种,最常用的是渐进性放松技术。放松训练的具体方法和技术参见上述的"放松疗法"。放松训练一般需要 6~10 次练习,30min/次,1~2 次/d,能够达到自如地进入心身放松状态的程度。

(2)制订焦虑等级量表:焦虑等级量表的建立是系统脱敏疗法的又一重点工作,也是系统脱敏疗法的难点所在。焦虑等级量表是系统脱敏进行的依据,它直接影响到脱敏的成败。焦虑等级量表是将引发当事人某一方面病症的一连串刺激,按其引发焦虑的强度排列成等级或层次的一种表示方式。在排列强弱刺激的等级方面,一般将引发最小焦虑程度的刺激排在等级量表的最上端,然后依照个体所感觉到的焦虑度由弱到强依次往下排列,将最强的刺激排在最下端。焦虑等级一般以 6~10 级为宜,级差过小会拖延治疗的过程,事倍功半;级差过大,欲速则不达,会导致治疗失败。表 8-1 为一位蜘蛛恐怖症病人的焦虑情境等级表。

表 8-1　一位蜘蛛恐怖症病人的焦虑情境等级表

序列	事件	序列	事件
1	呈现"蜘蛛"字样的卡片	6	近看蜘蛛结网
2	看一幅静止的蜘蛛图画	7	让小蜘蛛在戴手套的手上爬行
3	看移动的蜘蛛画面	8	让蜘蛛在裸手上爬行
4	观看园子里 5m 远的静态蜘蛛	9	让大蜘蛛在裸手上爬行
5	观看 2m 远的蜘蛛运动	10	拿起大蜘蛛并让它向手臂上爬行

(3)实施脱敏:在上述两个任务完成后,逐步按焦虑等级次序从轻到重进行脱敏训练。让病人接触焦虑等级量表上的每一个情境并自我放松,完成对接触每一个情境所致焦虑的去条件化。当病人经过反复训练,对某一个情境不再出现焦虑,或者焦虑程度大大降低时,可进入高一等级的情境,直至顺利通过了所有情境。每一场景训练一般需要重复多次,并可以在暂时失败时重新进行。

在以上的治疗步骤中,第一步的周期通常为 2 周,病人在实践中每次达到放松目的的时间为

15~20分钟;第二步的周期通常为1周,病人在实践中每次达到放松目的的时间为5~7分钟;第三步的周期通常为1周,病人在不同焦虑情境的干扰下,用2~3分钟的时间达到放松目的;在以后的周期中让病人逐渐、快速地面对焦虑场景而放松自己。重要的是在病人出现这些焦虑时尽早地使用此技术,以免病人的焦虑发展为惊恐障碍。

2. 应用 系统脱敏疗法就是通过学习与原不良反应相对立的反应方式,建立起一种习惯于接触有害的不良刺激,而不再敏感的正常行为的治疗方法。应用系统脱敏疗法消除运动员在比赛时的紧张情绪,以及学生的考前焦虑是十分有效的。

(三) 暴露疗法

暴露疗法(exposure therapy)又称满灌疗法、冲击疗法,其治疗方法是让病人面对能使其产生强烈焦虑情绪的环境或事物,并保持一段时间,不允许病人逃避,焦虑情绪便逐渐由开始出现达到高峰,进而下降,最终被消除,从而达到治疗的目的。

暴露疗法不宜随便使用,应该是其他心理治疗方法失败之后才考虑应用该方法。实施时要注意的事项:①进行详细的体检,以便排除心脑血管疾病、重型精神病及其他严重的躯体疾病,避免因强烈的心理刺激而诱发或加重其他疾病。②要向病人说明治疗原理和方法,采取自愿的原则。③在实施治疗前准备好必要的急救设备和药物,防止意外发生。④在实施治疗的过程中,病人可能出现惊叫、失态、气促、心悸、出汗、头晕目眩、四肢发抖等表现,治疗师应密切观察。如病人出现闭眼、塞耳、回避行为,治疗师应及时制止、劝说。避免治疗时间不足让病人离开,引起新的回避性条件反射,加重病情。

暴露疗法适用于恐惧症,如恐惧动物等;也适用于焦虑症、强迫症、创伤后应激障碍等。

(四) 厌恶疗法

厌恶疗法(aversion therapy)又称惩罚消除法,是一种通过处罚手段引起厌恶反应,去阻止和消退原有不良行为的治疗方法。在病人出现某种不良的行为时,立即给予一定的厌恶刺激,使其产生厌恶的主观体验。经过反复实施,适应不良行为和厌恶体验就建立了条件联系,为了避免这种厌恶体验,病人只能终止原有的不良行为。常用的厌恶刺激:①电刺激。②药物刺激,如阿扑吗啡。③物理刺激。④厌恶想象。

厌恶疗法的治疗要点:①厌恶刺激在不良行为发生时始终存在。②刺激要产生足够的痛苦水平(尤其是心理上的痛苦)。③治疗要持续到不良行为彻底消除,持续的时间要足够长。④随时进行鼓励强化,并以病人的自我控制为主。例如治疗酒精依赖病人,先给其注射阿扑吗啡,在即将出现恶心时,即让病人饮酒,数日治疗后,病人在不注射药物、单纯饮酒时也会出现恶心,对酒精产生厌恶情绪。

厌恶疗法主要适用于成瘾性行为,如酒精依赖、吸毒等;性心理障碍,如露阴症、恋物症等;神经症等。由于惩罚是有危险的,因此,最好在其他干预措施无效时、病人愿意时、在严格控制下选用厌恶疗法。

(五) 正性强化法

正性强化法(positive reinforcement procedure)应用操作性条件反射原理,强调行为的改变是依据行为后果而定的,其目的在于矫正不良行为,训练与建立某种良好行为,即运用正性强化原则,每当病人出现所期望的心理与目标行为,或者在一种符合要求的良好行为之后,采取奖励办法,立刻强化,以增强此种行为出现的频率,故又称奖励强化法。具体操作方法如下:

1. 在治疗前,首先了解病史,再确认目标行为,划出基准线。被选出的目标行为应该是能被客观地控制,可观察与评价其程度,而且能够反复进行强化的。

2. 选择有效增强物,如消费性增强物、活动性增强物、操作性增强物、拥有性增强物、社会性增强物等。应针对病人的具体情况选择有效增强物,以达到确实有效的强化与矫正目的。

3. 拟订矫正方案或塑造新行为方案。矫正方案不但需要确认被矫正或塑造的行为,还应包括采用何种治疗形式和方法、确定应用何种增强物等。根据情况变化,矫正方案还可随时调整。

4. 在治疗过程中,每当目标行为出现时,应立即给予增强物,不能耽搁时间,并向病人讲清楚被强化的具体行为,使之明确今后该怎么做。

5. 当目标行为多次按期望的频率发生时,应当逐渐消除可见的增强物,而以社会性增强物及间歇性强化的方法继续维持。

6. 在治疗程序结束之后,应周期性地对该行为作出评价。

这种方法适用于多种行为问题,如儿童注意缺陷多动障碍、孤独症、神经性厌食等,以及新行为的塑造等。

三、以人为中心疗法

(一)理论基础

以人为中心疗法(person-centered therapy)是罗杰斯以人本主义理论为基础,于20世纪50年代提出的一种心理治疗方法。人本主义理论相信人有一种与生俱来的自我成长倾向,也相信人有能力引导、调整和控制自己。因此,以人为中心疗法的治疗过程就是让来访者处于治疗的中心地位,依靠调动来访者的自身潜力来治愈疾病。在治疗过程中治疗者的任务不是教育、指导和训练,而是创造一种环境和心理氛围。以人为中心疗法的关键是治疗者对来访者的尊重和信任,以及建立一种有助于来访者发挥个人潜能,促其自我改变的合作关系。

(二)基本技术

在以人为中心的治疗中,主要有三种有助于建立良好关系、促进病人心理成长的技术,它们是无条件积极尊重与接纳、坦诚、设身处地地理解和通情的技术。

1. **无条件积极尊重与接纳**　这是治疗者应具有的一种最基本的态度,是指治疗者不加任何附带条件地接受或赞许来访者。不论来访者的情绪和思想多么混乱和不合理,治疗者始终对其表示关注和理解,使来访者逐渐学会以同样的态度对待自己,逐渐减少否认、歪曲的经验,更趋于认同和体验自己的即时情感和经验。

"无条件"是对来访者不加批判地接受,避免对来访者做任何评价,不给予任何诊断标签,只把来访者作为一个"人"加以尊重,接受其情感和行为。

"积极"是治疗者对来访者自己解决问题的能力表示信任。治疗者不以专家自居、不教育、不指责、不劝告,不代替来访者做决定,不替来访者承担责任。

"尊重"是对来访者关心,不试图控制来访者,而是通过认真倾听、耐心和热情来表达对来访者积极关注的情感。

然而,无条件积极尊重与接纳并不是对一切都喜欢,而是向病人表达治疗者乐于接受病人、理解病人,同时关心和帮助病人,在任何时候都对病人以诚相待。这样使病人能感到心灵的共鸣,病人把治疗者当作一个能倾听、理解并接受他的思想和感受的人,感到这个世界上有人能够真正理解他和关心、帮助他,愿意把自己心灵深处所想到和所感受到的全部倾诉出来。

2. **坦诚**　坦诚的主要成分就是表里如一,治疗者对自己不加任何矫饰,以自己本来面目出现,真诚、真实、真情,不虚伪、不隐瞒、不掩饰自己的不足。治疗者会随时把他们的思想情感和行为毫无保留地反映在治疗过程中,表达出完整的自我,这种真诚必须是发自内心的。

坦诚也意味着治疗者要把自己置身于与治疗关系有关的情感经验之中,当病人处于痛苦时表现出关心和同情;当病人经受外界不公正待遇时表现出愤慨与不平;当病人陷于困境中时表现出不安等。真实的情绪反应可以作为治疗者表现坦诚的标志。治疗者越能意识到各种情感体验(无论这些感情内容是积极或是消极的)并表达出来,治疗就越容易取得进展。

情感的体验和表达是坦诚的最高标准,但要达到这一目标却不容易,需要勇气和毅力。治疗者可以与病人交流自己的经历、挫折和情感体验,但又要注意不要喧宾夺主,在治疗过程中的主要对象是病人,病人是中心,坦诚为病人提供了一种榜样作用。

治疗者自己的思维态度和行为的一致性,及其表达的程度也影响着病人和治疗取得进展的程度。

3. 设身处地地理解或通情 指治疗者能站在病人的立场上,用病人的眼光看待他们的问题,体会它们对病人的意义,感受病人的经验、情绪,体会他们的痛苦和不幸。通情也称共情,反映了治疗者准确、敏捷地深入病人的内心世界,在最深的层次上体验到病人的情感和感受的能力。在治疗的每时每刻,治疗者都应能理解和适应病人的情感状态。

要做到通情,治疗者必须踏上一条情感旅程,与病人的体验同步而行,但又不对此进行判断或受到它们的感染。当治疗者不仅反映病人的情感状态,而且按照自己的情感标准去衡量病人的情感是否合适时,通情就变成了判断。这种评价不仅不能传达设身处地的理解,还会使病人变得有所防御。

以人为中心疗法会给病人带来什么结果呢？主要表现在五个方面：

(1)**评价现象的能力**：病人从使用别人的价值观转到了肯定自己的价值观。

(2)**防御和经验方式**：病人的防御性降低,灵活性提高,先前意识不到的东西能认识到了,知觉识别力增强了,敢于分析自己了。

(3)**自我概念**：病人形成了清晰、积极和一致的自我。

(4)**对别人的看法和相处方式**：病人不仅建立了积极的自我价值观,而且以乐观的眼光来评价别人。

(5)**人格的成熟和健全**：病人在行为上成熟了,提高了对挫折的承受能力和迅速恢复的能力。

(三) 应用

以人为中心疗法不仅是一种心理治疗的方法,更是一种心理治疗的思想。以人为中心的思想,可增强其他心理治疗的疗效,可作为心理治疗的一种辅助性手段。在临床实践中,以人为中心疗法主要适用于神经症和其他有消除自身心理障碍动机的人,不适用于精神病病人。在我国还适用于针对正常人群的心理咨询。

四、认知疗法

认知疗法(cognitive therapy)是 20 世纪 50 年代发展起来的一种心理治疗技术。其理论基础是认知学派的理论观点,该理论认为认知活动决定人的情绪、动机和行为。心理障碍是由于个体歪曲的、不合理的、消极的思维方式和错误信念、思想造成的。认知疗法与行为疗法不同,它不仅重视矫正病人的适应性不良行为,更重视病人的认知、情绪。认知疗法与精神分析的不同在于,它重视意识过程中的事件而非潜意识。所以,认知疗法的着眼点应在于信念、知觉、思维等内部思想的改变上。它试图通过帮助病人摆脱消极观念,转而接受积极思想,从而保持心身健康,达到治疗的目的。

认知疗法是当代主要的心理治疗理论取向之一,是一种结构化的、短程的、针对当前情况的治疗方法,是临床心理治疗师最常用的方法,对心理治疗产生了深远的影响。认知疗法的种类很多,最具代表性的是 20 世纪 50 年代埃利斯创立的理性情绪疗法和贝克的认知疗法。

(一) 理性情绪疗法

理性情绪疗法(rational-emotive therapy,RET)强调人自身的认知、情绪和行为三个维度功能的统一性,认为情绪主要根源于人们的信念、评价、解释,以及对生活情境的反应。在治疗中,该疗法总是把认知矫正摆在最突出的位置,教病人学会一些技能去驳斥那些不合理的信念,其理论基础是埃利斯的 ABC 理论(详见第二章)。

1. 基本技术 改变一个人长期以来形成的信念是一件困难的工作,治疗者要与病人一起分析产生不良行为背后的认知原因,改变不合理信念并代之以新的合理信念。可采用 ABCDE 五项自我分析技术。A 指找出引起不良情绪的事件、诱因;B 指伴随该事件产生的不合理信念、想法;C 指描述由此导致的不良情绪和行为后果;D 指与不合理信念辩论,对不合理信念逐一反驳;E 指观察信念改变后产生的结果。

2. 治疗的基本过程

(1) **心理诊断阶段**:①建立良好的医患关系,帮助病人建立自信心。②找出病人情绪困扰和行为不良的具体表现(C),以及与这些反应相对应的诱发事件(A),并对两者之间的不合理观念(B)进行初步分析,找出病人最迫切希望解决的问题。③治疗者与病人一起协商、共同制订治疗目标,一般包括情绪和行为两个方面的内容。④向病人介绍 ABC 理论,使其接受该理论,并能认识到 A、B、C 之间的关系,能结合自己当前的问题予以初步分析。

(2) **领悟阶段**:治疗者的主要任务是更加深入地寻找和确认病人不合理的观念,通过解释和证明使病人在更深的层次上领悟到,自己的情绪和行为问题是由于自己现在所持的不合理观念造成的,因此自己应该对自己的问题负责。

注意引导病人把合理的观念与不合理的观念、表层错误观念与深层错误观念、边缘错误观念与中心错误观念、主要错误观念与次要错误观念区分开来,从而使病人对自己的问题及其与自身不合理观念的关系达到进一步的领悟。一般说来,要帮助病人实现三种领悟:①是自己的不合理观念引起了不良情绪和行为后果,而不是诱发事件本身。②病人对自己的情绪和行为问题负有责任,应进行细致的自我审查和反省。③只有纠正不合理的错误观念,才能减轻或消除自己目前存在的症状。

(3) **修通阶段**:治疗者的主要任务是采用各种方法与技术,对病人的非理性观念进行分析、辩论或批判,使病人不能为其非理性观念自圆其说,感到理屈词穷,真正认识到自己的非理性观念是不现实、不合乎逻辑的,从而修正或放弃自己原有的不合理的错误观念,代之以合理的观念来调整、控制自己的情绪和行为。

例如治疗者通过严密的逻辑分析,使病人认识到自己如何过分夸大事件的后果,从而摒弃这种夸张性的认知;通过“重新归因”的方法,对病人非现实的假设作严格的逻辑批判,使其感到自己思维的不现实性,从而作出对挫折和失败更为合理的归因;通过“认知重建”的方法,使病人学会如何正确地使用思维工具来代替非逻辑的认知,从而建立起理性观念。

(4) **再教育阶段**:治疗者的主要任务是巩固治疗所取得的效果,进一步帮助病人摆脱旧有的不合理观念及思维方式,使新的合理观念和逻辑思维方式得以强化。

治疗的主要目的在于帮助病人在认知方式、思维过程以及情绪和行为表现等方面重新建立起新的反应模式,以减少以后生活中出现情绪困扰和不良行为的倾向。为了达到这一目的,除继续采用上述方法和技术外,还可应用技能训练,使病人学会更多应对各种问题的能力。例如自信训练、放松训练,可提高病人应对焦虑性情绪反应的能力;社交技能训练,可提高病人的社会交往能力。

3. 应用 理性情绪疗法的主要目标在于检查病人的内在自我语言,驳斥那些非理性的想法。它力图将病人自我贬损的想法、不合理的自我语言减少到最低的限度,让个体清晰地呈现自我。虽然理性情绪疗法的实证性研究还不多,但它已被成功地应用于不同人群的心理咨询与治疗中,并且取得了显著的效果。但理性情绪疗法不适合于无领悟能力者及对此法有偏见者。

知识拓展

与不合理信念辩论技术

1. **质疑式提问** 治疗者直接向病人的不合理信念提问,如“有什么证据能证明你的想法?”等。不断重复质疑、提问,直至病人难以辩护。

2. 夸张式提问　治疗者针对病人不合理的信念,故意提一些夸张的问题。通过夸张的提问,治疗师逐渐让病人认识到自己的想法是错误的。

(二)贝克的认知疗法

贝克的认知疗法是贝克在研究抑郁症治疗的临床实践中逐步创建的。贝克认为,认知产生了情绪及行为,异常的认知产生了异常的情绪及行为。认知是情感和行为的中介,情感问题和行为问题与歪曲的认知有关。贝克认知疗法的主要目标是协助当事人克服认知的盲点、模糊的知觉、自我欺骗、不正确的判断,及改变其认知中对现实的直接扭曲或不合逻辑的思考方式。治疗者透过接纳、温暖、同理的态度,避免采用权威的治疗方式,引导当事人以尝试错误的态度,逐步进入问题解决的历程中。

1. 基本技术

(1)识别负性自动想法:自动想法是介于外部发生的事件和个体产生的情绪体验、行为之间的那些想法。大多数病人不能意识到这些想法的存在及其与自己情绪及行为的关系。病人在认知疗法的过程中要首先学习识别这些想法,特别是在愤怒、焦虑、抑郁等情绪出现之前的那些思想。治疗者可以采用提问的方法帮助病人识别负性自动想法,也可采用填空的方式引导病人发掘这些想法。例如,让病人回忆最近发生的一件事,请病人详细说明当时的情境和体验,可问:"当时你想过什么?"或"那时你脑内有过什么想象吗?"如果仍不能查出自动想法,可以采用想象的方法或采用角色扮演的方式来寻找。

(2)识别认知错误(identifying cognitive error):焦虑和抑郁病人往往采用消极的方式来看待和处理一切事物,他们的观点往往与现实大相径庭,并带有悲观色彩。常见的认知错误有任意推断、选择性概括、过度引申、夸大或缩小、全或无思维、强迫观念等。大多数病人一般比较容易学会识别自动想法,但要他们识别认知错误却相当困难,因为有些认知错误难以评价。因此,为了识别认知错误,治疗者应记下病人诉说的自动想法以及不同的情境和问题,然后要求病人归纳出一般规律,找出其共性。

(3)真实性检验(reality testing):识别认知错误后,治疗者和病人要一起设计严格的真实性检验,即检验并诘难错误信念。这是认知疗法的核心,因为不如此就不足以改变病人的认知。在治疗中鼓励病人将其自动想法当作假设来看待,并设计一种方法来调查、检验这种假设。结果病人会发现在95%以上的调查时间里这些想法和认知是不符合实际的。

(4)去注意(decentering):大多数抑郁和焦虑病人感到自己是人们注意的中心,自己的一言一行都受到他人的"评头论足",因此,一致认为自己是脆弱、无力的。例如,某病人认为自己的服装式样稍有改变,就会引起周围每一个人的注意和非难;治疗计划则要求病人的衣着不像以往那样整洁,然后去沿街散步、跑步,并要求病人记录不良反应发生的次数,结果病人发现几乎很少有人会注意到自己的言行。

(5)监察焦虑水平(monitoring anxiety level):许多慢性甚至急性焦虑病人往往认为自己的焦虑会一成不变地存在下去,但实际上,焦虑的发生是波动的。只要人们认识到焦虑有一个开始、高峰和消退的过程,就能够比较容易地控制焦虑。因此,鼓励病人对自己的焦虑水平进行自我监测,促使病人认识焦虑波动的特点,增强病人抵抗焦虑的信心,是认知疗法的一项常用手段。

2. 应用　认知疗法对轻、中度的抑郁症及非精神病性抑郁最为有效,对躯体疾病或生理功能障碍伴发的抑郁状态也有较好的疗效,内因性抑郁或精神病性抑郁则需配合药物治疗。对其他如广泛性焦虑障碍、惊恐障碍、恐怖性强迫症、酒瘾、药物成瘾等心理障碍以及偏头痛、慢性疼痛等心身疾病也有较好的疗效。

有关学者指出,认知疗法的优点之一是疗程的辅导次数有明确的界限。研究发现许多心理障碍经过 12~20 次的辅导后,症状会减轻。

五、焦点解决短期心理治疗

焦点解决短期心理治疗是指以寻找解决问题的方法为核心的短程心理治疗技术。

(一)理论基础

焦点解决短期心理治疗深受后现代建构主义的影响。后现代建构主义强调真实的主观建构论,相信每个人都基于自己的重要信念去建构其主观世界,这些重要信念会通过故事叙说或与人对话的过程而存在,也就是人们会以个人叙述故事的形式去组织自己的经验,并获得控制感及持续的生活方式。

后现代建构主义强调语言的意义与重要性,认为每个人对现实所形成的假设都来自沟通,人与人之间是通过语言沟通达成一致的,因此语言构成了人们对现实诠释的基础。后现代建构主义的治疗师优先探讨来访者的语言模式及其对事件赋予的意义,通过鼓励来访者参与谈话的过程,协助来访者检视所诉说的故事是如何影响自己的生活方式的,促使来访者改变对问题的看法,并赋予来访者力量来重新诉说有正向意义的故事。也就是说,"语言—谈话"变成一个治疗工具,协助来访者对问题产生新的诠释、改变旧的行为并导向新的解决方式。

因此,焦点解决短期心理治疗是以解决问题为导向的治疗,重视问题的解决而非问题的成因,视来访者为自身的专家,治疗过程聚焦于改变何以发生及其可能性、小改变的所在,探讨来访者的目标、资源、例外、正向经验与未来愿景。

(二)基本技术

1. 提问技术 提问贯穿于整个谈话过程,在这个过程中虽然也会使用一些封闭式的提问,但更多的是使用开放式的提问,两者的作用不同。封闭式提问会局限病人的聚焦范围,开放式提问可扩大病人的认知范围;封闭式提问倾向于了解事实的真相,开放式提问涉及病人的态度、想法、感受和认知;封闭式提问有时会将治疗师的应对模式卷入到治疗过程中,开放式提问易将焦点聚集于病人的应对模式。开放式提问给病人更多的选择来决定他们说什么和怎么说,是一种尊重病人并促使其提高自我决断力的方法。

2. 正常化技术 是提醒病人不要过度地关注问题本身,要跳出来看问题或者是从积极的角度来看问题,这样更能产生有效解决问题的办法。这一技术体现了焦点解决短期心理治疗所强调的"没有破,就不要修补"的理念,从操作层面理解,焦点解决短期心理治疗认为大多数病人遇到的问题都是普遍存在的,是每个人几乎都可能遇到的,可能是病人把自己的问题夸大了或片面地看待问题了。

正常化技术可以提供给病人一般化信息,也可以协助他们改变认知和减少或疏解焦虑情绪。在应用正常化技术时要避免简单化,如果一句简单的"你的这种情况是正常的,人人都会这样",会让病人觉得自己没有被理解而受到伤害,觉得别人低估了他们所面临的困境。所以,要自然而自信地运用正常化技术。

3. 刻度化询问技术 也称评分技术,是协助病人将抽象的概念以比较具体的方式加以描述。刻度化询问技术并不是焦点解决短期心理治疗独有的技术,但在焦点解决短期心理治疗中它已成为必不可少的谈话技术。刻度化技术是利用数值,如 0~10,10 代表所有的目标都实现,0 代表最坏的可能性。借由刻度问具帮助病人看到自己已经做了什么,下一步该怎么做,目标在哪里。在运用刻度化询问技术时须注意,如果没有与病人建立良好的关系,没有尊重病人的感受,有可能病人会和心理治疗师玩起"数字游戏"。

4. 赞美 指在心理治疗过程中,当病人出现积极的变化或心理治疗师发现了积极的因素时,心理治疗师发自内心的一种欣赏。赞美可以是直接赞美,也可以间接赞美。直接赞美是以肯定、直述的语气告诉病人他的优势或成功的点;间接赞美则是以问句的形式,让病人自己说出对自己的赞美,或引用并说明别人对病人的赞美。例如"我真的很欣赏你的勇气""你的好朋友都怎么评价你的好""你的老师跟我说他很欣赏你"。

在应用赞美时要注意一定要发自内心,不要为赞美而赞美;在给予赞美后要注意观察病人的反应;不要过多地赞美。

5. 改变最先出现的迹象　焦点解决短期心理治疗认为改变总是客观存在的,唯一不变的就是变化,小的改变一定会引发大的改变。改变最先出现的迹象也可以和刻度化技术结合起来使用,如"最佳状态是 10 分,你现在给自己打 5 分,那么你做些什么,会让自己的状态达到 5.1 分?"

6. 奇迹询问　焦点解决短期心理治疗始终向病人传递这样一个信息,即"未来是可以创造和协商的",因此,会谈的重点放在"问题已经解决的未来上"。奇迹询问是最具焦点特色的谈话技术。奇迹询问有很多种方式,如奇迹式提问等。奇迹式提问如"如果有一天,你睡觉醒来后有一个奇迹发生了,问题解决了(或你看到问题正在解决中),是否会有什么事情变得不一样? 那时,你又会做些什么?"

在使用奇迹提问技术时,病人有可能在开始的时候会说"不知道"或"不可能",此时不要着急,有可能是病人还没有了解问题或还没有想好解决的办法,因此,让他们适应一下、组织一下想法是很有必要的。描述奇迹需病人去想象,而想象一个跳出现有思维框架的未来情境不是一件容易的事情。所以,治疗师一定要保持耐心,可以重复刚才的提问,也可以强调关键句,如"奇迹就是如果问题都解决了,那个时候将会和现在有什么不一样",或重复"一个奇迹发生后,使你的问题得到了解决"。治疗师朝着未来的方向持续提出一系列的相关询问,让病人有足够的时间从问题焦点转换到解决焦点,病人对未来的描述越详细越好。

7. 例外询问　例外是指问题没有发生或没有那么严重的时候。焦点解决短期心理治疗相信所有事情都有例外,只是病人没有看到而已,他们忽略了自己的能力或资源。因此,治疗师应协助病人找出例外,引导他去看当问题没有发生或没有那么严重的时候,到底发生了什么事。通过例外的询问,引发出病人对解决方案的思考,同时,通过寻找例外增进病人的自信。

通常在奇迹询问的过程中,病人在有较为清楚的问题解决办法时,就可以转入对例外的探讨上。

8. 关系询问　通过对关系的询问,了解病人关于重要他人对他、对事件或对改变的可能看法。其意义在于协助病人站在不同的角度来看待问题的解决方案,尤其是站在生活中与病人关系密切者的角度。这种询问对病人建构目标非常有用,如果病人说不清楚自己究竟想要达成什么样的目标,就可以通过询问与病人相关的重要他人会怎么看待他,或者看到病人有什么不一样的地方,来协助病人以互动关系的形式描述他期待的改变,也可以通过关系询问的方式来发现病人的社会支持系统。

9. 应对询问　焦点解决短期心理治疗相信病人一定为解决自己的问题而做过些什么,因此,在病人感到无助或者不知所措时,心理治疗师有必要帮助其意识到其实他已经做了很多努力,在过去的这些努力中有一些是有效的,也正是因为这些努力所引发的小改变才会导致以后大的改变。应对询问技术通常在病人面对难以解决的问题或非常困难的时候使用,通过应对询问让病人觉察自己未被觉察的能力。

应对询问是帮助病人找出成功的资源和策略,以引导出尚未呈现的力量和能力。心理治疗师应充分相信和承认病人的能力,这样可引导出病人对自己的积极思考。当发现病人的应对能力有所体现时,哪怕只是一点点,就要询问病人是怎样做到的,同时给予鼓励。

10. EARS 询问　主要是用在第二次治疗及后续的治疗性谈话中,是导引后续谈话总的原则性技术。E 代表"引发(eliciting)",引导病人讲出发生了什么好的改变;A 代表"扩大(amplifying)",详细讲述改变,拓展例外的发生与比例;R 代表"增强(reinforcing)",赞美病人在有效改变发生时所呈现的成功和力量;S代表"再次询问(start again)",思考与寻求"还有什么是比较好的?"

EARS询问技术可以协助病人发现治疗期间生活上发生的例外,并建构以病人力量和资源为基础的会谈气氛。

(三)应用

焦点解决短期心理治疗虽然产生的历史不长,但它已被广泛地应用于各个领域,包括个体治疗、团体治疗、家庭治疗等。尤其是在员工帮助计划及治疗儿童与青少年各种心理健康问题,包括行为障碍、焦虑、抑郁的治疗等方面得到了广泛的应用。

六、危机干预

(一)危机的概述

1.危机的概念 危机(crisis)是指超越个体或者群体承受力的事件或境遇,以个体的精神结构为媒介,最终导致个体处于心理失衡的状态。换句话说,危机是指个体运用通常应对应激的方式或机制仍不能应对目前所遇到的外界或内部的应激时所表现出的一种偏离常态的反应。

2.危机的分类 布拉默(Brammer)从实用的角度出发,将危机分为三类:

(1)**发展性危机**(developmental crisis):是指在正常成长和发展过程中,由对个体具有重大意义的事件或人生转折所导致的个体出现的异常反应,如子女的出生带来适应问题、大学毕业面临择业问题、临近老年面临退休问题等。一般认为发展性危机是正常的,但是,所有的人和所有的发展性危机都是独特的,因此必须以独特的方式进行评价和处理。如果处理得当,发展性危机可以成为重新认识自我和学习成长的发展契机。

(2)**境遇性危机**(situational crisis):是指对于异乎寻常的事件,个体无法预测和控制其何时出现的危机。境遇性危机常具有突发性、震撼性、强烈性和灾难性等特点,个体可产生强烈的情绪体验。此类危机,通常超出个体的应对能力之外。

(3)**存在性危机**(existential crisis):是指伴随着重要的人生问题,如关于人生的自由、责任、意义等出现了内部冲突和焦虑。

3.危机干预的概念 危机干预(crisis intervention)就是对处于心理危机状态的个体进行简短而有效的关怀和帮助,使他们顺利地渡过心理危机,恢复正常的生理和心理状态,达到原有的社会功能水平。危机干预在本质上属于支持性心理治疗的范畴,是紧急的、短程的、简便有效的、经济实用的心理治疗,以问题解决为中心。危机干预的时机以急性期最为适宜,干预过程包括通过倾听和关怀,弄清问题的实质,鼓励个体发挥自己的潜能,重建信心,积极应对和处理面临的问题,恢复心理平衡。

(二)危机干预的评估

评估是实施危机干预的首要步骤,也是实施危机干预的重要部分。评估时需注意以下几点:

1.对危机的评估要全面 在干预初期,危机干预者必须对干预对象的情绪、认知行为和躯体功能活动状况,危机事件的严重程度,当事人自杀或他杀的可能性,可利用的资源,及可供选择的应对方案等,进行全面的评估,并与当事人建立良好的工作关系。

2.对危机的评估要快速 与其他的心理治疗不同,危机干预非常强调时间的紧迫性。在实际干预时,危机干预者通常没有充足的时间进行心理评估。比如当个体遭遇意外、文化冲突、失业、地震等,心理处于危机或崩溃状态时,在短时间内尽可能收集有效信息并分析出症结所在,就变得非常重要。

3.对自杀风险的评估 确保安全是工作的首要前提,因此如果当事人存在自伤、自杀、伤害他人及破坏公共设施的可能性时,应高度重视其潜在的风险。应从当事人人身安全及心理安全的角度,对当事人的自杀或他杀的可能性、危机事件的严重性和紧迫性、当事人面对危机的调节能力及危险性等方面作出评估。

4. 危机评估的询问技巧 面对处于危机中的当事人,危机干预者也会体验到很复杂的情感,包括绝望、愤怒、焦虑、矛盾、悲伤、拒绝。重要的是危机干预者不能让这样的感受影响到他们对当事人的专业评估和干预。在初始评估中,从共情的、无威胁性的陈述和询问开始,使当事人能够更容易与危机干预者分享他们内心的感受和想法。

5. 附加信息的佐证作用 从与当事人熟悉的人那里获得附加的信息也很关键。对于危机干预者,当事人的家庭成员、朋友、老师、同事都可能是完成评估的重要资源。

6. 儿童评估的特殊性

(1)**优先关注儿童**:儿童处在心身快速成长发育的关键阶段,其心身的发展更容易受到各种自然与人为灾难的破坏。因此,在危机干预中要优先关注儿童。

(2)**错误不在儿童**:儿童在面临灾难时的反应有别于成人,他们常常会认为灾难的发生是他们自己的错。因此,需要反复向儿童说明,灾难的发生不是他们的错。

(3)**鼓励多种表达方式**:处于危机中的儿童,其表达方式也有别于成人。成人要反复向儿童承诺会爱他、会照顾他免受伤害,鼓励儿童说出内心的恐惧,允许儿童哭泣和表达悲伤,不要过分强调勇敢或坚强,不要批评儿童暂时出现的一些幼稚行为。当有些孩子不能使用语言来表达他们内心的恐惧时,可以鼓励他们使用玩具、道具、画笔等工具来进行表达,也可以就地取材,或进行各种游戏活动来帮助他们表达。

(4)**帮助儿童理解灾祸**:成人要在恰当的时间,以儿童能够理解的方式,为儿童提供有关灾难的准确信息,鼓励儿童提问,并给予积极的解释和引导。

(三) 危机干预的步骤

危机具有普遍性和特殊性,危机干预也具有普遍性和特殊性,其大体方法、步骤基本相似,但对每个人的干预各有不同。危机干预推崇注重实效和以环境为基础,不提倡方法学的生搬硬套。

1. 确定问题 通过良好的沟通技术,建立良好的关系,能够确定个体存在的问题和问题的严重程度,以便为制订干预计划奠定基础。在确定危机问题时,要使用倾听技术,即同情、理解、真诚、接纳和尊重。

2. 保证当事人安全 指尽可能将当事人在身体上或心理上,对自己或他人造成危险的可能性降到最低,这是进行危机干预最重要的内容,具体包括:

(1)**对自杀的干预**:如果当事人的自杀风险很高,而且家庭支持系统不良,这时候最紧急的干预就是要收其住院。如果当事人自杀是因为精神疾病的发作,首先考虑药物干预。但如果是心理问题,更多的是要给予共情和陪伴。待当事人度过急性期,可建议转入下一步的心理治疗,处理其心理问题。保证当事人的生命安全是危机干预的首要和核心任务。

(2)**对其他危机的干预**:告诉当事人,会有更好的方案来替代目前表现出的冲动性和自我毁灭行为,并采取适当的措施确保其安全。

3. 给予支持 强调与个体沟通、交流,注意多倾听、多肯定,使其尽可能多地宣泄烦恼和困惑,使其知道工作人员是能够给予其关心和帮助的人。不要去评价危机个体的经历与感受是否值得称赞,或是否是心甘情愿的,而是应该提供这样一种机会,让个体相信这里有一个人确实很关心他,有一个环境确实让他充满安全和归属感。

4. 提出并验证可变通的应对方式 实际上,有许多适当的方法或途径可供危机个体选择,但在多数情况下,危机个体处于思维不灵活或僵化的状态,不能恰当地判断什么是最佳选择,甚至认为所有的一切已经结束。

在给予自杀者一些支持和帮助的基础上,应帮助自杀者调整思路,从多种途径思考变通的方式。①环境支持:这是提供支持的最佳资源,让个体明白哪些人现在或过去关心自己。②应对机制:找到可以用来战胜目前危机的行为或环境资源。③积极、建设性的思维方式:用来改变自己对问题的看法并减轻应激与焦虑水平。

5. 制订计划 计划应该包括:①确定有哪些个人、组织团体和有关机构现在能够提供及时的支持。②和个体讨论并选择可以采用的、积极的应对机制。

目前的危机是以前发生的类似事件所引发的吗?什么方法可以用来阻止目前危机的进一步恶化?什么方法可以用来解决目前的危机?哪些支持可用来强化解决问题?让个体感觉到所有的计划都是在他人的帮助下,要求自己去完成的任务;让他感到自己还有选择的权利、有独立性和自尊。有些个体往往过分地关注自己的危机,而可能不会反对帮助者决定他们应该做什么。所以,关键是提高个体的应对能力和思维灵活性,并使其相信自己的能力,战胜危机。让个体将计划付诸实施,目的是恢复他们的自制能力和保证他们不过分依赖于支持者,包括危机干预工作者。

6. 得到承诺 通过进一步沟通,要明确危机个体是否已经同意按照计划执行协议,要得到有自杀倾向或自杀行为的危机个体不再自杀的承诺,必要时将其托付给家属,再结束危机干预。

(四) 危机干预的主要技术

1. 关键事件应激报告法(critical incident stress debriefing,CISD) 是一种系统的、通过交谈来减轻压力的方法,也是一种简易的支持性团体治疗,通常由受过训练的精神卫生专业人员进行指导。干预通常在危机事件发生的1~2天内进行,6周后的效果甚微。指导者必须对小组帮助或小组治疗这种方式有广泛的了解,同时对应激障碍综合征有广泛的了解。理论上在灾难事件中涉及的所有人员都应该参加集体晤谈。

CISD的目标是公开讨论内心感受、支持和安慰、资源动员、帮助危机个体在心理上(认知上和感情上)消化创伤体验。

CISD一般分为介绍阶段、事实阶段、感受阶段、症状阶段、辅导阶段及恢复阶段,每次活动需2~3小时,严重事件后数周或数月内进行随访。

CISD作为一种早期的心理危机干预技术,也受个体的文化和社会生活背景等方面的影响,必须与心理危机干预的其他方法包括后续的心理服务加以整合,才能更好地为创伤事件的受害者提供帮助。

2. 着陆技术 在经历了可怕的事件后,个体会出现情绪过于激动,或不可抑制地回想或想象发生了什么。着陆技术的原理是把个体的注意力从他的内心思考转回到外部世界。

具体方法:让个体以一个他觉得舒服的姿势坐好,不要交叉腿或胳膊;慢慢地深呼吸→让其看周围,并说5个能看到的不让人难过的物体,如桌、椅等→慢慢地深呼吸→说出5种能听到的不让人悲伤的声音→慢慢地深呼吸→说出5个不让人悲伤的事情等。

3. 保险箱技术 一般都是在放松的情境下施行的。此技术对于个体学会掌控自己的创伤性经历很有帮助,也可以有意识地对创伤性经历进行排挤,从而使个体至少是短时间地从压抑的念头中解放出来。能够把创伤性材料"打包封存"是个体至少能保留劳动能力的前提条件。在保险箱技术中,治疗师会要求个体将创伤性材料锁进一个保险箱内,而钥匙由个体自己掌管。个体可以自己决定是否以及何时打开保险箱的门,来探讨相关的内容。

4. 安全岛技术 又称内在的安全岛技术,是一种用想象法改善个体情绪的心理学技术,能在个体不愿面对负面情绪时,找到一个仿佛是世外桃源的地方暂避一时。

内在的安全岛是指在个体的内心深处,某个使他感到绝对舒适和惬意的地方,这个地方可以是地球上的某个地方,也可以是在一个陌生的星球上,或者是任何其他可能的地方。如果可能的话,它最好存在于想象的、并非现实世界中真实存在的某个地方。关键的是,这个地方只有个体一个人可以进入。当然,如果个体在进入那个地方时产生了强烈的孤独感,可以找一些有用的、友好的物件带着。

这个地方应该受到了良好的保护,并且有一个很好的边界。它应该被设置为一个个体绝对有能力阻止未受邀请的外来者闯入的地方。不要邀请真实的人,即使是好朋友到这个地方来。因为个体与其他人的关系也包含有可能造成压力的成分。在内在的安全岛上不应该有任何压力存在,只有好的、保护性的、充满爱意的东西存在。

在做这样的练习时,个体可能要花上一点时间才能找到自己的安全岛,这没关系,个体可以慢慢找,直到这样的安全岛慢慢在个体的内心中清晰、明确起来。

5. 遥控器技术　是帮助个体既能直接提取自己的积极记忆和情绪,又能尝试直面自己的压力源和负面情绪,并且能将个体从负面情绪切换到积极情绪中去的一种技术。

遥控器技术是一种自己可以单独练习的技术。它有三个功能:

(1)帮助个体学习提取、标记并保留记忆中的美好记忆画面,以备需要时快速从记忆中提取出来,从而唤起个体的积极情绪和感觉。

(2)帮助个体面对会引发自己不舒服感觉的压力源或负面情绪,让个体在这些不舒服的感觉中保持控制,并且能通过相应的心理技术缓解个体的不舒服感觉,从而使其获得和掌握调节自己负面情绪的方法。

(3)心理切换功能,即帮助个体从负面情绪快速切换到正面情绪,让其快速从消极状态调整到积极状态中来。

6. 眼动脱敏和再加工技术(eye movement desensitization and reprocessing, EMDR)　认为创伤回忆是一组关于创伤事件的信息,它几乎以原来的形式被紧锁在神经系统里。形象、想法、声音、气味、情感、身体感觉,以及当时出现的自我信念,全部都存在一组神经网络里,这组神经网络是一组未经处理、出现功能障碍的信息包,只要有少量信息触及原始创伤,都可以令它重新活跃起来。

该技术的基本方法是治疗师通过一边让个体讲述或主动回忆创伤情景记忆,一边通过各种方式,如交替的左右眼刺激或两侧触觉、听觉刺激来使个体发生模仿做梦时的快速眼动过程。其目的是使个体的左右脑能交替接受刺激影响,从而消除源自创伤的某些心理和生理症状,并将创伤情结消释、融入新的认知体系中去,也就是说使记忆系统能够接纳新的记忆进入,新的记忆的进入能够淡化原有的创伤记忆,从而使人从创伤记忆中逐渐解脱出来。

(五)应用

危机干预可应用于个人和群体性灾难的受害者,重大事件的目击者,有伤害自身和他人企图等人群的心理干预;遭遇财产、职业、躯体、爱情、地位、尊严等的严重丧失等;对新的环境或状态的适应障碍;长期难以摆脱的人际紧张或持续严重的人事纠纷等。

七、心理治疗的其他方法

(一)生物反馈疗法

生物反馈疗法(biofeedback therapy)是个体运用生物反馈技术,控制和调节不正常的生理反应,以达到调整机体功能和防病治病目的的心理疗法。生物反馈疗法是一种通过内脏学习来改变自己不当生理反应的认知行为疗法。

生物反馈疗法创立于20世纪60年代,它是松弛疗法与生物反馈技术的结合,实际上是一种通过自我暗示与自我催眠的手段,达到自我调节内脏活动及其功能的疗法。

1. 生物反馈的种类

(1)**肌电反馈**:是目前国内应用得最多的一种。它利用肌电生物反馈仪将骨骼肌的肌电活动及时地检出,并转换为可觉察的信息。病人根据反馈出来的信息对骨骼肌进行加强或减弱其运动的训练。肌电反馈可用于治疗各种肌肉紧张或痉挛、失眠、焦虑状态、紧张性头痛、原发性高血压等,也可用于某些瘫痪病人的康复治疗。

（2）**皮肤电反馈**：皮肤电活动主要通过皮肤电阻大小的改变或者皮肤电压的波动来表示。由于皮肤电位往往反映了个体情绪活动的水平，通过反馈训练，对皮肤电活动进行随意的控制，进而达到调节情绪的目的。皮肤电反馈可用于克服焦虑状态和降低血压。

（3）**心率、血压反馈**：直接将收缩压、舒张压或者脉搏速度的信息反馈出来，通过训练，可调控心率或血压，可用于高血压的治疗。

（4）**皮肤温度反馈**：体内产热和散热的变化，外周血管的舒张和收缩，都可引起皮肤温度的变化。采用热变电阻式温度计记录个体皮肤温度的变化，并转换成反馈信息，使病人学会控制外周血管的舒张和收缩，可用于治疗血管神经性功能障碍，如偏头痛、雷诺病等。

（5）**括约肌张力反馈**：在消化道内放置一个球形的压力传感器，通过对某一段消化道张力变化的信息反馈，使病人学会控制腔内的张力，可用于反流性食管炎、功能性和器质性大小便失禁等疾病的治疗。

（6）**脑电反馈**：通过脑电波信号采集器将脑电波信号转换为数据、图形或声、光等反馈信号，在治疗师的指导下对特定的脑电活动进行干预，选择性地强化某一频段的脑电波，减少异常脑电波的占比，从而达到治疗疾病、改善大脑功能的作用。目前国内除使用单信息的单导生物反馈仪外，已有可同时记录多种信息的多导生物反馈仪。在临床采用生物反馈疗法时，可同时进行多种信息的反馈。例如在治疗高血压时，可以同时进行血压、皮肤电、皮肤温度的反馈训练，以增加疗效。

2. 基本方法

（1）**生物反馈仪的选择**：生物反馈仪所提供的反馈信息可分为特异性信息和非特异性信息两种。特异性信息的控制指标和疾病的病理变化一致，如原发性高血压病人可选用血压反馈仪显示血压变化信息。非特异性信息的控制指标仅作为代表机体紧张程度或唤醒水平的标志，如肌电生物反馈仪显示的肌电活动水平代表机体的唤醒水平，可通过改变肌电水平调节其他脏器的活动。

在治疗过程中应尽量寻找特异性信息的变量，但由于现有的生物反馈仪不能囊括所有的生理活动，在找不到特异性信息的变量时，可采用非特异性信息的变量。

（2）**病人和环境的选择**：要选择适合进行生物反馈疗法的病人，首先要对病人疾病的性质及可能恢复的程度作出估计，同时对病人的视觉和听觉能力、智力水平、自我调节能力、暗示性、注意力、记忆力及个性心理特征等进行全面的了解。

在进行生物反馈疗法前，除了对病人做生理、生化检查外，还应让病人了解疾病与心理应激、情绪之间的关系，以及生物反馈疗法的原理、必要性、优越性和安全性，使病人主动地参与治疗。应告知病人成败的关键在于自己不断的练习。

在治疗时应有一个安静、舒适的环境，可在一个单独的或与周围隔离的房间中进行，避免受到外界的干扰。

（3）**治疗过程**：以肌电反馈为例。记录肌电信息的电极安放部位因人、因病而异，既可安放在全身各部位或易放松的部位，也可按照解剖位置和体表标志放在靶肌的肌腹上。电极之间的距离将影响其接收电信号的范围和大小。电极间距离愈大，所接收的电信号范围也愈大，但过大的间距则影响精确度。在安放电极前要用酒精棉球擦拭、清洁皮肤，导电膏的用量要适当。目前已有自粘式电极片，集电极、粘片和导电膏为一体，使用方便、可靠。

生物反馈疗法应在指导语的引导下进行，在治疗的同时可采用一些其他的放松训练；选择病人喜欢的信息显示方式，在每次治疗之前先测量并记录病人的肌电基准水平值，作为参考和疗效观察的依据。治疗应循序渐进，目标不宜过高，让病人回忆放松的体会并总结经验，靠自我体验继续主动引导肌肉进入深度放松状态。重要的是病人要将在诊室中学会的放松方法在家中进行练习。病人每天在家中独自重复练习 2~3 次，20min/次。病人应学会在脱离了仪器和特定治疗环境的条件下也能够放松，并最终以此取代生物反馈仪。

生物反馈疗法的一个疗程一般需要 4~8 周。

3. 应用　生物反馈疗法适用于内科、外科、妇科、儿科、精神科、神经科等临床科室的多种与紧张应激有关的心身疾病，如紧张性头痛、胃溃疡、慢性焦虑等。此外，还可用于生活应激和心理训练，如对运动员、飞行员、学生等进行心理训练，结合一些假设的环境，使受训者能正确地应对刺激，提高心理素质、应变能力和临场发挥能力，消除或减少临场紧张。生物反馈也可用于如括约肌和骨骼肌的功能训练，以促进功能的恢复。

（二）催眠疗法

催眠疗法（hypnotherapy）是治疗者用一定的催眠技术使病人进入催眠状态，并用积极的暗示调控病人的心身状态，以治愈躯体疾病或心理疾病的一种心理治疗方法。

1. 理论基础　催眠是一个极其复杂的现象。长期以来对催眠实质的理解众说纷纭，其中有影响的理论是：

（1）**精神分析理论**：该理论认为催眠是一种精神倒退的表现，是病人将在过去经历的体验中所产生的心理矛盾向治疗者投射，从而出现对治疗者的移情。病人会在催眠状态下，呈现幼稚、原始的特征，富于模仿和无条件顺从。通过催眠，易于使病人进入潜意识的心理创伤中，使焦虑得到宣泄，从而治愈疾病。

（2）**生理心理学理论**：巴甫洛夫认为催眠是脑的选择性抑制，类似睡眠，给予一个单调重复的刺激，会在大脑皮层产生神经性抑制。近来的研究表明，催眠是通过暗示产生一种电阻抗，这种阻抗位于脑干的网状结构与相连接的神经通路之间。

（3）**人际关系理论**：人际关系的相互作用，是社会成员间通过交往而导致彼此在行为上促进或促退的社会心理现象。在催眠状态下，病人放弃了自主性，感到对治疗者的指令有一种遵照履行的责任感。

2. 治疗的基本过程

（1）充分掌握病人的背景材料，如家庭背景、个人学习和工作经历、社交活动、恋爱、婚姻、幼年生活经历等情况。

（2）选择安静、温暖、舒适、昏暗的房间，尽量避免各种噪声、冷风、强光的刺激与干扰。

（3）进行暗示敏感性测定。

（4）进行催眠诱导，基本技术是言语诱导。暗示性的诱导言语，在任何时候都必须准确、清晰、简单、坚定。模棱两可、含糊不清的言语，只能使病人无所适从，而难以进入催眠状态。

3. 催眠诱导的方法

（1）**言语暗示加视觉刺激**：病人平卧床上，排除一切杂念，放松全身肌肉，调整呼吸，保持平缓；凝视治疗者手中的发光物体，发光物体距病人眼睛 20cm 左右。治疗者开始用单调、低沉的言语进行诱导："请你集中精力注视发光物体，要用双眼注视，把思想集中在发光物体上。"治疗者可以微微地左右摆动发光物体，要有节奏。治疗者继续以低沉而有节奏的言语进行诱导："一定要盯住发光物体……你的眼睛开始疲倦起来，眼皮越来越重……你的眼皮更加重了，呼吸也越来越平稳了……发光物体发出了奇异的光彩……你的眼睛已经睁不开了，想睁也睁不开了……你十分想睡，睡吧，好好睡吧……你一定会睡得很舒服。"病人逐渐闭上眼睛后，治疗者撤掉发光物体，继续用言语诱导，并检查催眠的深度。

（2）**言语暗示加听觉刺激**：采用节拍器、缓慢滴水声或其他仪器，使其发出单调、缓慢而均匀的声音。令病人双目微闭，全身肌肉放松，集中注意倾听单调的声音。同时治疗者进行言语暗示，使病人逐渐进入催眠状态。

（3）**言语暗示加皮肤刺激**：要求病人平卧，双目微闭，全身肌肉放松。治疗者用干净、温暖的手靠近病人皮肤的表面，在额部、两颊等部位，按照同一方向反复、缓慢、均匀地移动、按摩。同时采用相应的言语暗示,使病人进入催眠状态。

（4）**言语暗示加药物暗示**：主要用于暗示性较低或不合作的病人。非麻醉的药物催眠,常用一些对身体无明显生理、药理作用,但又能使病人产生一定感知的药物,以提高其暗示性;治疗者再配合言语暗示,就可把暗示性稍低的病人导入催眠状态。麻醉的药物催眠,常用异戊巴比妥钠和硫喷妥钠,所用剂量一定要适度且要慎用;同时配合言语暗示,病人就容易被导入催眠状态。

4. 判断催眠程度的指标　包括意识是否清晰、记忆是否完整和随意运动是否丧失等。催眠程度一般分为三级:

（1）**浅度催眠状态**：病人躯体肌肉处于放松状态,呼吸平缓,感到全身沉重,眼睑发僵,不能也不想睁眼,思维活动减少,外来的强刺激能够唤醒,事后能回忆催眠中发生的事情。

（2）**中度催眠状态**：病人困意加深且嗜睡状明显,全身肌肉松弛无力,皮肤感觉迟钝,痛觉阈值提高,随意运动消失,事后病人只能保留催眠中的部分记忆,而且会出现时间错觉。

（3）**深度催眠状态**：病人的感觉明显减退,对周围的刺激失去反应,只能听到治疗者的声音甚至会出现幻觉;完全按照治疗者的指示回答问题和行动,失去自制力和判断力;痛觉减退以至消失,对针刺不起反应;身体肌肉可呈现僵直状态和各种蜡样屈曲的姿势,事后病人对催眠中的事情不能回忆,即完全遗忘。

5. 催眠治疗　在病人进入催眠状态后,治疗者通过暗示性治疗,改变病人的感知、动机或行为,使病人的症状和痛苦在催眠中消失,达到治疗的目的。在催眠状态下,病人能够如实地倾诉内心的各种体验,特别是潜意识中的精神创伤和心理冲突,有利于治疗者的分析和疏导。

6. 应用　催眠疗法主要用于治疗神经症和某些心身疾病,如癔症性遗忘症、失音症、恐怖性神经症、焦虑性神经症、强迫性神经症、支气管哮喘、痉挛性结肠炎、痉挛性斜颈、口吃等。在消除某些心身障碍和顽固性不良习惯上效果更好。

（三）森田疗法

森田疗法（Morita therapy）是森田正马创立的以治疗神经症为特点的心理治疗方法。

1. 基本原理　森田认为,神经症的发病基础是疑病素质,具有疑症素质的人对身体和心理方面的不适极为敏感,这种敏感会使其进一步注意体验不适的感觉,越是感觉不适就越敏感,越发感到焦虑,从而形成恶性循环。森田将这一心理过程称为精神交互使用。森田疗法的治疗原理就是通过"顺其自然,为所当为",来打断这种精神交互作用,帮助病人按照事物本身的规律行事,任症状存在,带着症状积极生活,并学会不去控制那些不可控制之事,控制那些可控制之事,让疾病自然恢复。

2. 治疗过程

（1）**门诊治疗**：针对症状比较轻、对日常生活影响不大的人,可以让他们读森田疗法的书,或进行门诊治疗。门诊治疗的要点如下:①详细检查以排除躯体病,明确神经质的诊断。②向病人解释神经质的发生机制。③指导病人接受自己的症状,不要再企图排他,对症状变化要"顺应自然",同时带着症状"为所当为"。④不要再向亲友谈论症状,亲友也不要听、不要答复病人的病诉。⑤社交恐惧症者,不要回避他人,要积极主动参与社交活动,即使有症状而感到不适也要坚持行动。⑥记日记,通过日记指导以补充对话的不足之处。⑦每周治疗 1 次,每次约 1 小时。

（2）**住院治疗**：针对症状比较重、影响到日常生活正常进行者,住院治疗一般分为四期。

1）第一期:绝对卧床期,一般为 7 天。隔离病人,禁止一切活动,除饮食、排便外,病人几乎绝对卧床。这时病人会出现各种想法,尤其是对病症的烦恼、苦闷,这样会使病情暂时加重又难以忍受。原则上对病人的症状采取不问的态度,目的是使病人养成接受症状、接受焦虑的态度,同时激活病人生的欲望及活动欲。

2）第二期:轻工作期,一般为 3 天。仍禁止病人交际,病人晚间卧床 8 小时左右,白天到户外散步,并开始记日记。

3）第三期：重工作期，一般为1~4周。病人进行稍重一些的劳动，如园艺劳动等，也可以读书。在此期间，由于工作，病人会将注意力转向外部，体验到工作的愉快，培养忍耐力，完成"顺应自然、为所当为"的体验。

4）第四期：社会实践期，一般为1~2周。病人根据需要外出进行复杂的实际生活，晚间回医院休息，这也是出院准备期。

要顺利完成上述治疗，稳定的医患关系是很重要的。医生每周与病人交谈1~2次，每天批改他们的日记。森田疗法是一种再教育、再适应的过程，医患间要互相信赖、互相了解、互相配合，以达到陶冶素质、消除或减轻症状的目的。治疗师要让病人明确，与其费尽心思去消除症状，不如不管症状，集中力量去进行建设性的生活，即"顺应自然、为所当为"。这样会收到"不治自治"的效果，而且可以提高生活质量。

3. 应用 森田疗法适用的年龄为15~40岁，可用来治疗强迫思维、疑病症、焦虑性神经症和自主神经功能紊乱，用于治疗抑郁性神经症时可合用药物治疗。此外，森田疗法对治疗强迫行为、心理问题的躯体化也有效。

> **知识拓展**
>
> ## 森田疗法的三种境界
>
> 1. 不安常在 不安心即安心，即使感到不安，如果能毫不惊慌失措地泰然处之，那么这种不安就会逐渐消失；为值得烦恼的事而烦恼，对于不值得烦恼的事，烦恼也没有用；人要活着总会伴有不安，对于不安应是来者不惧，顺其自然。
>
> 2. 坦诚 敞开心扉照实展现自己，不遮盖、隐藏，以纯真的心示人。按照森田疗法的观点，"越是坦诚的人，治愈得越快。"
>
> 3. 无所住心 在治疗过程中所体验和获得的就是"无"字，今后有可能还会出现迷惑的情况，但是，唯独在这个"无"字上，再也没有什么迷惑了；情绪就像天气一样容易变化，在情绪恶劣时不要悲观，在情况顺利时也不要高枕无忧，要着眼于行动、努力去干。

（四）团体心理治疗

团体心理治疗（group psychotherapy）是指由经过专业训练并具有团体心理治疗资质的治疗师，有目的性地把有心理障碍（精神或情绪问题）或人格改变的人组成一个团体而进行的一种心理治疗方法。团体心理治疗是相对于个体心理治疗而提出的，具有省时、省力的特点，且团体中成员间相互影响，可起到积极的治疗作用，这一点是其他疗法无法比拟的。

1. 作用原理 一般认为，团体心理治疗的作用原理可从以下四个方面来进行说明：

（1）**团体的情感支持**：在治疗团体中成员可以感受到他人的接受与容纳，发现自己的症状与他人的相同性以消除因症状引起的自怜和责备，不受批评和嘲笑地倾诉和发泄，获得适当的关心与安慰，并可从他人进步的经验中形成对治疗的希望和信心。

（2）**团体的相互学习**：在团体中可交流信息与经验，模仿他人的适应行为，通过团体中他人的反馈了解和调节自己的社会行为。

（3）**团体的正性体验**：包括享受团体的团聚性和领悟互助原则。前者指让参与者体会到成员间的相互关心、相互帮助、团结一致的团体体验；后者指让成员体会"人人需要帮助"的人生道理，感受由于帮助他人所产生的被需要感，并在帮助中提高自信，促进自我成长。

（4）**重复与矫正"原本家庭经验"及情感**：原本家庭经验是指每个人在自己小时候所体验的家庭关系，在团体心理治疗中可以通过描述、重复这种体验，发现并纠正不良体验，帮助成员更改基于过去的病态行为。

2. 治疗程序

(1)治疗前准备阶段

1）选择适宜的团体治疗对象：治疗师对团体成员的选择，一方面是根据治疗师所持的理论和将要组成的团体性质，另一方面也需对符合团体心理治疗的病人进行评判，如参加者应有希望得到他人帮助的愿望，愿意向他人倾诉自己的问题，并具有基本的与他人相处的能力，同时在身体状况上也能适合加入团体。

2）团体成员的构成：典型的团体通常有七位成员，过少容易缺少互动性，过多则可能妨碍成员在团体内分享的时间；性别比例适中，年龄为20~50岁（同质性团体可能年龄相同）；具有不同的社会、经济和职业背景，临床问题和人格类型各异。

3）准备性会谈：大多数参加团体治疗的成员都有一种期待性焦虑，因此，治疗师需要与团体成员进行一次或多次准备性会谈，让成员为团体心理治疗做好准备。减轻成员对突然处于团体环境中的焦虑、恐惧和揣测心理。

4）基本设置：选择一个能够保证成员隐私安全，相互之间无障碍物的场所；制订团体心理治疗设置和团体规范，如时间、地点、保密协议。

(2)初始阶段：这一阶段从首次聚会开始，治疗的主要任务是让每个成员对彼此的情况有所了解，努力促使大家形成一种适合团体治疗发展的关系和气氛，同时使他们对团体的结构和性质有一定的认识。在首次聚会中，治疗者的开场白很重要，它经常是以后所有讨论内容的起点。

初始阶段具有以下特征：①团体成员可能同时关注许多问题并寻求共同点。②治疗师不仅要关注整个团体的完整性，同时也要关注每个成员在团体中的表现和主观体验。③成员之间的沟通方式和话题可能都是相对固定和局限的，逐渐才会发展出相互给予支持和寻求建议。④成员对治疗师怀有敬仰的感情和过高的期望。

(3)发展阶段：这一阶段是整个团体治疗的重心，是具有较强的理论指导性的阶段，因为通过团体在这一阶段的工作方式，容易看出治疗师所持有的理论倾向。这一阶段的处理也是最艰难的，是冲突与和谐的并存期。团体的重心开始转移，成员内部、成员与治疗师之间开始出现各种冲突，冲突也意味着治疗性改变的开始。经过了冲突阶段，团体也逐渐发展成为一个具有凝聚力的团体，具有相互信任、自我暴露、亲密、坦诚相见的和谐关系。

发展阶段的基本的特征：①权利争夺。成员对治疗师或配合或开始批评、支配、攻击，原有的人际模式在新团体中重现或被打破而表现出情绪或行为冲突，成员逐渐地意识到并检视自己以往的人际模式而出现治疗性改变。②团体具有凝聚力。在这一阶段整个团体步入正轨，具有强大的相互支持的力量，这是每位成员认识和领悟自身问题、克服自身阻抗的结果。③治疗师不仅需要接纳被攻击，同时也要探讨、理解和解决攻击、诋毁的根源。④成员对治疗师期望的破灭和对现实的理解与接受。

(4)治疗终期阶段：这是一个重要又常被忽视的阶段。治疗的终期不是治疗的结束，而是团体治疗过程中重要的组成部分。治疗师组织讨论通过团体治疗每位成员都有哪些收获、原来不适的情绪或行为反应有哪些改善、人际交往的能力是否提高、还存在哪些未解决的问题以及如何在实际生活中加以改变等问题。这种总结式的讨论往往能够强化病人在治疗中所获得的积极的团体经验，并帮助他们在治疗结束后能够更好地适应现实生活。

3. 应用　具有共同问题的住院和门诊精神病病人、儿童及其家长、青年、老年人、烟瘾和酒瘾者等特殊人群均可以接受不同种类的团体心理治疗。通过团体心理治疗还可以解决支气管哮喘、溃疡病、糖尿病、心血管病等疾病病人及其家属存在的许多共同心理行为问题。团体心理治疗已成为躯体疾病"综合性生物、心理、社会帮助"的一个重要组成部分。

　　本章的重点是心理咨询与心理治疗的概念、心理咨询的工作原则、心理咨询的基本技术,难点是各种心理治疗的技术方法。生物-心理-社会医学模式指出,人是一个多层次、完整的连续体,即在健康和疾病的问题上,要同时考虑生物、心理、行为以及社会的各种因素的综合作用。心理社会因素既可成为致病因素,也是疾病治疗与康复过程中的影响因素。医务工作者应该有这样一种观念,人们治疗的是有病的人,而不仅仅是治病;既要看到器质性病变,又要注意到该病人的各种背景,在治疗"身"的同时,也要治"心",只有这样才能全面提高医疗服务质量。因此,作为一名医学生,必须掌握常见的心理咨询与心理治疗的方法与技术,以便将来更好地为病人服务。

(李巍巍)

思考题

　　1. 心理咨询的基本技术有哪些?
　　2. 心理治疗的原则是什么?
　　3. 简述精神分析疗法的基本技术。
　　4. 简述理性情绪疗法的基本过程。
　　5. 简述系统脱敏疗法的步骤。
　　6. 简述以人为中心疗法的基本技术。
　　7. 眼动脱敏和再加工技术的理论假设是什么?
　　8. 简述焦点解决短期心理治疗的基本技术。

ER 8-5

练习题

第九章 | 病人心理

教学课件　　思维导图

学习目标

1. 掌握病人角色和常见病人角色适应问题;病人不遵医行为的主要原因;病人的情绪特征;病人的心理需要和反应;手术前后病人的心理特点;恶性肿瘤病人心理反应的四个时期。

2. 熟悉病人角色的基本特征;影响病人求医行为的因素;病人的认知特征;病人的意志特征。

3. 了解慢性病病人的心理特征及干预方法。

4. 学会运用病人角色及病人心理特征的有关知识,分析临床各类、各期病人的心理活动,发现病人疾病行为中的心理变化并进行干预;运用医患沟通的基本技能,并在临床工作中熟练应用。

5. 具备同情心和同理心,关注和思考病人的心理活动特征,适时满足病人的心理需要;树立以"病人为中心"的理念,弘扬"救死扶伤、爱岗敬业、甘于奉献"的精神,不断规范医疗服务行为。

情境导入

病人,女性,56 岁,于 1 个月前体检时发现肺部病变,于半个月前行外科手术治疗,治疗后恢复尚可,由丈夫陪护。病人 7 天前开始出现发热、咳嗽、乏力,3 天前术后复查肺部 CT 及血常规显示病毒性肺炎,当即被收入医院感染科进行隔离治疗。此后病人的丈夫和儿子相继出现不适,被确诊为同种肺炎后住院治疗。

病人此次入院后病情及情绪均不稳定,咳嗽及呼吸困难加重,怀疑医生治疗不力,不配合治疗。在访谈过程中了解到,病人认为自己连累了丈夫和儿子而十分自责。

思路解析

请思考:

1. 该病人的心理活动特征是什么?
2. 请结合该情境,讨论如何提高病人的遵医行为?

病人在健康与疾病状态的转变中会有许多心理和行为的变化。不同病人的心理夹杂在不同的病情中形成了千变万化的复杂情境。医生在医疗活动中,不仅要关心病人所患的疾病,更应关注病人的心理行为特征,理解、体贴病人。

第一节　疾病行为与病人角色

对病人的心理认识要比单纯熟悉并治疗病人所患疾病重要得多。而要了解病人的心理现象,就必须要学习病人患病后进行的医疗求助和寻求的心理社会支持等相关内容。

一、基本概念

（一）病感与疾病

病感（illness）是指个体能够感到有病或不适的主观体验，常常无法直接验证，但影响其心身状态，使其感觉不舒服或存在某种痛苦，伴有不同程度的生理、心理、社会功能的失调，并由此产生求医行为。病感可能是由疾病对身体的刺激引起的疼痛、虚弱等躯体反应；也可以是受心理、社会、环境等多种因素影响，导致个体有疼痛、失眠、食欲缺乏，以及焦虑、抑郁、愤怒等情绪体验。

疾病（disease）是指个体由于致病因素的侵袭，生理、心理活动偏离常态，机体系统的功能协调有序性被破坏，社会适应性受损。疾病是致病因素对机体的侵害和机体与之对抗的相互斗争的过程，结果可能是疾病痊愈或残疾，甚至个体死亡。导致疾病的因素可分为三种：①外界环境中的致病因素，如有害的物理、化学、生物、气候和地理环境等自然因素。②心理社会因素，如生活环境不良、人际关系不和谐、不良行为方式及医药不当等可直接或间接地伤害人的心理，产生应激反应，后者又直接或间接地损害大脑皮层的调控功能，损害内分泌和免疫功能，导致疾病的发生。③机体内在的致病因素，如致病的基因、机体的代谢功能紊乱、防御功能低下和易感性等。机体是否发病取决于对致病因素的易感性及机体的防御功能。

疾病与病感既有联系又有区别。疾病是指人体的器官组织或心理受到损害，出现病灶，表现出相应的体征或行为特征，实验室的检查可以有阳性发现；而病感是一种主观体验。尽管个体有了病感会产生求医行为，但病感不一定是疾病，尤其不一定是躯体疾病。有些疾病尽管已经非常严重，但病人却没有病感，如常规体检发现的恶性肿瘤。病感和疾病都可能导致病人的社会功能障碍，如不能承担家务、工作学习能力下降、社会适应困难等。

在临床诊疗工作中，医务人员既要重视病感与疾病之间存在的差异，提高对各种病感的诊断水平，尽力避免漏诊、误诊；同时，也要尊重病人的病感，并给予心理层面的诊断、评估与治疗，因为那些没有确切躯体器质性损害证据的病感很可能是内在精神痛苦的躯体化表达。其中，包括对自身身体状况过分敏感、过分关注者也要给予积极的心理疏导，使之对自己的状况能够正确认识。

（二）病人

病人（patient）有狭义和广义之分。狭义的病人单指患有各种躯体疾病、心身疾病或心理障碍、神经精神疾病等的人，不论其求医与否，均统称病人；也包括那些只有病感，但在临床上未发现躯体病理改变的人。广义的病人是指接受医疗卫生服务的所有对象，包括完全健康的人。广义的"病人"的概念是在生物-心理-社会医学模式的指导下，人们对健康与疾病有了全新的认识后产生的。

二、病人角色

每个人在社会上都同时扮演着多种角色，社会心理学理论认为，一个人就是他所扮演的各种社会角色的总和。当一个人被确诊患有某种疾病后，他就又获得了另外一个角色——病人角色（patient role）。病人角色，又称病人身份，是指患病个体在患病状态的同时有寻求医疗帮助的需要和行为，在患病、治疗和康复的过程中，与家庭、社会及医务工作者之间产生的社会角色。

（一）病人角色的特点

1. 社会角色退化　个体患病后，可以从原来的社会角色中解脱出来，他原本承担的社会与家庭责任、权利和义务被酌情免除，并可根据疾病的性质及严重程度，获得休息或接受医疗帮助。

2. 自控能力下降　个体患病后会出现软弱依赖，情绪多变，意志力减退，自我调节能力、适应能力、控制能力下降等,渴望得到照顾。

3. 求助愿望强烈　处于疾病状态中的个体,都希望摆脱疾病的痛苦,力求痊愈。为了减少病痛的折磨和尽快恢复健康,病人积极寻求他人的帮助。

4. 合作意愿增强　病人都渴望尽快康复,所以都会积极地接受诊断、治疗和护理,与医务工作者、亲友或其他病人主动、密切合作,争取早日痊愈。

5. 康复后有承担病前社会责任的义务　病人在康复后,都要走出病人角色,恢复原有的各种社会角色,承担原来的社会责任。

(二) 病人角色适应困难

个体患病后,在一般情况下,在病情的演变和治疗过程中,病人会慢慢地适应病人角色,称为角色适应(role adaptation)。但在现实生活中,并非每个病人都按病人角色行事,而会在治疗和康复的过程中存在角色适应问题。他们可能表现为由以往的社会角色进入病人角色时发生困难,或者在康复时由病人角色转变为健康人角色时发生困难,这些表现统称为病人角色适应困难。常见的表现类型有:

1. 病人角色冲突(role conflict)　是指病人在角色转换时不能够或不愿意放弃原有的社会角色行为,因此与其病前的各种角色发生心理冲突而引起行为的不协调。病人常表现为焦虑不安、愤怒、烦恼、茫然和悲伤。冲突的程度随患病的种类及病情的轻重而有所不同。这种情况多见于承担社会或家庭责任较多,而且事业心、责任心比较强的人。正常角色的重要性、紧迫性及个性特征等也会影响角色转变的进程。

2. 病人角色强化(role reinforcement)　有的病人在进入病人角色以后,表现出对疾病状态的过分认同,甚至对疾病康复后要承担的社会角色感到恐惧不安,称为病人角色强化。这些病人主要表现为对自身所患疾病的过分关心,过度依赖医院环境;在治疗好转或痊愈后,不愿从病人角色转为常态角色,往往不承认病情好转或痊愈,诉说一些不易证实的主观症状,不愿出院,不愿离开医务工作者,不愿重返原来的工作、学习和生活环境。有些病人角色强化是由于继发性获益所致,如患病使其从生活和工作的压力中得到解脱,得到亲人和医务工作者的关心、照顾,可以得到补贴或者赔偿等。

3. 病人角色缺如(role absence)　是指病人意识不到或者对疾病持否定态度,对自己疾病的严重程度过于忽视,拒绝按病人角色行事,并未痊愈就急于脱离病人角色等。有的人可能因为对突然患病缺乏心理准备,不相信自己会患病,满不在乎;还有的人对疾病的严重程度和后果过于忽视,或者因为经济紧张害怕花钱等,其后果可能是拒医,贻误治疗,使病情进一步恶化。

4. 病人角色减退(role reduction)　是指病人进入病人角色后,疾病还未痊愈,由于某种原因导致病人过早地退出病人角色回到社会常态角色,与角色强化的情形相反。常常是因为家庭、工作中的突发事件,比如亲人突然生病、工作单位考评考核、晋升职称等。角色减退多发生于疾病中期,也是一种病人角色冲突的表现,对疾病的进一步治疗和康复不利。

5. 病人角色恐惧(role horror)　是指病人对疾病缺乏正确的认识和态度,患病后表现为对疾病的过度担忧、恐惧等消极的情绪反应,对疾病的后果夸大其词,对进一步治疗缺乏信心,对康复过度悲观、失望。他们往往四处求医,希望马上从疾病中解脱出来,因而病急乱投医,甚至滥用药物。一旦疗效不好,他们还可能放任疾病发展,拒绝继续治疗。

6. 病人角色隐瞒(role concealment)　是指由于某种原因病人不能或不愿承担疾病所造成的影响及后果,故而隐瞒疾病真相。例如心理障碍者对自己角色的保密,还有病人为宽慰家属而隐瞒自己的疾病。

7. 病人角色假冒(role impersonation)　是指并无疾病,但为了逃脱某种社会责任和义务或为了获得某些利益而诈病,假冒病人角色。

三、求医行为与遵医行为

人们在摆脱或适应疾病、恢复健康的过程中，会产生一系列与诊治疾病相关的行为，求医行为和遵医行为是这些行为中最主要的行为。

（一）求医行为

求医行为是指人得知自己处于疾病状态或产生病感后寻求医疗帮助的行为，是人类对抗疾病和保持身体健康的一种重要行为。

1. 求医行为的类型　求医决定的作出者，可能是病人本身，也可能是他人或社会。求医行为可分为主动求医行为、被动求医行为和强制性求医行为三种类型。

（1）**主动求医行为**：指患病后个体为治疗疾病、维护健康而主动寻求医疗机构或医生帮助的行为。这是大多数病人的求医行为，也可见于一些对自身健康特别关注的人、疑病症者、药物依赖者以及病人角色的假冒者。

（2）**被动求医行为**：指病人无法和无能力作出求医决定和实施求医行为，而在他人劝说、督促或强迫下寻求医疗帮助的行为。被动求医行为常见于有病感而不愿或不能主动求医者、缺乏自主意识者或讳疾忌医者，如婴幼儿病人，处于休克、昏迷中的病人，危重症病人等。

（3）**强制求医行为**：指公共卫生医疗机构和病人的亲友或监护人为了维护社会人群和病人本人的健康和安全而对病人给予强制性治疗的行为。强制求医行为的对象主要是有严重危害公众安全的传染性疾病、精神疾病和对毒品严重依赖的人。

2. 求医行为的影响因素　求医行为是一种复杂的社会行为，受到诸多因素影响，大致可概括为以下几个方面：

（1）**对疾病症状的觉察、认识和判断水平**：包括病人对疾病症状出现的频度、症状的轻重以及该病症可能导致的后果的严重性等的认识，是否有一定的医疗常识，对健康的重视程度等。

（2）**社会经济地位**：如有无医疗保险、家庭经济状况等。

（3）**文化教育程度**

（4）**求医动机**：包括疾病诊治、健康检查等。

（5）**就医条件**：如医疗水平、医疗设施、交通状况、医疗手续是否繁杂等。

（6）**求医经历**：个体的求医经历往往会使其对医疗机构的信赖程度产生变化，影响其求医行为。一个人在既往求医过程中对医疗机构有好的印象，他就会很乐意再次求医；在求医经历中有较强挫折感的人，其日后容易出现消极的求医行为。

（7）**社会支持**：如单位和亲属对个体求医行为的态度、关注与支持程度等。

（8）**心理因素**：如乐观与否、个人体验是否敏感等。

此外，还有其他影响因素，如工作太忙，其他动机强于保健动机等。

影响求医行为的因素并非单一的、绝对的，而是多种因素的综合作用。医务工作者应努力做好卫生宣教，增强人们的健康意识，激发人们正确的求医动机，促使人们实施恰当的求医行为。

（二）遵医行为

遵医行为又叫治疗依从性，是指病人遵从医务工作者所开的处方和遵照医嘱进行检查、治疗和预防疾病复发的行为。遵医行为一般分为两种类型。如果病人开始求医行为以后，完全服从医务工作者的指导和安排，配合诊断和治疗，称为完全遵医行为。病人不能全面地遵从医务工作者的指导和安排，甚至拒绝配合诊断和治疗，则称为不完全遵医行为或不遵医行为。

在生活中，病人的不遵医行为相当普遍，产生不遵医行为的因素有很多，主要与以下几个方面有关：①病人所患疾病类型、症状严重程度及病人的就医方式。②医患关系，病人对医务工作者缺乏信任或有抵触情绪。③病人对医嘱有理解上的偏差，或医嘱太复杂，病人记不住。④病人对诊断检查及治疗措施有疑虑或恐惧,害怕带来痛苦或不良后果;或治疗措施与病人的主观愿望不吻合。⑤治疗效果不明显,尤其是慢性疾病病人容易缺乏对治疗的耐心和信心。⑥医疗知识贫乏,对不遵医行为的后果认识不足。⑦由于继发性获益,企图长期占有病人角色,摆脱社会责任。⑧病人的愿望与医生采取的措施不一致。

因为遵医行为与医院和病人都有关系,故提高病人的遵医率就需要各方面的有效配合。医院方面要加强医院质量管理,从各个方面提升医务工作者的业务素质和医德修养,提高病人的满意程度,以赢得病人的信任,融洽医患关系。医务工作者在下达医嘱时要简明扼要,医嘱要通俗易懂,尽量提高病人执行医嘱的可能。病人要正确认识遵医的必要性和重要性,提高医药卫生知识素养,及时与医务工作者交流,以消除对检查和治疗的顾虑和偏见。

第二节　病人的一般心理特点

病人的一般心理特点指个体患病后所具有的常见心理特征。人在患病之后,疾病使其将关注的焦点从社会生活层面更多地转移到自身。因此,只要病人意识清楚,其大脑中就时时刻刻在进行着心理活动,且其心理活动更多地指向自身与疾病。当病人的需要没有被满足或没有被全部满足时,就会导致各种各样的心理冲突,出现各种心理反应。

一、病人的心理需要

个体在进入病人角色后,随角色的变化其心理和行为也发生了相应的变化,产生了新的心理需要。病人的一般心理需要包括以下几点:

1. 心身康复的需要　患病后的痛苦促使病人迫切希望恢复正常的心身功能、摆脱疾病折磨的不利局面。因此,解脱心身痛苦、尽快恢复健康就成为病人的第一需要。病人迫切希望自己能够遇到最好的医务工作者和采取最合适的诊疗手段,在最短的时间内恢复健康。如果他们不能获得疾病的相关信息或者得到负面的信息,就会感到紧张、焦虑,甚至恐惧,这将给疾病的治疗和康复带来不良的影响。

2. 安全的需要　安全是个体生存本能的需要。疾病本身就是对人安全的威胁,病情越严重或病人自认为的病情越严重,病人对安全的需要就越强烈。另外,病人在疾病诊断和治疗的过程中往往会面临一些影响安全的诊疗措施,如某些诊断性检查、手术、药物治疗等,也使病人产生安全的需要。安全的需要表现为需要安静、舒适的治疗环境,需要安全、先进的检验和治疗设备,需要严格的管理制度,需要较高医疗水平的医务工作者等。

在临床实践中发现,有些病人表现出很强的安全需要,如对病情有夸大倾向的病人、儿童病人、老年病人。有些情况如病友突然死亡、诊治过程不顺利等也能使病人的安全需要增强。良好的医疗条件是满足安全需要的重要条件。因此,医务工作者要增强责任心,尽可能地避免影响病人安全感的一切行为,在使用任何诊疗手段,特别是侵入性诊疗措施前做好解释,以消除病人的顾虑。

3. 爱与归属的需要　病人住院后,遭受着疾病痛苦的折磨,又生活在一个陌生的环境里,导致他们产生非常强烈的归属动机。他们需要尽快熟悉环境,能与医务工作者和病友交流并被接纳;需要家庭、社会、医院及医务工作者的支持;需要保持与社会的联系和交往,获得关怀、同情及理解。他们对亲友是否探视、医务工作者的态度等都特别在意。因此,医务工作者要特别留意自己的言行举止,努力建立良好的医患关系;可根据病人的具体情况和医院的客观条件,安排适当的活动,调动病人的积极性;帮助病人协调好病区小群体内的人际关系,使病人能在温馨、和谐的人际氛围和医疗环境中得到治疗。

4. 尊重的需要　病人在进入病人角色后,其原有的社会角色随之丧失或减弱,病人成为"弱者",经常处于被帮助和受支配的地位。同时,病人原有的能够满足尊重需要的途径会暂时缺乏,故自我评价往往较低,但他们却对别人如何看待自己极为敏感,他们的自尊心极易受到伤害。这就导致病人在新的人际群体中,特别是在医务工作者中,被重视、被尊重的需要变得更加迫切。例如不同社会角色的病人常有意或无意地透露和显示自己的身份,试图让他人知道自己的重要性;有的则主动接触医务工作者进行感情交流,也是为了得到医务工作者的特别关注。因此,建立完善的医疗规章制度,规范医务工作者的行为,建立良好的医患关系,尊重每一位病人,使他们获得平等、友善的相待十分必要。

5. 患病时自我实现的需要　人在患病时,尤其是意外事故致残或遭受严重疾病打击的病人,自身能力受限,自我实现感下降,主要表现在表达个性和发展个人能力方面感到力不从心。此时,病人非常需要医务工作者、家庭和社会的鼓励,以帮助其树立战胜病痛的信心,提高其战胜疾病的勇气。

总之,病人的心理需要会以各种方式表现出来,若得不到及时的满足便会产生一些抵触行为,影响治疗和康复。医务工作者在医疗活动中应仔细观察病人的情绪变化和行为反应及其背后起决定作用的心理需要,在确切了解病人心理需要的基础上,根据病人的心理特点加以干预。

二、病人的心理反应

个体患病后,在正常的生活模式和生存状态发生改变的同时,病人的心理也受到了严重的冲击,导致心理和行为发生重大变化,这些变化又对个体的认知、情绪情感、意志、自我评价乃至人格特征等产生严重影响,导致病人出现一些和健康人不同的心理现象,称为病人的心理反应。

(一) 认知方面的改变

认知活动异常是许多疾病本身可能出现的特异性症状,有关内容在相关章节中予以介绍,这里只介绍疾病对病人认知方面的非特异性的影响。

1. 病人的感知觉异常　知觉具有选择性、理解性等特点,且易受情绪和人格因素的影响。患病后,疾病后果的威胁和痛苦的折磨,使病人的注意由外部世界转移到躯体和患病部位,感知觉的指向性、选择性及范围都相应地发生了变化。

(1)**躯体感受性增强**:由于过分注意躯体的变化,病人的主观感觉异常,敏感性增强。一方面,有的病人对身体细微变化的感受性增高,或者出现一些奇特的不适感觉;另一方面,有的病人对正常的光线、声音、温度等刺激特别敏感,并伴有烦躁不安、激动等情绪反应。

(2)**躯体感受性降低**:有的病人对痛觉、温觉刺激的感受性下降;也有的病人出现味觉异常,如味觉迟钝、吃饭味如嚼蜡、对食物过分挑剔。

(3)**时空知觉异常**:表现为时间感知错乱,分不清昼夜或上、下午;有的病人有度日如年感;或出现感知空间方位错乱,甚至天旋地转。

(4)**幻觉或错觉**:如截肢以后的病人可能出现幻肢痛,或主诉已不存在的肢体有蚁走感等。有的病人出现幻觉,声称看到别人看不到的事物。

2. 病人的记忆异常　许多病人有程度不等的记忆减退,不但近期记忆出现障碍,而且原有的知识经验也容易被忘记,表现为病人不能准确地回忆刚刚做过的事情、不能正确地回忆病史或记住医嘱。伴发明显记忆减退的常见躯体疾病有某些脑器质性病变、慢性肾衰竭、肺结核、2型糖尿病等。

3. 病人的思维异常　病人的思维活动也受到一定程度的影响,主要表现为思维判断能力的减低,猜疑心理明显,面临事情时瞻前顾后、犹豫不决;有的病人干脆不愿思考,请医生或其家属代为选择。

(二) 情绪反应

病人最为普遍存在的情绪特征是心境不佳,其次是情感脆弱、情绪不稳定,容易激惹,容易接受消极语言的暗示和诱导。在一些疾病早期的病人、危重疾病和迁延不愈的慢性疾病病人中,表现尤为突出。临床常见的情绪问题有焦虑、恐惧、抑郁、愤怒等。

焦虑常在候诊、等待诊断检查结果、等候处置或手术,尤其是目睹危重病人的抢救过程或死亡的情境时发生,常伴有明显的生理反应,并引起躯体症状。恐惧可在病人进行某种检查或治疗时出现,但以儿童或手术病人最为常见。抑郁者总是想到事物的消极方面,常常为一些小事而自责,感到自己孤立无助。严重的器官功能障碍或丧失、预后不良的疾病、危重疾病及对日常工作和生活影响较大的疾病更容易使病人产生抑郁情绪。另外,抑郁情绪的产生还与病人的人格特征及社会经济因素有关。病人愤怒的原因很多,如认为自己患病是不公平的、倒霉的,治疗或康复受阻等。此外,疾病带来的持续的痛苦也很容易转化为愤怒,临床上有些病人喜怒无常就是疾病痛苦所致。

(三) 意志的改变

治疗过程是病人以康复为目的而进行的意志活动,在这个过程中病人会产生意志行为的变化,临床主要表现为病人的主动性降低、对他人的依赖性增加,耐受能力和自控能力下降,具体表现为:

1. 顺从依赖、主动性减低 疾病使病人的自理能力下降,渴望得到周围人的帮助与关心,产生依赖心理与行为。依赖是病人进入病人角色后产生的一种退化或称幼稚化的心理行为模式。病人总担心别人会远离自己,怕受冷落、鄙视,希望亲人陪伴,在行为上变得幼稚、顺从、被动依赖,能胜任的事情也不愿去做,要求别人更多地关心和呵护。病人也可由于自我暗示导致生活自理能力降低或丧失,在躯体不适时发出呻吟、哭泣,甚至喊叫,以引起周围人的注意,获得关心与同情。有的病人意志力减退,不能按医生的要求完成治疗,使疗效受到影响。

2. 敏感多疑、缺乏主见 有的人患病后会变得异常敏感,尤其是在诊断不明确时,尤以慢性疾病病人表现得更加明显。病人对他人的合理建议半信半疑,很想了解病情,却又怀疑甚至曲解医生的解释;总以为别人在议论自己的病情,怀疑诊断有错、治疗不当。有些病人身体稍有异常感觉,便胡乱猜测,惶惶不可终日。有的病人则表现为受暗示性增强,缺乏信心和主见,盲从、被动。

3. 脆弱、易受激惹 疾病和在诊断、治疗中引起的不适与毒副作用,带给病人极大的痛苦和心理压力,要求病人用意志努力去接纳和忍受。但有些病人在进入病人角色以后,表现出软弱、情感易冲动,不能忍受委屈和挫折,稍遇困难便动摇、妥协、失去治疗信心。

(四) 人格的改变

人格具有稳定性的特征,一般很难发生改变。然而"稳定"是相对的,在某些特殊情况下,如某些慢性迁延性疾病、致命性疾病、毁容、截肢等,有可能导致病人的基本观念发生变化,故而引起人格的改变。病人可能易感情用事、性情不稳定;缺乏自制力,不善于抑制相背于自己治疗目标的愿望、动机与行为。

> **知识拓展**
>
> ### 躯体化障碍
>
> 躯体化病人以持久地担心或相信各种躯体症状的优势观念为特征,病人表现或诉说的身体症状不能用已知的生理和/或医学知识来解释,病人错误地将症状归因为疾病并寻求医学帮助。病人并未对症状夸大其词或伪装某些体征(如发热)来强化疾病。
>
> 许多有躯体化表现的病人往往会形成一种慢性疾病的行为方式,整日往返于各级医院进

行各项检查和诊治。部分严重的病人，躯体化会成为其生活的重心，病人角色成为其与现实世界沟通的最主要内容，导致其社会功能和生活质量的显著下降。

第三节　病人的心理问题及干预

心理问题的干预是指运用心理学的理论和方法，探索病人的心理活动规律，并通过医患关系和相应的心理干预措施，处理病人在疾病过程中出现的心理问题，改变病人的心理活动状态和行为，使其趋向康复的过程。

在临床上，病人患病的种类不同，诊治、护理的情境有别，再加上所处的环境因素各异，使得在不同病程中的病人心理变化也有不同。只有准确地把握不同病程、不同种类病人的心理变化，才能更好地进行干预。

一、门诊病人的心理问题及干预

门诊直接为社会人群提供医疗和保健服务，接受各种疾病类型的病人。门诊病人有广义和狭义之分，广义的门诊病人是指所有到医院或诊所求医而未被收住院的病人，包括急诊病人、门诊留观病人等；狭义的门诊病人则是指按医院或诊所的常规门诊时间前往求医的非急诊病人。

（一）门诊病人的心理特点

病人在不同疾病、不同文化背景、不同角色要求的前提下，可能出现各种与病情相关和不相关的心理问题，门诊病人在求助过程中的表现有：①门诊病人的停留时间较住院病人要短。②病人的病因、病种、预后各有差异。③就诊病人的生理、心理状况，文化习俗，对医疗的希望、需求不同。④门诊病人最关心的问题是自己究竟患了什么病，能否很快地被治愈，有什么特效药。他们希望明确诊断，得到最佳的治疗方案，争取早看完、早离开，最好不要住院治疗。根据这些表现，门诊病人的心理问题及特点可归纳为：

1. 焦躁不安，急于就诊　门诊病人因疾病的威胁，大多数情绪急躁、紧张不安，希望及时得到医务工作者的照顾和保护。他们渴望挂号时间短，能够尽快就医；病人在候诊时焦虑、烦躁的情绪甚为明显，特别是在病情较重或过去的诊断不清时，更是迫切希望就诊，以明确诊断、及时治疗。病人常表现为坐立不安或来回踱步，不断询问就诊顺序号，围观诊疗医生；遇到和自己所患疾病相似的病人，又急于知道其诊断结果。

2. 挑选医生，以求高明　初诊病人由于对自己的疾病知之甚少，因而希望被有经验、技术好的医生诊治。病人在就医时希望医生能认真、耐心地倾听自己的陈述；能够有医术高、经验丰富的名医为其做全面、详细的全身检查和特殊检查。复诊病人对自身的病情有较深的了解，对医院的诊疗流程也有一定的了解，因此，他们更加渴望能够继续由熟悉且技术娴熟的医生进行治疗。

3. 恳求医生，期待正确诊疗　病人在就诊时往往恳求医生对其病情作出迅速而正确的诊断和治疗；希望疗效显著，能在短时间内消除疾病；希望得到医务工作者的重视、尊重、同情和关心。在这种恳求心理的支配下，病人往往详细地叙述自己的患病经过，以得到医生的重视。如果医生对病人的倾诉表现出不耐心，病人便产生自责心理，埋怨自己"为什么患这种病"。复诊病人尤其是病程较长的病人，因疗效不显著，往往对治疗信心不足，表现出忧虑，希望能够得到更好的医生的治疗。

4. 紧张不安，诉说杂乱　初诊病人由于对医院的环境不熟悉，表现出特别的焦虑。由于就诊时间短，病人为了使医生能详细地了解病情而急于诉说，但又不知从何说起，心情常较紧张，所以叙述病情时常杂乱无章。若遇到医生表现出厌烦，病人则更加不安，生怕错过就诊机会，紧张的情绪会表现得更甚,有时连医生介绍的治疗方法、检查方法也没能听清。因此,若医生草草地问诊,挂号、取药时间长,诊断不明确或治疗效果不显著,病人的急躁、焦虑情绪就会加重。

(二)门诊病人心理问题的干预

对门诊病人的心理干预应该建立在掌握病人心理反应特点及其一般规律、个体心理需要的独特性等基础上,采取以调整病人的社会角色、调节病人的情绪变化、缓解病人的心理社会压力、帮助病人增强适应及应对能力、处理病人的心身反应等为目标的一系列方法。门诊病人的心理干预应从以下几个方面进行:

1.门诊病人的健康教育

(1)**候诊教育**:在候诊室进行口头讲解和设置固定的健康教育专栏,专栏以常见病、多发病、流行病的防治知识为主,这样既可稳定病人情绪,又可向病人及家属传播一些卫生科学常识、自我保健知识。

(2)**接诊教育**:医务工作者在整个诊疗过程中,随时与病人进行面对面的交谈,针对病人最关心的问题及他们没有意识到的重要问题,进行必要而简短的解释、说明、指导、安慰。

(3)**门诊咨询教育**:可采取医患之间面对面谈话、电话、通信、网上交流等形式进行"一对一"的信息交流,以满足病人及家属的求医需要,提高诊治效果。

(4)**健康处方**:病人在就诊过程中,医院发给病人有针对性的宣传资料。病人通过自己阅读获得与其所患疾病有关的知识,指导病人自己进行疾病的防治。

病人来医院的主要目的是求医,因此健康教育应该要伴随医疗活动的全过程。对门诊病人的健康教育应特别注意要因人、因病、因情况而实施。门诊有何种疾病的病人,防治宣传的主要内容就应该针对何种疾病展开,应对病人最关心的问题,采取简洁、明快的方式进行答复。另外,健康教育的内容要精练,形式要新颖,应具有一定的吸引力。在制订健康教育方案的时候,注意避免将健康教育变成求全求细的系统性教育。

2.门诊病人的心理干预

(1)**主动热情接待病人**:门诊导诊人员应从病人的心理和行为反应特点出发,为他们创造一个良好的候诊、就诊环境,解除病人的疑虑,增强其对诊治的信心。有条件的门诊应设立咨询接待处,指导病人就诊,解决病人的疑问,减轻病人的焦虑、紧张情绪。

(2)**细心分诊、导诊**:在分科越来越细的现代化门诊部里,病人往往不清楚如何就诊。负责分诊及导诊的人员可以就病人可能患的疾病,耐心、细致地给予指导。这样不仅给病人带来许多方便,也有利于医生集中精力诊治疾病。

(3)**灵活安排就诊**:门诊病人的情况千差万别,要求也多种多样。导诊人员要正确地理解病人的各种求医心情,给予灵活的引导。对一些疑难、重症或多次就诊仍未确诊的病人,要尽量引导其到合适的医生处诊治。对一些急症病人要善于分析,区别对待,灵活安排,以帮助他们及时获得救治。

(4)**诊治问题解释要清楚**:门诊病人在医生检查或开药后,往往还有许多问题搞不清楚。门诊医务工作者有责任、有义务热情、耐心、科学地为病人作出解释,如检查有什么意义、结果如何、诊断是什么、所开药物的作用和如何服药、何时来院复诊等。医务工作者科学的解答可解除病人的心理负担,促进病人康复。

二、急诊病人的心理问题及干预

急诊室是医院抢救急、重、危症病人的重要场所。急诊病人大都是起病急、病情重、生命垂危、需要抢救的人,他们会产生特殊的心理反应。研究发现,躯体疾病越重,伴随的心理问题也越严重。医务工作者必须了解急诊病人的心理特征及心理需要,并给予及时的干预,以调动病人内在的主动

性和积极性,使其以良好的心理状态配合治疗和抢救,保证获得最佳的抢救效果。临床常见的急诊情况及其相关心理问题如下:

1. 意外事件 如车祸、严重工伤事故、火灾、水灾、地震等,突如其来,毫无预兆,病人发病前缺乏心理准备,难以适应,易表现为紧张、恐惧,害怕死亡、害怕残疾、害怕失去功能等。他们渴望得到及时的救治,以挽救自己的生命。有的病人因突然遭受巨大的躯体和心理创伤,大脑皮层产生超限抑制,出现"情绪休克",主要表现为表情淡漠、呼之不应;还有的病人表现为心理应激障碍,如理智丧失、行为退化、情感幼稚、激惹性增高、依赖性增加等。

2. 急性病发作 有些病人,如心脑血管疾病、休克、大出血、高热、剧痛病人等,平时大多自认为身体健康,或者仅有轻微症状而不在乎,由于急骤发病而表现出极度紧张,甚至有濒死感,迫切希望医务工作者采取有效的抢救措施,以保证其生命安全,使其顺利度过危险期。

3. 慢性病恶化 病人表现为敏感、多疑、易激动,常通过观察医务工作者的言行来猜测自己病情的严重程度。他们希望自己的家属、亲人陪伴,以此来分担精神上的痛苦。对于慢性病急性发作的病人,在抢救显效后,医务工作者应主动、热情地进行心理安慰、鼓励和支持,给病人以希望,调动其潜在的生命力。对有自杀倾向的病人应进行心理干预和治疗,唤起他们对生的渴望,增加其面对生活的勇气和力量。

在接诊急诊病人时,医务工作者要快速、热情,高度负责、认真抢救。对于其所患疾病的治疗给予积极的肯定,支持、鼓励病人,使病人心身放松、感到安全。医务工作者之间交谈病情或医务工作者向家属交代病情时,避免消极的暗示。在治疗过程中,医务工作者应及时了解病人的心理状况,关心病人,对出现的心理问题及时进行疏导。

三、手术病人的心理问题及干预

手术作为临床治疗疾病的重要手段,会对病人的心理造成很大的影响。对手术病人要采取有效的心理干预措施,使其以最佳的心理状态接受手术治疗,以提高手术的安全性,促使病人早日康复。

(一) 术前心理反应

由于手术类型的不同及个体之间的差异,不同病人术前的心理反应常存在较大差别,常见的心理反应可概括为:

1. 情绪反应 最常见的是焦虑与恐惧。在临床上,常见术前病人睡眠差,食欲缺乏,频繁向术后病人和主治医生询问与手术相关的事情,并对个人和家庭的未来充满忧虑,内疚、悲哀、失望、无助和绝望等情绪反应明显。有些病人则变得易激动,产生愤怒、愤恨和敌对情绪。上述情绪反应均会对病人的手术造成不良的影响。产生情绪反应的原因:①病人害怕手术和麻醉会对自己造成伤害,甚至失去生命。②病人害怕手术引起剧烈疼痛、术后痛苦和不适。③病人害怕手术会留下后遗症,使自己丧失工作、学习和生活的能力,成为家庭和社会的负担。

2. 自我防御反应 面对由即将到来的手术引起的恐惧和焦虑,有些病人有意采用压抑和否认机制予以应对,即不让"手术会有危险"这一念头在头脑中出现,不考虑手术,不寻求甚至尽力回避有关信息。这是一种不良心态。另有一些病人可能采用转移、退行性、合理化、投射和理智化等防御机制,病人可有或无焦虑的客观症状。

3. 期望 病人在手术前都期望能得到技术高超、责任心强、关心体贴自己的医生的帮助;期望能尽可能地减少术中和术后的痛苦与不适;期望医生能尽可能地减少手术创伤和出血,保持脏器的完整性;期望从医务工作者或有过相同经历的病友处了解有关手术与麻醉的信息,如手术中麻醉的感觉与手术过程,可能会发生的危险及应对措施。

4. 心理冲突 有些病人对手术持矛盾态度,既想通过手术去除多年的病痛,又担心手术会有生命危险,担心手术引起疼痛与痛苦,担心手术影响工作、生活和学习,因而陷入趋避冲突之中。通常病人在入院时多考虑手术能够解除自己的痛苦,满怀信心地期待着手术。但是,随着手术日期的临近,病人则开始更多地考虑手术的危险与代价,回避手术的倾向急剧增大,以致超过对手术的期待或接受。

(二) 术后心理变化

如果病人术前的心理准备较充分,麻醉效果良好,手术获得了成功,那么术后病人会很快地进入积极、乐观的心理反应期。但是,随着手术切口的逐渐愈合,病人在对于不时出现的疼痛与不适感到心烦意乱的同时,开始考虑手术对自己健康、工作、学习和家庭的不利影响,又会进入沮丧、失望、悲观、无助和忧虑的心理反应期。

如果术后留有后遗症或出现功能损害,病人沮丧、失望、懊悔与忧虑的情绪可长期存在;如果术后长期卧床或不能继续工作,病人可继发严重的心理障碍;器官切除术可使病人产生失落感或不完整感,病人可产生悲哀、忧愁和自我评价的降低;接受器官移植的病人可产生心理上的排斥反应;颜面部手术和截肢术的病人由于躯体的正常形象受到破坏,可出现恐惧、悲观、无助乃至绝望等较严重的心理反应,病人的自尊与自信心下降。

(三) 手术病人心理问题的干预

手术病人心理反应的个体差异很大,医务工作者应根据病人的心理反应特点灵活地采取干预措施,增强病人的心理应对能力,使其保持良好的心理状态,以利于心身的康复。

1. 心理支持与指导 包括:①热情、细致、耐心地与病人交谈,听取病人对手术的意见和要求,以及手术后的病情反应。②及时向病人和家属提供有关手术的信息,介绍病人的病情、医院的规章制度,阐明手术的重要性和必要性,尤其要对手术的安全性作出恰当的解释。③术后要及时反馈手术完成的情况、及时正确处理术后疼痛;帮助病人克服术后出现的焦虑、抑郁等消极情绪;向病人详细介绍出院后功能恢复的自我锻炼知识,饮食上的特殊要求等。

2. 行为控制技术 能最大限度地减轻病人的术前焦虑,促进病人顺利度过手术期、早日康复。行为控制技术包括放松训练、示范法、分散注意法、催眠暗示法和认知行为疗法等。在临床实际工作中,心理支持及行为控制技术多综合使用,以减轻病人的心理应激水平。

3. 增强社会支持 安排病人与手术已成功的同病种的病人同住一室,使其获得病友的支持;安排家属、同事和朋友及时探视,给予病人安慰和鼓励,这些均能增强病人战胜疾病的信心,减轻病人的术前焦虑。

四、恶性肿瘤病人的心理问题及干预

患了恶性肿瘤的病人,都会产生严重的心理应激,心理变化更为明显。因恶性肿瘤病人的不良心理反应和应对方式对其病情的发展和生存期有显著的影响,故他们的心理反应已日益受到关注。

(一) 恶性肿瘤病人的心理问题

病人知悉患恶性肿瘤后的心理反应一般经过四个时期。

1. 休克—恐惧期 当病人初次得知自己患恶性肿瘤时会出现一个震惊时期,称为"诊断休克"。病人反应强烈,极力否认恶性肿瘤的诊断,表现为震惊和恐惧,同时会出现一些躯体反应,如心慌、眩晕及昏厥,甚至木僵状态。此期短暂,历时数日或数周。

2. 否认—怀疑期 病人从剧烈的情绪反应中平静下来后,常借助于否认机制来保护自己。病人开始怀疑医生的诊断是否正确,到处求医,希望找到一位能否定恶性肿瘤诊断的医生,希望有奇迹发生;或者采用一些不切实际的治疗方案,以求生存。

3. 愤怒—沮丧期 当病人渐渐接受恶性肿瘤的诊断时,便会陷入极度的痛苦之中,情绪变得异常脆弱,易激惹、愤怒,有时还会伴有攻击行为;病人常常感到悲哀、沮丧,绝望时甚至会产生轻生的念头或自杀行为。

4. 接受—适应期　患病的事实无法改变,病人能冷静地面对事实,配合治疗。但多数病人很难恢复到患病前的心境,常轻度抑郁、焦虑;到晚期时,病人常处于无望及无助状态,常消极被动应对。

(二)恶性肿瘤病人的心理干预

及时有效的心理干预,可大大地提高恶性肿瘤病人的生存质量。

1. 针对性的心理干预　根据病人的受教育程度、心理素质等的不同,采取不同的心理干预措施。应灵活选择时机和方式,告知病人治疗过程中可能出现的各种副作用和并发症,并做好解释和心理辅导,使病人能较好地适应治疗,并有效地配合治疗。医务工作者要努力给予病人安慰和鼓励,与病人建立良好的医患关系,同时鼓励家属给病人以情感支持。

2. 减轻疼痛　疼痛常导致病人出现恐惧、绝望和孤独等心理反应,这些情绪反应又会加重疼痛的主观感受,形成相互影响的恶性循环。所以,减轻病人的疼痛也成为心理干预的措施,可采取经常变换体位、支托痛处、局部按摩、冷敷或热敷等方法。疼痛剧烈者可加用镇痛药。

3. 管理情绪　对处于不同心理反应时期的病人,要采取针对性的措施加以引导和管理,帮助病人减轻负性情绪。例如针对焦虑和恐惧情绪,可采用认知疗法纠正病人的错误认知,同时采用支持性心理治疗、放松技术、音乐疗法等。对于严重焦虑、恐惧的病人,可适当使用抗焦虑药物治疗。

4. 纠正错误认知　随着医学科学技术的发展,恶性肿瘤病人的 5 年生存率大大地提高。应帮助病人了解与自己疾病相关的科学知识,接受并及早进入和适应病人的角色,配合治疗。做好健康知识宣传,倡导病人建立健康的生活方式。

五、慢性疾病病人的心理问题及干预

慢性疾病病人的最大愿望就是能够早日康复,但鉴于目前的医疗水平,对于不少疾病只能缓解痛苦,控制症状。

(一)慢性疾病病人的心理问题

病人的心理特征主要有以下几个方面:

1. 抑郁心境,消极悲观　病人长期受病痛折磨,正常的工作、学习和生活受到影响,病人感到沮丧、失望、自卑和自责,往往容易失去对生活的热情。严重者行为消极被动,甚至觉得生不如死,产生自杀念头。

慢性疾病病人的投射心理反应:

(1)**内向投射的心理反应**:内向性投射反应是指自我压抑不能接受的意念、感情和冲动,责己甚于责人。内倾型性格的慢性疾病病人易出现此类投射心理反应,他们责怪自己连累了家庭,给亲人带来麻烦。

(2)**外向投射的心理反应**:外向性投射反应是将错误或现实推诿于客观情况,责人甚于责己。外倾型性格的慢性疾病病人易表现为此类投射心理反应。

2. 怀疑心理,缺乏治疗信心　病人求医心切,四处求医,接受多种治疗。但由于慢性病病因复杂、病程长、见效慢,病人对治疗不信任、不积极配合治疗,有的病人会反复要求会诊或改变治疗方案,甚至自行更换药物,导致病情恶化;有的病人会到不同的医院进行检查和治疗。

3. 紧张、焦虑　病人担心疾病出现不良后果,对躯体的各种感受都较敏感,对自己身体细微变化的感受性明显增高,尤其对疾病的症状反应明显,常为病情的反复而恐惧、紧张。

4. 适应病人角色　病人由起初的心存侥幸、否认患病,到进入病人角色、认识到治疗将是一个长期的过程,在心理上缓慢地适应了病人角色。这种心理适应对于病人正确对待疾病、配合治疗具有积极作用。但是,有些病人进入病人角色后,由于免除了原来社会角色应该承担的责任与义务,而继发性获益,因而安于病人角色。病人会错误地认为,依赖医务工作者及家属的照顾是理所当然的。这种心态不利于疾病的治疗与康复。

5. 药物依赖和拒药心理 慢性疾病病人长期服用某种药物后,产生药物依赖。在因治疗需要停用或换用其他药物时,病人会紧张和担心,甚至出现一些躯体反应。有些慢性疾病病人则担心长期服用药物产生的毒副反应,产生恐惧心理,拒绝执行医嘱甚至擅自将药物换掉、扔掉;有的病人偏听偏信,乱用药,打乱了治疗程序,造成了不良后果。

除了上述的心理特征外,有些慢性疾病病人了解了所患疾病的相关知识,常常会根据自己的病情、治疗经验与对疾病的感知,提一些治疗建议来"参与"治疗活动。有的病人会提出一些不切实际的想法,并且固执己见,影响正常的诊疗活动;有的病人甚至颠倒了医患关系,试图主导治疗决策,耽误了治疗时机;有的慢性疾病病人不遵医嘱,擅自做主。

(二)慢性疾病病人的心理干预

对慢性疾病病人的治疗应该采用综合治疗的方法,除常规的医学治疗外,要对病人已出现或可能出现的心理问题进行干预。

1. 开展健康教育 帮助病人学习与疾病相关的知识、日常饮食和运动锻炼的注意事项等。

2. 提供心理支持 鼓励病人在积极配合治疗的同时,逐渐适应病人角色,认同现状,但不消极被动,要以坚强的信心战胜疾病;使病人知晓尽管健康状况欠佳,但未来仍是有希望的,生活中还有许多值得珍惜的东西。

3. 进行情绪管理 慢性疾病病人产生悲观、抑郁、焦虑等不良情绪时应积极地进行自我调节,及时摆脱情绪困扰,防止不良情绪影响治疗效果或诱发新的疾病。

4. 加强社会适应 慢性疾病病人大多数不需要完全脱离工作和学习,病人家属和医务工作者要鼓励他们在身体状况许可的前提下,尽可能多地参与社会生活,在工作和交往中发现新的自我价值和生活乐趣,使生活更加充实。

六、临终关怀

临终病人的心理状态极其复杂,一般将临终病人的心理活动变化分为五个时期:

1. 否认期 当病人得知自己的疾病已进入晚期时,不承认自己病情的严重性,希望出现奇迹;对可能发生的严重后果缺乏思想准备,总希望有治疗的奇迹出现以避免死亡。有的病人不但否认自己病情恶化的事实,而且在临终前仍谈论病愈后的设想。

2. 愤怒期 随着病情的进展,病人度过了否认期,知道预后不佳,但不理解病情为何会恶化到这种程度,常怨恨命运对自己不公,表现出悲愤、烦躁、克制力下降,拒绝治疗,甚至因疾病痛苦得不到缓解、各种治疗无效而抱怨医务工作者,敌视周围的人,或者对家属和医务工作者横加指责。

3. 妥协期 病人由愤怒期转入妥协期后,承认死亡的来临,为了延长生命,病人会提出种种"协议性"的要求,希望能缓解症状。病人这时能顺从地接受治疗,期望得到及时有效的救助,达到一定的效果,能延缓死亡的时间。

4. 抑郁期 尽管采取多方努力,但病情日益恶化,病人已知自己疾病垂危,心情极度伤感,此时病人可能很关心死后家人的生活,急于安排后事,留下自己的遗言。许多人很急切地要见到自己的亲人或朋友,希望得到更多人的同情和关心。

5. 接受期 这是垂危病人的最后阶段,病人对于面临的死亡已有了准备。病人极度疲劳、衰弱,表情淡漠,常处于嗜睡状态。病人原有的恐惧、焦虑和最大的痛苦已逐渐消失,表现平静。

临终病人心理活动的五个发展阶段，并非前后相随。所以，医务工作者应掌握病人千变万化的心理活动，做到有效地治疗和护理。

临终关怀是符合生物-心理-社会医学模式要求的。临终关怀以提高病人临终阶段的生命质量为宗旨，体现了对人的生命价值的尊重。临终关怀包括医学、心理学、社会学和伦理学等多方面的内容，要求医务工作者用科学的方法、高超精湛的临床治疗和护理手段，最大限度地帮助病人减轻痛苦，提高临终病人的生存质量，保持临终病人的最佳的心态。

本章小结

本章对病人的一般心理活动进行了阐述，重点探讨了病人角色的适应及病人角色转变的相关概念，求医行为和遵医行为等。此外，本章还讨论了病人常见的心理特点；各科、各病程病人的心理问题及干预。通过这些内容的学习，医学生将来在临床工作中关心病人所患疾病的同时，更能关注其心理变化，并积极地进行干预。

（刘传新）

思考题

1. 病人角色适应问题的表现类型有哪些？
2. 简述病人不遵医行为的原因。
3. 病人的一般心理需要有哪些？
4. 手术病人心理问题的干预有哪些？

ER 9-4

练习题

90 项症状自评量表　symptom checklist 90, SCL-90　109

A 型行为类型　type A behavior pattern, TABP　68

A 型行为类型量表　type A behavior pattern scale　111

B 型行为类型　type B behavior pattern, TBBP　68

A

癌症　cancer　78

艾森克人格问卷　Eysenck personality questionnaire, EPQ　104

爱和归属需要　love and belongingness need　20

安全需要　safety need　20

B

保持　retention　30

暴露疗法　exposure therapy　126

本德视觉动作格式塔测验　Bender visual motor Gestalt test, BVMGT　112

本顿视觉保持测验　Benton visual retention test, BVRT　113

本我　id　12

比率智商　ratio intelligence quotient　102

病感　illness　144

病人　patient　144

病人角色　patient role　144

C

操作性条件反射　operant conditioned reflex　18

常模　norm　100

超我　superego　12

成年早期　early adulthood　59

惩罚　punishment　18

初级评价　primary appraisal　68

创伤后应激障碍　post-traumatic stress disorder, PTSD　94

次级评价　secondary appraisal　68

催眠疗法　hypnotherapy　138

存在性危机　existential crisis　133

D

代偿　compensation　15

道德感　moral feeling　38

道德焦虑　moral anxiety　14

调查法　survey method　98

动机　motive　43

对不合理信念加以驳斥或辩论　disputing irrational beliefs　22

F

发展量表　developmental scale　102

发展性危机　developmental crisis　133

反向形成　reaction formation　15

反移情　counter transference　122

泛化　generalization　17

放松疗法　relaxation therapy　124

非条件刺激　unconditioned stimulus　16

非条件反射　unconditioned reflex　16

否认　denial　14

G

感觉　sensation　26

肛欲期　anal stage　13

关键事件应激报告法　critical incident stress debriefing, CISD　135

观察法　observational method　98

广泛性焦虑障碍　generalized anxiety disorder, GAD　87

H

合理化　rationalization　15

合理情绪疗法　rational emotive therapy, RET　22

护理心理学　nursing psychology　3

回避条件反射　avoidance conditioning　17

霍尔斯特德-瑞坦神经心理成套测验　Halstead-Reitan neuropsychological test battery, HRB　113

J

激情　intensive emotion　38

急性应激障碍　acute stress disorder　94

疾病　disease　144

记忆　memory　29

监察焦虑水平　monitoring anxiety level　130

健康　health　7

健康心理学　health psychology　2

渐进性放松训练　progressive relaxation training　124

焦虑障碍　anxiety disorder　86

焦虑自评量表　self-rating anxiety scale，SAS　110

解释　interpretation　123

经典条件反射　classical conditioned reflex　17

精神发育迟滞　mental retardation，MR　104

精神分析理论　psychoanalytic theory　11

精神分析疗法　psychoanalysis therapy　121

境遇性危机　situational crisis　133

角色冲突　role conflict　145

角色假冒　role impersonation　145

角色减退　role reduction　145

角色恐惧　role horror　145

角色强化　role reinforcement　145

角色缺如　role absence　145

角色适应　role adaptation　145

角色隐瞒　role concealment　145

K

卡特尔 16 项人格因素问卷　Cattell sixteen personality
　factors questionnaire，16PF　107

康复心理学　rehabilitation psychology　3

口欲期　oral stage　13

快速神经学甄别测验　Quick neurological screening test，
　QNST　113

L

老年期　late adulthood　61

离差智商　deviation intelligence quotient　102

理性情绪疗法　rational-emotive therapy，RET　128

理智感　rational feeling　38

恋父情结　Electra complex　13

恋母情结　Oedipus complex　13

临床心理评估　clinical psychological assessment　98

临床心理学　clinical psychology　2

领悟社会支持　perceived social support　68

领悟社会支持量表　perceived social support scale，PSSS　112

M

美感　aesthetic feeling　38

梦的分析　dream interpretation　122

明尼苏达多相人格调查表　Minnesota multiphasic
　personality inventory，MMPI　105

N

能力　ability　45

Q

气质　temperament　46

前意识　preconsciousness　12

潜伏期　latent stage　13

潜意识　unconsciousness　12

强化　reinforcement　18

青少年期　adolescence　58

情感　affection　37

情绪　emotion　37

情绪关注性应对　emotion-focused coping　68

去注意　decentering　130

缺陷心理学　defect psychology　3

R

人本主义心理学　humanistic psychology　19

人格　personality　42

人格测验　personality test　104

人格障碍　personality disorder　89

认同　identity　15

认知疗法　cognitive therapy　128

认知评价　cognitive appraisal　68

认知心理学　cognitive psychology　21

S

森田疗法　Morita therapy　139

社会适应　social adjustment　83

社会支持　social support　68

神经心理学　neuropsychology　3

神经症　neurosis　84

神经质焦虑　neurotic anxiety　14

升华　sublimation　15

生活事件量表　life events scale，LES　111

生理需要　physiological need　19

生物反馈疗法　biofeedback therapy　136

生物-心理-社会医学模式　bio-psycho-social medical
　model　6

生物医学模式　biomedical model　6

生殖期　genital stage　13

识别认知错误　identifying cognitive error　130

识记　memorizing　30

适应障碍　adjustment disorder　95

思维　thinking　32

T

条件刺激　conditioned stimulus　17

条件反射　conditioned reflex　17

投射　projection　15

投射测验　projective test　108

团体心理治疗　group psychotherapy　140

退行　regression　15

W

危机　crisis　133
危机干预　crisis intervention　133
威斯康星卡片分类测验　Wisconsin card sorting test，
　WCST　112
问题指向性应对　problem-focused coping　68
晤谈法　interview method　98

X

习得　acquisition　17
系统脱敏疗法　systematic desensitization　125
现实焦虑　realistic anxiety　14
想象　imagination　35
消退　extinction　17，18
效度　validity　101
心境　mood　38
心境障碍　mood disorder　88
心理测验法　psychological test method　98
心理健康　mental health　51
心理评估　psychological assessment　97
心理生理疾病　psychophysiological disease　71
心理生理学　psychological physiology　2
心理障碍　mental disorder　81
心理治疗　psychotherapy　118
心理咨询　psychological consultation　115
心身反应　psychosomatic response　69
心身疾病　psychosomatic disease　71
心身医学　psychosomatic medicine　3
心身障碍　psychosomatic disorder　71
新的情绪和行为的治疗效果　new emotive and behavioral
　effects，E　22
信度　reliability　100
信念　beliefs　22
信息加工心理学　information processing psychology　21
行为疗法　behavior therapy，BT　124
行为学习理论　behavioral learning theory　16
行为医学　behavioral medicine　3
兴趣　interest　44
性格　character　48
性器期　phallic stage　13
需要　need　42
学龄期　school stage　56
学龄前期　preschool stage　55

Y

压抑　repression　14

眼动脱敏和再加工技术　eye movement desensitization and
　reprocessing，EMDR　136
厌恶疗法　aversion therapy　126
样本　sample　100
药物心理学　pharmacopsychology　3
一般适应综合征　general adaptation syndrome，GAS　23
医学模式　medical model　5
医学心理学　medical psychology　1
移情分析　analysis of transference　122
遗忘　forgetting　31
以人为中心疗法　person-centered therapy　127
异常心理学　abnormal psychology　3
抑郁自评量表　self-rating depression scale，SDS　110
意识　consciousness　12
意志　will　40
应对策略　coping strategy　68
应对方式　coping style　68
应激　stress　38
应激反应　stress reaction　69
应激系统　stress system　69
应激相关障碍　stress-related disorder　94
应激源　stressor　66
婴儿期　infancy　53
幽默　humor　15
幼儿期　infancy　55
诱发事件　activating events　22

Z

再现　reproduction　31
真实性检验　reality testing　130
正性强化法　positive reinforcement procedure　126
知觉　perception　27
智力测验　intelligence test　102
智商　intelligence quotient，IQ　102
置换　displacement　15
中年期　middle age　60
注意　attention　36
咨询心理学　counseling psychology　3
自生训练　autogenic training　124
自我　ego　12
自我防御机制　ego defense mechanism　14
自我概念　self concept　20
自我实现需要　self-actualization need　20
自我意识　self-consciousness　49
自由联想　free association　121
阻抗分析　resistance analysis　122
尊重需要　self-esteem need　20

［1］马存根.医学心理学［M］.5版.北京:人民卫生出版社,2019.

［2］姚树桥,杨艳杰.医学心理学［M］.7版.北京:人民卫生出版社,2021.

［3］田仁礼.心理学基础［M］.4版.北京:人民卫生出版社,2022.

［4］孔军辉.医学心理学［M］.2版.北京:人民卫生出版社,2016.

［5］孟群,刘爱民.国家疾病分类与代码应用指导手册［M］.北京:中国协和医科大学出版社,2017.

［6］周郁秋.康复心理学［M］.3版.北京:人民卫生出版社,2019.

［7］杨艳杰,曹枫林.护理心理学［M］.4版.北京:人民卫生出版社,2017.